栄養科学シリーズ
NEXT
Nutrition, Exercise, Rest

基礎栄養学

桑波田雅士・原田永勝・増田真志／編

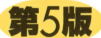
第5版

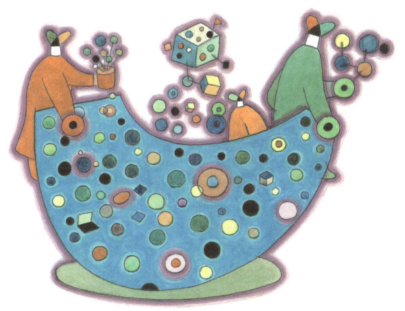

講談社

シリーズ総編集

桑波田雅士　京都府立大学大学院生命環境科学研究科　教授
塚原　丘美　名古屋学芸大学管理栄養学部管理栄養学科　教授

シリーズ編集委員

青井　　渉　京都府立大学大学院生命環境科学研究科　准教授
朝見　祐也　龍谷大学農学部食品栄養学科　教授
片井加奈子　同志社女子大学生活科学部食物栄養科学科　教授
郡　　俊之　甲南女子大学医療栄養学部医療栄養学科　教授
濱田　　俊　福岡女子大学国際文理学部食・健康学科　教授
増田　真志　徳島大学大学院医歯薬学研究部臨床食管理学分野　講師
渡邊　浩幸　高知県立大学健康栄養学部健康栄養学科　教授

執筆者一覧

青井　　渉　京都府立大学大学院生命環境科学研究科　准教授（7）
上番増　喬　徳島大学医歯薬学研究部予防環境栄養学分野　助教（4）
内田　貴之　徳島大学大学院医歯薬学研究部生体栄養学分野　講師（5）
梅木　美樹　別府大学食物栄養科学部食物栄養学科　教授（15）
大南　博和　徳島大学大学院医歯薬学研究部　助教（14）
金子　一郎　兵庫県立大学環境人間学部食環境栄養課程　准教授（13）
叶内　宏明　大阪公立大学大学院生活科学研究科食栄養学分野　教授（10）
桑波田雅士＊　京都府立大学大学院生命環境科学研究科　教授（1）
佐久間理英　福岡女子大学国際文理学部食・健康学科　准教授（3）
塩﨑　雄治　徳島大学大学院医歯薬学研究部応用栄養学分野　助教（17）
白神　俊幸　長野県立大学健康発達学部食健康学科　准教授（8）
鈴木　太朗　龍谷大学農学部食品栄養学科　講師（2）
妻木　陽子　広島女学院大学人間生活学部管理栄養学科　准教授（6）
中村　博範　川崎医療福祉大学医療技術学部臨床栄養学科　准教授（16）
原田　永勝＊　島根県立大学看護栄養学部健康栄養学科　教授（9．11）
福渡　　努　滋賀県立大学人間文化学研究院　教授（12）
増田　真志＊　徳島大学大学院医歯薬学研究部臨床食管理学分野　講師（12）
松本　義信　川崎医療福祉大学医療技術学部臨床栄養学科　准教授（16）

（五十音順，＊印は編者，かっこ内は担当章）

第5版 まえがき

　栄養とは，体外から生存に必要な物質を取り込み，それらを代謝することにより発育，発達し生命を維持していく営みです．栄養学では，摂取した食品の栄養成分が生体構成成分へ代謝変換され，さらに臓器間の連携により体内で相互変換が行われるという一連の栄養代謝の全体像を人間の個体レベルでとらえています．すなわち栄養学とは，人間と食物の相互関係を明らかにする学問といえます．

　1998年に上梓しました『栄養学総論』は，これらの視点に基づき編集され，2003年には，この基本的なコンセプトを踏襲しながらも内容を一新し，『基礎栄養学』として世に送り出しました．その後，「日本人の食事摂取基準」の発表にあわせて改定を繰り返し，そして，このたび「日本人の食事摂取基準（2025年版）」に準拠して，第5版に改訂いたしました．

　基礎栄養学とは，まさしく栄養学の基本となり礎となる領域です．本書では，栄養学の基本概念を理解したうえで，人間が食事をとり，摂取した栄養素が吸収され代謝される過程，各々の栄養素が身体に及ぼす影響，そして栄養と遺伝素因との関係を理解できるように構成しました．超高齢社会を迎え，より一層複雑な栄養問題をかかえる近年において，健康の保持・増進，疾病の発症予防・重症化予防，疾病の治療ならびにフレイル・サルコペニア予防に取り組むために必要となる基礎的な栄養の知識を集約しました．

　本書が，各執筆者の多大な協力を得て出版に至ったことをここに記し，貴重な時間を割いていただいた各執筆者に深く感謝いたします．読者諸氏には，本書の不備な点について，ご叱正とご意見を賜りますように切にお願いする次第です．

　最後に，本書改訂に尽力頂きました講談社サイエンティフィク神尾朋美氏，野口敦史氏に敬意を表すとともに，あらためて厚くお礼申し上げます．

　　2025年2月

　　　　　　　　　　　　　　　　　　　　　　　　編者　桑波田雅士
　　　　　　　　　　　　　　　　　　　　　　　　　　　原田　永勝
　　　　　　　　　　　　　　　　　　　　　　　　　　　増田　真志

栄養科学シリーズ NEXT
刊行にあたって

「栄養科学シリーズNEXT」は，"栄養Nutrition・運動Exercise・休養Rest"を柱に，1998年から刊行を開始したテキストシリーズです．「管理栄養士国家試験出題基準（ガイドライン）」を考慮した内容に加え，2019年に策定された「管理栄養士・栄養士養成のための栄養学教育モデル・コア・カリキュラム」の達成目標に準拠した実践的な内容も踏まえ，発刊と改訂を重ねてまいりました．さらに，新しい科目やより専門的な領域のテキストも充実させ，栄養学を幅広く学修できるシリーズになっています．

この度，先のシリーズ総編集である木戸康博先生，宮本賢一先生をはじめ，各委員の先生方の意思を引き継いだ新体制で編集を行うことになりました．新体制では，シリーズ編集委員が基礎科目編や実験・実習編の委員も兼任することで，より座学と実験・実習が連動するテキストの作成を目指します．基本的な編集方針はこれまでの方針を踏襲し，次のように掲げました．
・各巻の内容は，シリーズ全体を通してバランスを取るように心がける
・記述は単なる事実の羅列にとどまることなく，ストーリー性をもたせ，学問分野の流れを重視して，理解しやすくする
・図表はできるだけオリジナルなものを用い，視覚からの内容把握を重視する
・フルカラー化で，より学生にわかりやすい紙面を提供する
・電子書籍や採用者特典のデジタル化など，近年の授業形態を考慮する

栄養学を修得し，資格取得も目指す教育に相応しいテキストとなるように，最新情報を適切に取り入れ，講義と実習を統合して理論と実践を結び，多職種連携の中で実務に活かせる内容にします．本シリーズで学んだ学生が，自らの目指す姿を明確にし，知識と技術を身につけてそれぞれの分野で活躍することを願っています．

シリーズ総編集　　桑波田雅士
　　　　　　　　　塚原　丘美

基礎栄養学 第5版 —— 目次

1. 栄養 ··· 1
1.1 栄養・栄養素・食物・食事·· 1
1.2 栄養学を構成する学問構造·· 1
1.3 栄養学は人間と食物の相互関係を明らかにする学問·············· 2
1.4 これからの栄養学·· 3

2. 栄養学史 ·· 4
2.1 エネルギー代謝，BMI（体格指数）の研究史 ·················· 4
　A. エネルギー代謝·· 4
　B. BMI（体格指数）·· 6
2.2 炭水化物，脂質，タンパク質の研究史···························· 7
　A. 炭水化物·· 7
　B. 脂質·· 7
　C. タンパク質·· 8
2.3 ミネラル，ビタミンの研究史···································· 8
　A. ミネラル（無機質）·· 8
　B. ビタミン·· 9
2.4 わが国の栄養学史·· 10

3. 栄養と食生活 ·· 11
3.1 健康と食生活·· 11
　A. 食事摂取基準と食生活指針······································ 11
3.2 疾病と食生活·· 13
3.3 加齢と食生活·· 14
　A. 成長期·· 14
　B. 成人期·· 15
　C. 高齢期·· 15
3.4 生体リズムと食生活·· 16

4. 食物の摂取調節 ·· 17
4.1 空腹と食欲の違い·· 17
4.2 食事の開始を決定する因子は何か·································· 18
4.3 摂食行動の調節·· 18
　A. 視床下部での摂食行動調節機構·································· 18
　B. ホルモンによる摂食行動の長期的調節···························· 19
　C. ホルモンによる摂食行動の短期的調節···························· 19
　D. グルコースによる摂食行動の短期的調節·························· 19
　E. 報酬経路による摂食行動調節···································· 19
4.4 摂食行動に影響する因子·· 20
4.5 食物は選択摂取調節されているか·································· 21

5. 栄養素とその機能 ·· 22

- 5.1 栄養素の特徴と機能 ······································ 23
  - A. 糖質の特徴と機能 ····································· 23
  - B. 脂質の特徴と機能 ····································· 23
  - C. タンパク質の特徴と機能 ······························ 24
  - D. ビタミンの特徴と機能 ································· 25
  - E. ミネラルの特徴と機能 ································· 26
  - F. 水の栄養学的意義 ····································· 27
- 5.2 栄養素と体構成成分 ······································ 27
- 5.3 食品の3つの機能 ·· 28

6. 食物の消化と吸収と栄養素の補給 ············· 29

- 6.1 消化と吸収の機構 ·· 29
  - A. 消化機構 ··· 29
  - B. 吸収機構 ··· 30
- 6.2 消化器系における消化と吸収 ···························· 31
  - A. 口腔 ··· 31
  - B. 食道 ··· 31
  - C. 胃 ··· 31
  - D. 小腸 ··· 32
  - E. 大腸 ··· 34
  - F. 胃液分泌の調節 ······································· 34
  - G. 消化管ホルモン ······································· 34
- 6.3 栄養素別の消化と吸収 ···································· 35
  - A. 糖質の消化と吸収 ····································· 35
  - B. タンパク質の消化と吸収 ······························ 36
  - C. 脂質の消化と吸収 ····································· 38
  - D. ビタミン，ミネラルの吸収 ···························· 39
- 6.4 消化吸収率 ·· 39
- 6.5 栄養素の補給 ·· 40
  - A. 経口栄養 ··· 40
  - B. 経腸栄養，静脈栄養 ··································· 41

7. エネルギー代謝 ·· 44

- 7.1 栄養領域におけるエネルギー ···························· 44
  - A. エネルギーの単位 ····································· 44
  - B. 化学的エネルギーの体内利用 ·························· 44
  - C. エネルギー産生栄養素の生理的燃焼価 ·················· 45
  - D. 細胞レベルのエネルギー ······························ 46
- 7.2 エネルギー代謝 ·· 48
  - A. 基礎代謝 ··· 48
  - B. 安静時・睡眠時のエネルギー消費 ······················ 49
  - C. 食事誘発性熱産生（DIT） ····························· 49
  - D. 活動時代謝 ··· 50
- 7.3 エネルギー消費量の測定 ·································· 52
  - A. 直接法 ··· 53

	B.	間接法	53
	C.	呼吸商	54
	D.	二重標識水法	54
	E.	実際のエネルギー消費量の測定	55
7.4		エネルギー代謝の臓器特性	57
	A.	骨格筋	57
	B.	肝臓	58
	C.	脂肪組織	58
	D.	脳	59
7.5		運動とエネルギー代謝	59
	A.	無酸素運動と有酸素運動	60
	B.	最大酸素摂取量	61

8. 糖質の栄養 … 62

8.1		糖質の分類と栄養学的特徴	62
	A.	糖質は，単糖類，少糖類および多糖類に分類される	62
	B.	糖質の栄養学的特徴	64
8.2		糖質の消化と吸収	64
	A.	糖質の消化は口腔内から始まる	64
	B.	糖質の吸収は小腸で行われる	65
8.3		糖質の体内運搬	65
	A.	吸収された糖質は，血糖として体内組織に送られる	65
8.4		糖質の体内代謝	66
	A.	肝臓と筋肉では，グリコーゲンの役割が異なる	66
	B.	糖新生	67
8.5		糖質のエネルギー	69
	A.	グルコースは解糖系とクエン酸回路，電子伝達系でエネルギーとなる…	69
8.6		糖質の食事摂取基準	69
	A.	糖質摂取の問題点	70

9. 脂質の栄養 … 71

9.1		脂質の分類と栄養学的特徴	71
	A.	脂質は単純脂質，複合脂質および誘導脂質に分類される	71
	B.	脂質の栄養学的特徴	71
9.2		脂質の消化と吸収	74
	A.	脂質の消化・吸収にはミセルが必要である	74
	B.	中鎖脂肪酸	74
9.3		脂質の体内運搬	74
	A.	キロミクロン	74
	B.	VLDL（超低密度リポタンパク質）	75
	C.	LDL（低密度リポタンパク質）	75
	D.	HDL（高密度リポタンパク質）	75
9.4		脂質の体内代謝	76
	A.	白色脂肪組織と褐色脂肪組織	76
	B.	肝臓は脂質代謝の中心臓器	76
	C.	トリアシルグリセロールの生合成	77
	D.	トリアシルグリセロールの分解	78

E.	脂肪酸の酸化	78
9.5	エネルギー源としての重要性と問題点	79
9.6	脂質の食事摂取基準	79
A.	脂肪エネルギー比率	79
B.	飽和脂肪酸	80
C.	一価不飽和脂肪酸	80
D.	n−6系脂肪酸	80
E.	n−3系脂肪酸	80
F.	トランス脂肪酸	80
G.	食事性コレステロール	80

10. タンパク質の栄養　82

10.1	タンパク質の分類と栄養学的特徴	82
A.	タンパク質はアミノ酸からできている	82
B.	タンパク質の分類	85
C.	タンパク質の栄養学的特徴	86
10.2	タンパク質の消化と吸収	87
A.	タンパク質の消化は胃から始まる	87
B.	タンパク質の吸収は小腸で行われる	87
10.3	タンパク質の体内運搬	88
A.	アミノ酸の臓器間輸送	88
B.	アルブミン	89
C.	急速代謝回転タンパク質（RTP）	89
10.4	タンパク質の体内代謝	90
A.	生体内のタンパク質は絶えず合成と分解を繰り返している	90
B.	アミノ酸の代謝	92
10.5	不可欠（必須）アミノ酸	94
A.	不可欠（必須）アミノ酸の必要量	94
10.6	タンパク質の質の評価	95
A.	食品タンパク質の栄養価の評価法	95
B.	日常食のタンパク質栄養評価	97
10.7	タンパク質の食事摂取基準	98
A.	推定平均必要量	99
B.	推奨量	99
C.	耐容上限量	99
D.	フレイルおよび生活習慣病の発症予防	99

11. 栄養素の相互作用　101

11.1	糖質，脂質，タンパク質の代謝および共通の中間代謝産物	101
11.2	血糖値を維持するための栄養素の相互作用	101
A.	血糖値を下げるための栄養素の相互作用	101
B.	血糖値を上げるための栄養素の相互作用	103
11.3	栄養素の変換の考え方	107
A.	脂肪酸はグルコースに変換されない	107

12. ビタミンの栄養　109

12.1	ビタミンの分類	109

12.2	脂溶性ビタミンの役割と欠乏症および過剰症	109
A.	ビタミン A	109
B.	ビタミン B	111
C.	ビタミン E	112
D.	ビタミン K	113
12.3	水溶性ビタミンの役割と欠乏症および過剰症	114
A.	ビタミン B 群	114
B.	ビタミン C	120
12.4	腸内細菌とビタミン	121
12.5	ビタミンの摂取状況と食事摂取基準	121
A.	ビタミンの食事摂取基準	121
B.	ビタミンの摂取状況	123

13. ミネラル（無機質）の栄養 ……… 125

13.1	ミネラルの分類と栄養学的機能	125
A.	ミネラルは多量ミネラルと微量ミネラルに分類される	125
B.	ミネラルの栄養学的機能	126
13.2	ミネラルの代謝とはたらき	127
A.	ナトリウム	127
B.	カリウム	127
C.	カルシウム	127
D.	マグネシウム	128
E.	リン	129
F.	鉄	129
G.	亜鉛	131
H.	銅	131
I.	マンガン	132
J.	ヨウ素	132
K.	セレン	132
L.	クロム	132
M.	モリブデン	133
13.3	ミネラルの食事摂取基準と摂取状況	133
A.	成人における食事摂取基準	133
B.	日本人の摂取状況	134

14. 水分・電解質の代謝 ……… 137

14.1	水分代謝	137
A.	人体の水の分布	137
B.	水の機能	138
C.	水の出納	138
D.	水の欠乏と過剰	139
14.2	電解質の代謝	140
A.	電解質の分布と組成	140
B.	電解質の機能	141
C.	酸塩基平衡の調節	141
D.	酸塩基平衡の異常	142

15. 食物繊維と難消化性糖類糖質 ······ 144

15.1 食物繊維 ······ 144
- A. 食物繊維の種類 ······ 144
- B. 食物繊維の定量法 ······ 145
- C. 食物繊維を多く含む食品 ······ 146
- D. 食物繊維の生理機能 ······ 146
- E. 食物繊維の食事摂取基準 ······ 147

15.2 難消化性糖類糖質 ······ 148
- A. 難消化性デンプン（レジスタントスターチ） ······ 148
- B. 難消化性オリゴ糖および糖アルコール ······ 148

15.3 栄養表示基準による食物繊維と難消化性オリゴ糖のエネルギー換算 ······ 150

16. アルコールと栄養 ······ 152

16.1 アルコールの吸収と代謝 ······ 152
- A. アルコールの吸収 ······ 152
- B. アルコールの代謝 ······ 153
- C. アルコール摂取による生体への影響 ······ 153

16.2 アルコール摂取による栄養素摂取への影響 ······ 154

16.3 アルコール摂取と疾患 ······ 154
- A. アルコールと肝臓疾患 ······ 154
- B. アルコールと膵臓疾患 ······ 154
- C. アルコールと糖尿病 ······ 154
- D. アルコールと高血圧 ······ 155
- E. アルコールと脳・神経障害 ······ 155
- F. 急性アルコール中毒 ······ 156

16.4 アルコール摂取と女性・未成年者への影響 ······ 156
- A. 妊産婦・授乳婦の飲酒 ······ 156
- B. 未成年者の飲酒 ······ 156

16.5 食事摂取基準におけるアルコール ······ 156

17. 分子栄養学 ······ 158

17.1 遺伝形質と栄養の相互作用 ······ 158
- A. 遺伝子発現とタンパク質合成 ······ 159
- B. 遺伝形質と栄養素 ······ 160

17.2 生活習慣病と遺伝子多型 ······ 162
- A. 遺伝子多型 ······ 163
- B. 生活習慣病 ······ 163
- C. 倹約（節約）遺伝子仮説 ······ 165

17.3 タンパク質翻訳後修飾を介した遺伝子発現調節機構と栄養素・非栄養素成分 ······ 166
- A. エピジェネティクスによる遺伝子調節 ······ 166
- B. IgE 抗体依存性食物アレルギー ······ 167

付録　日本人の食事摂取基準（2025年版） ······ 170
参考書 ······ 189
索引 ······ 190

1. 栄養

1.1 栄養・栄養素・食物・食事

人類に限らず，生命あるものは個体を維持するために栄養が不可欠である．

栄養（nutrition）とは，生体が生存に必要な物質を体外から取り入れて，それらを代謝することにより，成長（発育，発達）し，生命を維持していく営みである．そしてこの「生存に必要な物質」が栄養素（nutrient）である．外部から取り込んだ栄養素から体成分を合成することを同化（anabolism）といい，逆に体成分を分解することを異化（catabolism）という．この同化と異化を合わせて代謝（metabolism）という．

私たちは通常，食品を食物として調理・加工し，食事として栄養素を摂取している．栄養素は化学構造と生理作用から，五大栄養素として炭水化物（糖質＋食物繊維），脂質，タンパク質，ビタミン，ミネラル（無機質）に分類されている．

1.2 栄養学を構成する学問構造

栄養学（nutrition, dietetics）は，栄養素を摂取する側の人体に関する分野，食物に関する分野，そして食べることにかかわる社会や環境の分野という3つの分野から構成されている（図1.1）．したがって，全人的栄養学の視点から栄養学を捉えなければならない．栄養学は，基礎分野で蓄積された科学的根拠に基づき社会で実践活動し，社会に貢献することを目的とする学問である．

人体に関する分野では，食物の摂取，摂取した食物の消化と吸収，分布（循環），代謝，排泄，生体への影響などについて，身体状況や生活活動を踏まえて，ライフステージ別に明らかにされなければならない．分子生物学の進歩によって，栄

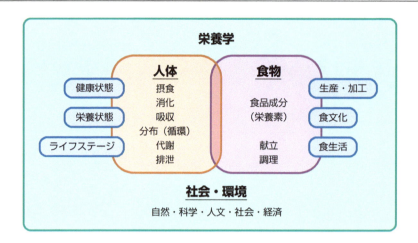

図 1.1 栄養学の構成

養現象の解明が，これまでの個体レベルから細胞レベルや遺伝子レベルでも行われるようになってきた．しかし，そうした研究の進め方であっても，最終的には個体レベルでの栄養現象につながる成果であることが大切である．

　食物に関する分野では，食品に含まれる成分，食品の生産や加工，さらには摂取目的を考慮した献立と調理法などが明らかにされる必要がある．

　そして社会や環境の分野では，人々が健康な食生活を実践することによって栄養学の目的が達成されるので，経済的事情や生活環境，さらには対象者の生活スタイルを視野に入れた栄養学でなければ現実性を欠いたものとなる．

1.3 栄養学は人間と食物の相互関係を明らかにする学問

　栄養学は，狭義には栄養素と人間の直接的なかかわりを解明する学問である．基礎栄養学では，生存に必要な物質を外部から取り込んだあとの栄養素の代謝について，また，外部からの栄養素の供給がないときの栄養素の代謝について理解することを目的としている．

　人間の栄養学は単に生存することだけを目的とするものではない．健康で快適な生活を全うしたいとする願いは，時代を越えて人類共通の願いである．現在は，観察，調査，分析，研究，評価が確立して，根拠に基づく栄養学(EBN)と，経験に基づいた栄養学(NBN)の重要性が注目されている．

　空腹をただ満たして生きるためだけでなく，生涯を通じて健康に過ごすという積極的な目的をもった学問として，栄養学は人間と食物の相互関係を総合的に明らかにし，人々の健康の保持・増進，疾病の発症予防・重症化予防，フレイル*(虚弱，frailty)予防などに寄与する．

EBN：evidence based nutrition
NBN：narrative based nutrition

＊要介護状態に至る前段階として位置づけられるが，身体的脆弱性のみならず，精神心理的脆弱性や社会的脆弱性などの多面的な問題を抱えやすく，自立障害や死亡も含む健康障害を招きやすいハイリスク状態を意味する．

1.4 これからの栄養学

　世界的な視野から眺めると，持続可能な社会の実現を目指して人々が生存するために解決しなければならない栄養課題が存在している．かつては，日本においても栄養素の摂取不足・欠乏に関連した栄養課題への対応が栄養学の重要な課題となっていた．しかし，経済が急速に発展した1960年代後半から人々の食生活が豊かになるとともに，食事の欧米化が進み，過剰摂取・偏食の時代を迎えた．そして超高齢社会を迎えた現代では再び低栄養が大きな課題になっている．

DBM：double burden malnutrition

PEM：protein energy malnutrition

＊高齢になるに伴い骨格筋量が減少し，筋力や身体的機能が低下した状態．

　現在の世界と日本での栄養課題としては，栄養の過不足が混在する栄養不良の二重負荷（DBM）が挙げられる．たとえば，低出生体重児や若年女子のやせ，中高年者では肥満とメタボリックシンドローム，高齢者ではタンパク質・エネルギー栄養不良（PEM）やフレイル，サルコペニア＊などの栄養課題である．望めば入手できるわが国の食料供給環境の中でも，こうした低栄養と過剰栄養の人々が混在する状況が生まれている．

　必要な栄養素がほぼ明らかとなった現在，これからの栄養学は，人々の健康な生涯を確保するために，ライフステージの各段階や生活スタイルに対応した適切な食べ方の解明が重要な課題となっている．

　そして，日本食（和食）は，世界に誇れる栄養バランスの良いものとされ，さまざまな効果が期待される．しかし多くの情報が氾濫している中で，正しい知識と情報を選び出すことが重要であり，情報リテラシー（literacy）実践のためには，管理栄養士の役割が欠かせない．

AI：artificial intelligence

　一方では，分子生物学の進歩に伴って病気に関係する遺伝子がつぎつぎに発見されている．こうした遺伝子が病気を発症させるまでにはさまざまな環境要因が影響することも明らかになり，食生活は特に重要な環境要因であることが認識されている．また，人工知能（AI）を有効に活用するためにも，栄養学の基礎研究並びに実践研究を積極的に進めなければならない．

1）栄養とは，体外から生存に必要な物質を摂取して，それらを利用して生命を維持していく営みである．
2）栄養素とは，生命を維持するために必要な摂取すべき物質である．
3）栄養学とは，人間と食物の相互関係を明らかにする学問である．
4）栄養学の基本は，人体，食物，社会環境から構成される．

2. 栄養学史

　日々摂取する食物中の栄養素と，ヒトの体の健康や病気が密接に関係することは，経験的にも古来より知られていた．西洋医学の概念を確立したギリシャのヒポクラテス（BC 5世紀ごろ）は，体を構成する4つの液体（血液・粘液・黄胆汁・黒胆汁）が食物に由来し，このバランスの乱れが病気を引き起こすため，食事により体の自然治癒力を高めることの重要性を『古い医術について』で論じた．東洋医学では，中国・周時代（BC11 〜 3世紀）の書より，医師には疾医（現在の内科医），瘍医（外科医），獣医，食医の4種類があり，「食医」は医師の中で最も位が高く，食事によって，未病（軽い症状の状態）の治療をし，聖人として敬意が注がれていたとされている．古くより栄養食事療法が非常に重要視されていたことがうかがえる．

　その後，近代科学の発展とともに今日の栄養学が確立され始めたのは18世紀以降であり，炭水化物，脂質，タンパク質のエネルギー産生栄養素（三大栄養素）と，ビタミン，ミネラルを加えた五大栄養素の概念が構築された．栄養学の歴史を知ることは先人たちのたゆまぬ努力と研鑽により現在の栄養学の概念ができあがっていくプロセスに触れることができ，新たな知見を得る研究のヒントとなるなど，意義深いものである．

2.1 エネルギー代謝，BMI（体格指数）の研究史

A. エネルギー代謝

　エネルギー代謝の概念の基礎を作ったのは，近代化学の父と称され，質量保存法則や酸素の発見に寄与したフランスの化学者ラボアジエである（表2.1）．物質が空気中の酸素と反応して重くなることや，熱や光が発生する現象より，燃焼とは「酸素との結合である」と結論した．また，天文学者であるラプラスとともに氷熱量計＊を使って，動物から熱が発生していることを定量的に明確に測定した．

ラボアジエ（Antoine Laurent Lavoisier）
ラプラス（Pierre-Simon Laplace）
＊氷の中に物体を入れ，溶けた氷の量から熱量を測定する熱量計．

表 2.1 栄養学の研究史

西暦(年)	研究者	事項
1778	ラボアジエ	近代化学の父,生体エネルギー代謝の基礎,呼吸燃焼
1814	シュブルィェ	脂肪は脂肪酸とグリセロールからなることを発見
1827	プラウト	三大栄養素に相当する概念を提唱
1835	ケトレー	体格指数(BMI)を考案
1836	ブサンゴー	窒素平衡の概念を提唱
1838	ムルダー	タンパク質を Protein と命名する
1840	リービッヒ	有機化学の父,タンパク質分解の生理的意義
1844	ベルナール	膵液には脂肪を脂肪酸とグリセロールに分解作用があることを発見
1880	ムンク	脂肪酸は体内にて中性脂肪となり,リンパ管に入ることを発見
1881	フォイト	エネルギー代謝,栄養摂取量の測定
1883	ルブナー	特異動的作用(食事誘発性熱産生)(7.2c),ルブナーの係数(エネルギー産生栄養素の生理的燃焼価)
	ケルダール	タンパク質を硫酸分解する湿式窒素定量法を開発
1884	高木兼寛	航海中の食事介入(改善)により脚気激減
1895	アトウォーター	アトウォーターのエネルギー換算係数
1897	エイクマン	脚気を防ぐ成分が米糠に存在する
1905	クヌープ	β 酸化説の提唱
1906	ホプキンス	ビタミン研究の端緒
1911	鈴木梅太郎	抗脚気因子のオリザニン(ビタミン B_1)を米糠から単離
1912	フンク	ビタミン(Vitamine)を命名(その後ビタミン(vitamin)に変更)
1916	デュボア兄弟	身長・体重より体表面積の推定式を考案
1917	マッカラム	ビタミン A の発見
1919	メンデルとオズボーン	タンパク質効率比(PER)の考案
1920	佐伯矩	国立栄養研究所設立,1924 年には栄養士養成施設を設立
1921	マイヤーホフとエムデン	解糖系の代謝経路の詳細を明らかにした
1923	ミッチェル	生物価(BV)の概念
1925	マッカラム	ビタミン D の発見
1929	バー夫妻	必須脂肪酸の発見
	コリ夫妻	乳酸の代謝経路(コリ回路)の発見
1932	クレブス	尿素回路の発見
1935	ダム	ビタミン K の発見
	ローズ	トレオニン(スレオニン)の発見
1936	古沢一夫	エネルギー代謝率(RMR)
1937	クレブス	クエン酸回路(TCA 回路)の発見
1939	シェーンハイマー	タンパク質代謝(一元説)
1949	ローズ	成人男性の不可欠アミノ酸(必須アミノ酸)必要量決定
1952	リネン	アセチル CoA の発見
1962	ニール	倹約遺伝子仮説を提唱
1968	ダドリック	中心静脈栄養法の確立

2.1 エネルギー代謝,BMI(体格指数)の研究史

1778年には動物は呼吸により空気中から酸素を取り入れ，体内でそれを消費し，熱を産生して二酸化炭素を排出すると考えて研究を行った．その結果，呼吸作用もゆるやかな燃焼であることを見いだした．

1824年にフランスの化学者クレメントが，水の温度を上げるのに必要な熱量の単位をカロリーと命名し，英国の物理学者ヤングやジュールにより熱とエネルギーの概念が確立されていった．1848年にフランスの生理学者リグノーらは，動物の呼吸を閉鎖系呼吸装置で精密に測定し，吸入した酸素の体積と呼気に排出される二酸化炭素の体積比「呼吸商(RQ)」が食物により変化することを発見した．

1866年には英国の化学者フランクランドは食品から熱が発生することを確認し，ボンベ熱量計(bomb calorimeter)で，各種食品の熱量を測定し，1gあたり砂糖3.348 kcal，バター7.264 kcal，卵白4.896 kcalを得た．19世紀末ごろ，ドイツの生理学者ルブネルは，さらに考えを発展させ，エネルギー産生栄養素の生理的燃焼価を，糖質4.1 kcal/g，脂肪9.3 kcal/g，タンパク質4.1 kcal/gと提唱した．また，おもにタンパク質摂取の食事に伴う熱発生である特異動的作用(SDA，現在の食事誘発性熱産生DIT)を示した．ほかに，恒温動物の代謝量は体重よりも体表面積に比例することや同一のエネルギー量であれば，エネルギー源として糖質・脂肪は交換可能というエネルギー等価の法則を論じた．

1895年に米国の化学者アトウォーターらは，主要食品の物理的燃焼価に消化吸収率を考慮した実用的な栄養素のヒトの生理的燃焼価として，糖質4 kcal/g，脂肪9 kcal/g，タンパク質4 kcal/gと提唱した．これは，アトウォーター係数といわれ，現在も食品や食事のエネルギー換算に使用されている．

クレメント(Nicolas Clément)
ヤング(Thomas Young)
ジュール(James Prescott Joule)
リグノー(Henri Victor Regnault)
RQ：respiratory quotient
フランクランド(Edward Frankland)
ルブネル(Max Rubner)

SDA：specific dynamic action
DIT：diet induced thermogenesis

アトウォーター(Wilbur Olin Atwater)

B. BMI（体格指数）

現代の栄養学において重要なBMI（体格指数）を考案したのは，ベルギーの天文学・統計学者であるケトレーである．当時，独立国家となり間もないベルギーの国民や兵士の体格を調査し，肥満などの健康状態を評価する必要があったが，体重のみでは適切でないと考えた．天文学者でもあったケトレーはリンゴが木から落ちる現象や，地球の周りをまわる月の運動を表すニュートンの万有引力の法則に現れる式の形に注目し，体重(kg)と身長(m)についてBMI(kg/m^2)を考案したとされる．

その後，BMIはあまり活用されることはなかったが，1972年に米国の生理学者キースが，BMIは肥満や体脂肪率との関連が強く，健康リスクの重要な指標となることを指摘し，再び注目された．各国のコホート研究などによってBMI 22 kg/m^2付近において疾病・死亡率が最も下がるなどの詳細な研究が進み，現在では食事摂取基準や肥満判定など世界中で広く活用されている．

BMI：body mass index
ケトレー(Adolph Quételet)

キース(Ancel Keys)

2.2 炭水化物，脂質，タンパク質の研究史

プラウト（William Prout）

1827年に英国の化学者プラウトは，牛乳から，糖（saccharinous），油状（oily），卵白様（albuminous）物質の3つを分離し，食品を炭水化物，脂肪，タンパク質に分類することを提唱し，現在のエネルギー産生栄養素に相当する概念が生まれた.

A. 炭水化物

レーウェンフック（Antonie van Leeuwenhoek）

マルクグラーフ（Andreas Sigismund Marggraf）

キルヒホフ（Gottlieb Sigismund Constantin Kirchhoff）

ゲーリュサック（Joseph Louis Gay-Lussac）

ベルナール（Claude Bernard）

フィッシャー（Hermann Emil Fischer）

エムデン（Gustav Embden）

マイヤホーフ（Otto Fritz Myerhof）

コリ夫妻（Carl and Gerti Cori）

クレブス（Sir Hans Adolf Krebs）

リップマン（Fritz Lipmann）

1680年ごろ，オランダの科学者レーウェンフックが顕微鏡を発明して，植物の組織観察よりデンプン粒を確認した. 1747年にはドイツの化学者マルクグラーフが干しブドウからグルコース（ブドウ糖）を単離した. 1811年にはロシアの化学者キルヒホフが，デンプンを希硫酸で加水分解し，グルコースを生成した. その後，1836年にフランスの化学・物理学者ゲーリュサックらによりデンプンや砂糖の元素分析がなされ，分解により糖を生成する物質は炭水化物と呼ばれるようになった.

1856年に，フランスの生理学者ベルナールは，栄養状態がよい動物の肝臓にはグリコーゲンが貯蔵されていることを発見し，唾液や膵液によりマルトース（麦芽糖）に分解されることを見いだした. 1880年ごろ，ドイツの化学者フィッシャーはグルコースなどの単糖類の構造決定やフィッシャー投影式を発案し，糖類の研究に貢献した（1902年ノーベル化学賞）. 1908年ごろ，ドイツの生化学者エムデンとマイヤホーフはグルコースからピルビン酸への代謝経路など解糖系の詳細について明らかにした（1922年マイヤホーフ，ノーベル医学生理学賞）.

1929年に，チェコ出身で米国の生化学者コリ夫妻は解糖系と乳酸の代謝経路の研究より，コリ回路を発見した（1947年ノーベル医学生理学賞）. 1937年にドイツ出身で英国の生化学者クレブスはクエン酸回路（TCA回路）を発見した（1953年ノーベル医学生理学賞）. 1950年にはドイツ出身で米国の生化学者リップマンは，エネルギーや糖の代謝中間物であるアセチルCoAを発見した（1953年ノーベル医学生理学賞）.

B. 脂質

シュブルイエ（Michel Eugène Chevreul）

ムンク（Immanuel Munk）

1814年にフランスの化学者シュブルイエが，中性脂肪がグリセロールと脂肪酸からなることを明らかにした. 1844年，ベルナールは膵液に脂肪をグリセロールと脂肪酸に分解する作用があることを発見した. 1880年，ドイツの生理学者ムンクは，脂肪酸は体内に吸収されると中性脂肪となり，リンパ管に入ることを発見した.

1905年，ドイツの生化学者クヌープが脂肪酸のβ酸化説を提唱した．1929〜1932年，米国の生化学者バー夫妻はシロネズミの飼育実験からリノール酸，α-リノレン酸は必須の脂肪酸であることを示した．1952年に，ドイツの生化学者リネンが，脂肪酸のβ酸化によるアセチルCoAの生成を提示し，その後，生体内における脂肪酸やコレステロールの代謝機構を解明した（1964年ノーベル医学生理学賞）．

クヌープ（Franz Knoop）
バー夫妻（George and Mildred Burr）
リネン（Feodor Lynen）

C. タンパク質

1836年にフランスの化学者ブサンゴーは，摂取した窒素量と排泄された窒素量を比較する窒素平衡の概念を提唱した．1838年にオランダの化学者ムルダーは，卵白様物質（含窒素化合物）をギリシャ語で「（生体に）第一に重要なもの」を意味する「proteios」からProteinと名づけた．1840年にドイツの化学者リービッヒは，食品中の窒素がタンパク質に由来することを見いだした．1883年にデンマークの化学者ケルダールは，タンパク質を硫酸で分解し，窒素を定量する方法を開発した．

ブサンゴー（Jean Baptiste Boussingault）
ムルダー（Gerardus Johannes Mulder）
リービッヒ（Justus von Liebig）
ケルダール（Johan Kjeldahl）

英国の生化学者ホプキンスが，1901年にトリプトファンを発見し，1906年に不可欠アミノ酸（必須アミノ酸）の生理的効果を確認した．1932年にはクレブスにより尿素回路が発見された．また1935年，米国の生化学者ローズは窒素出納法を用いて，まだ未発見であった最後の不可欠アミノ酸であるトレオニン（スレオニン）を発見し，生体に不可欠アミノ酸，可欠アミノ酸（非必須アミノ酸）の概念が確立された．

ホプキンス（Frederick Hopkins）
ローズ（William Rose）

2.3 | ミネラル，ビタミンの研究史

A. ミネラル（無機質）

1748年にスウェーデンの鉱物学者ガーンは，骨の主成分がリン酸カルシウムであることを発見した．1862年ごろ英国の物理学者ストークスらは，血液中の鉄化合物が酸素に結合することを証明し，生物にとって鉄が重要な物質であることを示した．1873年にドイツの生理学者フォルスターは，ミネラルを含まない飼料を与えたイヌが絶食のイヌより早く死亡するため，ミネラルが生命に必須であることを提唱した．1929年ドイツの生化学者ローマンらは，筋肉の抽出物からアデノシン三リン酸（ATP）を発見し，リンがエネルギー代謝や筋肉に不可欠であると考えた．

ガーン（Johan Gottlieb Gahn）
ストークス（Sir George Gabriel Stokes）
フォルスター（J. Forster）
ローマン（Karl Lohmann）

B. ビタミン

歯ぐきなどから出血する壊血病（ビタミンC欠乏による病気）に類似した症状は，古代ローマ時代より記されているが，明確に壊血病の記録があるのは15世紀の大航海時代以降で，船乗りたちに不治の病として恐れられていた．18世紀の中ごろ，英国の海軍軍医リンドは，航海中の乗組員に多く発生する壊血病に新鮮な柑橘類や野菜を食べることが有効と報告し，のちに英国海軍は食事に柑橘類ライム果汁を導入した．

1884年に日本の海軍軍医である高木兼寛は，遠洋航海中の軍艦（筑波）乗組員の食事を和食から洋食に切り替え，タンパク質と野菜を多くした改善食を与える食事介入試験により，脚気（ビタミンB$_1$欠乏による病気）の発生を予防することに成功した．この介入研究により高木は，脚気は栄養素欠乏によって起こるという説を発表した*．1897年にはオランダの生理学者エイクマンが，東南アジアでの脚気研究からニワトリの餌を白米にすると脚気のような症状（欧米ではberiberi）が現れることに気付き，この症状は米糠を与えると改善することを示唆した．

1906年にホプキンスは，ラットが炭水化物，脂質，タンパク質，ミネラルからなる飼料では長期間生存できないが，牛乳を加えると生存できることを発見し，牛乳には未知の生物に必要な物質が含まれていると考えた．

1911年に日本の農芸化学者である鈴木梅太郎は，米糠から抗脚気因子を分離・抽出し，アベリ酸（beriberiに抗するという意味のaberic acid）と命名し，ビタミンの概念を提示した．アベリ酸はのちにオリザニン（Orizanin）と称され，現在のビタミンB$_1$に相当するものである．同じころポーランドの生化学者フンクも，抗脚気因子を抽出し，この物質を「Vital」+「Amine」（生命に必要なアミン）でVitamineと命名し，今日のビタミン（vitamin）という名称になった．

「抗神経炎ビタミンの発見」への貢献として，1929年ノーベル医学生理学賞が授けられたのはホプキンスとエイクマンのみであった．高木兼寛，鈴木梅太郎の業績に対しては欧米からのさまざまな意見や日本国内からも反発があり，十分な推薦が得られなかったため，受賞が見送られたといわれている．

米国の生化学者マッカラムは，1917年にビタミンAを，1925年にビタミンDを発見した．1931年にハンガリー出身の米国の生化学者セント＝ジェルジはビタミンCを発見し，抗壊血病因子であることを明らかにした（1937年ノーベル医学生理学賞）．1935年にデンマークの生化学者ダムは，血液凝固に関連するビタミンKを発見した（1943年のノーベル医学生理学賞）．

リンド
(James Lind)

*このビタミン学での功績が国際的に称えられ，南極大陸に高木岬と命名された岬がある．
エイクマン（Christiaan Eijkman）

フンク
(Casimir Funk)

マッカラム（Elmer McCollum）
セント＝ジェルジ・アルベルト（Nagyrápolti Szent-Györgyi Albert）
ダム
(Carl Peter Henrik Dam)

2.4 わが国の栄養学史

　平安時代の書物には，白米ばかりを食べていた貴族階級に脚気に近い症状の記述がみられる．江戸時代以降，江戸や大坂の都市部にて白米を食べる文化が浸透し，脚気患者が増え，「江戸わずらい」と称された．貝原益軒の『養生訓』では経験に基づいて，食事や栄養と健康法について記されている．脚気は明治期になっても多くの患者，死者を出しており，日本人にとって脚気は結核と並び二大国民病であった．富国強兵策を進める明治政府においては，脚気の予防・治療は最重要課題であった．前節で述べたように脚気栄養欠乏説を唱えた高木兼寛によって海軍では栄養改善食が導入され，脚気で死亡するものはほとんどみられなくなった．

　一方，陸軍軍医総監で小説家でもあった森林太郎（森鴎外）は，脚気病原菌説に立ち，『日本兵食論』などを発表したが，陸軍においては長らく栄養改善食は導入されず，日露戦争では陸軍兵士の戦死者よりも多い3万人もの兵士が脚気により死亡したといわれている．1934年に島薗順次郎は，臨床実験研究より脚気はビタミンB_1欠乏症であることを明らかにした．

　明治維新後，近代科学を導入した日本では前節のビタミン研究以外にも高峰譲吉のアドレナリン研究，池田菊苗のグルタミン酸研究など世界的な研究成果が続々と発表された．

　1914年には佐伯矩が，世界初となる私立の栄養研究所を設立，1920年には国立の栄養研究所の初代所長となる．その後，1924年に栄養士養成施設を設立し，栄養士を養成した．第二次世界大戦前後，食料不足から栄養失調に陥る人々も多く，栄養学と栄養士の重要性が増し，1945年に日本栄養士会が設立され，1947年に「栄養士法」が，1952年には「栄養改善法」（2003年に「健康増進法」に改称）が制定された．1962年には児玉桂三，香川綾の尽力により管理栄養士制度が始まり，管理栄養士養成校が創設された．

　近年では「健康増進法」（2002年制定，2003年施行）の制定や，EBNに基づいた食事摂取基準の策定など，生活習慣病の一次予防を含めた健康増進，超高齢社会に対応した健康寿命の延伸，国民医療費増大の抑制などのため，基礎および実践研究の両面においてさらなる栄養学の発展が期待されている．予防医療の充実を担う栄養・食事の専門職として，三千年前の「食医」以上のことが，現代の管理栄養士・栄養士に求められている．

3. 栄養と食生活

3.1 健康と食生活

A. 食事摂取基準と食生活指針

a. 食事摂取基準

　ヒトが健康を維持・増進し，十分な生活活動を営むために，どのような栄養素をどれだけ摂取すればよいかという基準を示したものが食事摂取基準である.「日本人の食事摂取基準」は，食料事情や生活様式などの生活環境の変化に伴い，あるいは国民の体位ならびに健康状態にしたがい，さらに医学，栄養学などの学問の進歩に基づき改定されてきた.

　2025（令和7）年度から2029（令和11）年度まで5年間使用される「日本人の食事摂取基準（2025年版）」では，栄養素欠乏症だけでなく，過剰摂取による健康障害ならびに生活習慣病の発症予防と重症化予防に加え，高齢者の低栄養予防やフレイル予防も視野に入れて摂取量の範囲が示されている．食事摂取基準として，エネルギーについては1種類（体格），栄養素については5種類（推定平均必要量，推奨量，目安量，耐容上限量，目標量）の指標が設定されている（図3.1，表3.1）.

b. 食生活指針

　食生活指針そのものは，栄養学や公衆衛生学の分野では新しいものではなく，100年以上にわたる健康政策の一つである.

　わが国では，エネルギー摂取の過不足や栄養素バランスの偏り，生活習慣病の増加，食料自給率の低下，資源の浪費などの食生活上の問題が挙げられる．こうした状況をふまえ，国民一人ひとりの健康的な食生活の実践を支援するために，2000年3月に文部省・厚生省・農林水産省によって食生活指針がまとめられ，2016年6月に一部改正された（表3.2）.

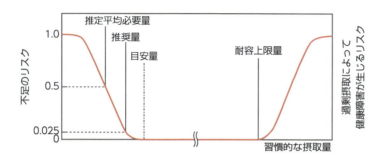

図 3.1 食事摂取基準
目標量については、推奨量または目安量と現在の摂取量中央値などから決められたため、ここでは図示できない。

体格(BMI)	エネルギー摂取量および消費量のバランス（エネルギー収支バランス）の維持を示す指標として、体格（BMI）を採用
推定平均必要量 (EAR)	ある母集団における必要量の平均値の推定値。当該集団に属する50％の人が必要量を満たすと推定される1日の摂取量
推奨量 (RDA)	ある母集団に属するほとんど（97〜98％）の人において1日の必要量を満たすと推定される1日の摂取量。理論的には「推定平均必要量＋標準偏差の2倍（2SD）」として算出
目安量 (AI)	推定平均必要量を算定するのに十分な科学的根拠が得られない場合に、特定の集団がある一定の栄養状態を維持するのに十分な1日の摂取量
耐容上限量 (UL)	健康障害をもたらすリスクがないとみなされる習慣的な摂取量の上限量
目標量 (DG)	生活習慣病の発症予防を目的として、特定の集団において、その疾患のリスクや、その代理指標となる生体指標の値が低くなると考えられる栄養状態が達成できる量。現在の日本人が当面の目標とすべき摂取量。また、生活習慣病の重症化予防およびフレイル予防を目的とした量を設定できる場合は、発症予防を目的とした量（目標量）とは区別して示す

表 3.1 日本人の食事摂取基準（2025年版）設定指標
EAR : estimated average requirement
RDA : recommended dietary allowance
AI : adequate intake
UL : tolerable upper intake level
DG : tentative dietary goal for preventing life-style related diseases

　今後、国民に対する食事と健康に関する将来の見通しや確信を与えるガイドラインや、栄養（素）が密接にかかわっている疾患の予防のための食生活についての手引きが必要である。健康の維持・増進には食生活全体の調和が重要であり、あたかも疾病を予防するよい食品と、疾病を助長する悪い食品があると意味もなく信じ込ませることになってはならない。

表 3.2 食生活指針
[資料：文部省・厚生省・農林水産省，2000年（2016年一部改正）]

・食事を楽しみましょう	・野菜・果物、牛乳・乳製品、豆類、魚なども組み合わせて
・1日の食事のリズムから、健やかな生活リズムを	・食塩は控えめに、脂肪は質と量を考えて
・適度な運動とバランスのよい食事で、適正体重の維持を	・日本の食文化や地域の産物を活かし、郷土の味の継承を
・主食、主菜、副菜を基本に、食事のバランスを	・食料資源を大切に、無駄や廃棄の少ない食生活を
・ごはんなどの穀類をしっかりと	・「食」に関する理解を深め、食生活を見直してみましょう

3.2 疾病と食生活

昭和の時代に比べて現在では日本人の疾病構造は大きく変化している．日本人の死因の年次推移を図3.2に示した．悪性新生物や心疾患（高血圧性を除く）による死亡率が増加傾向にあり，近年の日本人死因の1位，2位となっている．

悪性新生物の発症には，遺伝素因に加え，過食や肥満，野菜・果物の摂取不足など食生活・栄養に関する多数の要因が関与しており，これらの要因は近年の日本社会で問題視されている項目である．また，心疾患の中で死亡率が高い疾患として急性心筋梗塞を含む虚血性心疾患が挙げられる．虚血性心疾患の発症には動脈硬化症が深く関与しており，動脈硬化症の危険因子として，メタボリックシンドローム*が知られている．動脈硬化症やメタボリックシンドロームもまた，過食や肥満，飲酒など食生活の乱れや，便利な生活環境がもたらす運動不足を原因として発症する．日本人の疾病構造の変化は，日本人の生活様式の変化と密接に関連していると考えられている．

＊内臓脂肪の蓄積に加え，高血圧，高血糖，脂質異常が組み合わさった状態．

図3.2　おもな死因別にみた死亡率（人口10万対）の年次推移
[資料：厚生労働省「人口動態統計」]

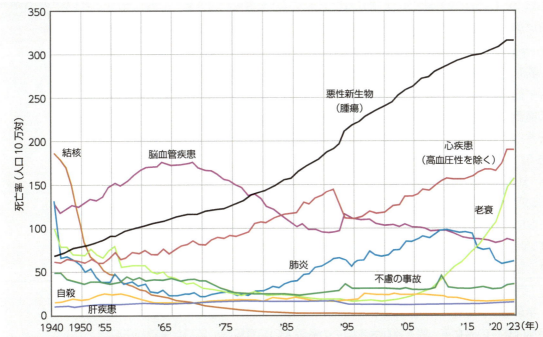

注：1994（平成6）年までの「心疾患（高血圧性を除く）」は，「心疾患」である．1994・1995（平成6・7）年の「心疾患（高血圧性を除く）」の低下は，死亡診断書（死体検案書）（1995年1月施行）において「死亡の原因欄には，疾患の終末期の状態としての心不全，呼吸不全等は書かないでください」という注意書きの施行前からの周知の影響によるものと考えられる．1995年の「脳血管疾患」の上昇のおもな要因は，ICD-10（1995年1月適用）による原死因選択ルールの明確化によるものと考えられる．2017（平成29）年の「肺炎」の低下のおもな要因は，ICD-10（2013年版）（2017年1月適用）による原死因選択ルールの明確化によるものと考えられる．

3.3 加齢と食生活

　令和5年簡易生命表によると，日本人の平均寿命は男性81.09歳，女性87.14歳と長寿である．また，日本人の体位は，戦後急速に向上し，発育の早期化，加速化がみられる．しかし，青少年の体力，運動能力は低下しており，骨折の増加も指摘されている．

　ヒトの一生は，成長期（新生児期，乳児期，幼児期，学童期，思春期），成人期（青年期，壮年期，実年期）および高齢期に区分することができる．生涯の各段階で直面する栄養および食事に関する諸問題を身体的特徴をふまえて理解する必要がある．

A. 成長期

　「日本人の食事摂取基準」では，出生から1歳未満を乳児，1〜17歳を小児としている．乳児・小児は身体構造や運動機能が成長期（発育・発達*の段階）にあり，必要な栄養素を過不足なく摂取することが大切である．小児では成人に比べ摂取栄養素が栄養状態に大きく影響する．したがって，乳児期，幼児期，学童期，思春期のそれぞれの特性に応じた適切なエネルギーや栄養素の量と質に配慮しなければならない．

*人体の構造の成熟を発育とし，機能の成熟を発達とする．両方をあわせて成長とする．ただし，調査名などの公表資料によるものはそのまま記載する．

a. 乳児期（満1歳まで）

　乳児期は一生のうちで最も成長がさかんな時期であり，生命維持，活動に必要な栄養のほかに，成長のためのエネルギー・栄養素が必要である．乳児の消化器の構造や機能は未発達であり，食品の選択，調理方法，給食方法に特別な注意が必要である．また食習慣の形成途上にあるので，好ましい教育上の配慮が必要である．

b. 幼児期（満1歳〜6歳未満）

　幼児期は乳児期に次いで成長がさかんな時期である．消化器は未発達であり，一度に多量の食物を摂取できない．食欲はムラが生じやすく，偏食の習慣がつきやすい時期であり，正しい食習慣，食事中の礼儀などを学び始める時期でもある．身体活動が活発で，体内代謝もさかんであり，水分の必要量も多い．

c. 学童期（満6歳〜12歳未満）

　学童期は小学生の時期に相当し，幼児期にひき続き発育・発達が著しい．この時期は体位の男女差，個人差が大きいため各個人の発育段階に応じた栄養が必要である．その実践のためには健康と食生活の関係を理解させて，自己の栄養に積極的にかかわる習慣を身につけさせる．また3食を規則正しくとり，欠食や偏食を避け，不足しやすいカルシウムや動物性タンパク質などの摂取に十分注意する

必要がある．1988年7月に文部省組織令の一部が改正され，児童生徒に生涯にわたり健康で充実した生活を送る能力を身につけさせるための健康教育を行うことになった．学校給食指導では，児童生徒の生活体験にかかわる教育を内容とし，食事の重要性，適正な食習慣などを習得させる．

d. 思春期（10歳ごろ〜18歳ごろ）

思春期の年齢区分は一定していないが，学童後半期より第二発育急進期に続く第二次性徴期を含む．この時期は小児期から成人へ成長する移行期であり，心身の変化が最も大きく，女子は母性へ，男子は父性への準備期間である．栄養素必要量は成人より多く，栄養素を十分補給するためには，3食規則正しくバランスのとれた食事をとることが必要である．自我や自主性の発達で自ら食品を選び，自ら食習慣をつくり始める時期であるが，多忙な学校生活や塾通いによる食事時間のずれや，夜食・間食にインスタント食品やスナック食品をとりがちになり，食事とおやつのけじめが不明瞭になるなどの問題もある．基本的な栄養の知識と実践力を養い，適正な食習慣を身につけることが必要である．

B. 成人期

成人期は，二次性徴が完成し，身体的，精神的および社会的に最も充実した安定した時期である．一般に，身体的能力は20歳ごろを頂点として40歳ごろより徐々に低下するが，知的，精神的能力は60歳ごろまで維持されている．社会的能力は20歳ごろから社会における役割を意識し始め，働きざかりの40代〜50代では家庭でも社会でも中心的な役割を果たさなければならない責任が最も重い時期である．さまざまなストレス，過労，運動不足や過食などから生活習慣病が増加している．高齢期を健康に過ごすために，食事，運動，休養のとり方に注意して成人期から健康の維持・増進につとめる必要がある．

C. 高齢期

*組織の主要な営みを担う細胞．

老化に伴う身体組織の変化では，組織タンパク質成分の減少，細胞内水分の減少，実質細胞*の減少と萎縮がみられる．脂肪組織，結合組織などの不活性な組織が増加し，生理機能が低下する．味覚の低下，咀嚼力の低下，消化液の分泌低下，消化吸収能の低下がみられ，食欲不振や便秘などを起こしやすくなる．腎臓では，糸球体数が減少し，糸球体濾過量や腎血流量が減少するが，尿細管での再吸収能が低下するために尿量が増加する．全身的な諸機能の低下により低栄養状態に陥りやすい．低栄養状態が続くとサルコペニア，活力の低下，身体機能の低下とフレイルサイクルが始まる．高齢期の栄養管理では，きめ細かな栄養的配慮が必要である．

3.4 生体リズムと食生活

　生物は，体温や血圧，ホルモン分泌やエネルギー代謝などの生理機能に周期的なリズムをもっており，このようなリズムを生体リズムといい，1日，1か月，1年（季節）などさまざまな周期がある．中でも約24時間周期の生体リズムを概日リズム（サーカディアンリズム）といい，それぞれの生理機能にピークとなる時間帯が存在する．食事の消化・吸収にかかわる消化酵素やホルモンの分泌にも日内変動が存在しており，栄養素を摂取するタイミングによって，体内での利用に違いが生じる．このような，生体リズムの視点から考える栄養学を時間栄養学という．

　概日リズムをつくりだす遺伝子を時計遺伝子といい，視床下部の視交叉上核では中枢時計を，さまざまな末梢組織では抹消時計を形成している．視交叉上核は，目の網膜から受け取る光刺激によって，身体中の体内時計を24時間に調節している．また，末梢組織の時計遺伝子は，食事による刺激によって影響を受けることが知られている．よって，概日リズムに合わせ規則正しく食事をとることで，概日リズムの乱れを防ぐことができる．

1）食事摂取基準とは，ヒトが健康を維持・増進し，十分な生活活動を営むために必要な栄養素摂取量の基準を示したものである．
2）食生活指針は，健康を維持・増進するための食生活ガイドラインである．
3）食生活の変化により，健康状態および疾病構造が変化してきた．
4）令和5（2023）年の調査では，日本人の平均寿命は男性81.09歳，女性87.14歳である．
5）成長・加齢に伴い変化する身体的特徴を理解して，栄養問題を考える．
6）サーカディアンリズムは，約1日周期で繰り返される生体リズムである．

4. 食物の摂食調節

　すべての動物は，生命活動を維持するために必要なエネルギー源や，ビタミンやミネラルなどのように生体内で合成することのできない必須栄養素を，外界から食物として摂取する必要がある．摂取した食物は，体内で消化・吸収され，一部は特定の化合物に代謝され，一部はそのまま利用される．食物の摂取が不足すると，生命活動が維持できなくなり，個体の死へつながるため，生体には食物摂取を調節する機構が存在する．

　食事からのエネルギー摂取が不足した場合，生体は摂食行動を促進する指令を自らに出す．反対に，食事からのエネルギー摂取が過剰になった場合，生体は摂食行動をやめるような指令を自らに出す．このように，食事からのエネルギー摂取量に応じて，摂食量を調節することで体重を一定に保つ恒常性がはたらいている．

　摂食行動は，生体内の代謝変化の影響を受けるとともに，生体外の環境の影響も受ける．生体内外の情報は，ホルモンや代謝産物などの液性因子や神経経路を介して中枢へ伝えられ，摂食行動を調節する．

4.1 空腹と食欲の違い

　空腹を感じる機構は，生体に必要なエネルギーを獲得し，生体の恒常性を維持するための機構であり，空腹を満たすことのできる食物の選択範囲は広くなる．一方で食欲は，食物に対する欲求であり，対象としての食物（食べたいもの）が存在し，その食べ物を志向する気持ちを示している．ヒトの場合，食欲は空腹とは必ずしも一致せず，空腹でないときでも，特定の食物を食べたいという食欲を生じることがある．

4.2 食事の開始を決定する因子は何か

　食事の開始を決定する因子については，これまでにさまざまな仮説が提唱されてきた．1910年代に，キャノンらは空腹になった際に起きる胃の収縮（飢餓収縮）が摂食開始のシグナルになると提唱した（胃収縮説）．その後，1940年代以降に，視床下部に摂食中枢と満腹中枢が存在し摂食行動を制御していることが提唱された（二重中枢説）．摂食行動を開始させる物質としては，グルコース濃度が重要であるという説（糖定常説）や体脂肪蓄積量が重要であるという説（脂質定常説），アミノ酸濃度が重要であるという説（アミノ酸定常説）が提唱された．

4.3 摂食行動の調節

A. 視床下部での摂食行動調節機構

　ネコやラットを用いた研究において，視床下部の腹内側核を破壊すると過食になり，外側野を破壊すると拒食になることから，腹内側核には「満腹中枢」が，外側野には「摂食中枢」が存在すると考えられてきた．

　一方，視床下部の弓状核や室傍核が摂食行動の調節に重要であることがわかってきた．弓状核では，空腹ニューロン（NPY/AgRPニューロン）や満腹ニューロン（POMCニューロン）が存在し，ホルモンなどの刺激を伝達している（図4.1）．

POMC：プロオピオメラノコルチン

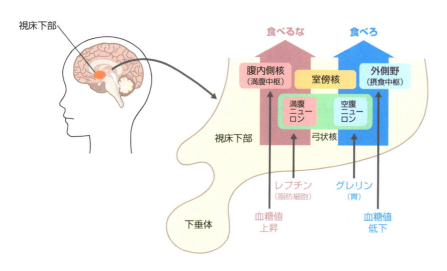

図 4.1 視床下部における摂食行動の調節
レプチンは空腹ニューロンを，グレリンは満腹ニューロンを抑制する作用も有する

B. ホルモンによる摂食行動の長期的調節

体重の増減は摂取エネルギー量と消費エネルギー量のバランスにより決定される．一般的な動物の場合，体重や体脂肪量は大きく変動せず，長期的に一定に維持される．長期的にエネルギーバランスを調節するシグナルとして，脂肪の蓄積量に依存して脂肪細胞から分泌されるレプチン*がある．レプチンは，おもに視床下部の弓状核を介して摂食行動を抑制し，体重が増加しないように調節している．

＊肥満者では血中レプチン濃度が高いが，レプチンが効きにくいレプチン抵抗性もみられる．

C. ホルモンによる摂食行動の短期的調節

空腹時には，胃からグレリンが分泌され摂食行動を促進する．食事を摂取すると，胃や腸の物理的な拡張が迷走神経へ伝わるとともにグレリンの分泌は抑制される．食後は，腸の内分泌細胞からコレシストキニン（CCK）やグルカゴン様ペプチド1（GLP-1）などのホルモンが分泌され，これらは視床下部にはたらきかけ，摂食行動を抑制する．

D. グルコースによる摂食行動の短期的調節

血糖値（血中グルコース）の増加は，視床下部の腹内側核のグルコース受容性ニューロンを刺激し，摂食行動を抑制する．一方，血糖値の低下は，外側野のグルコース感受性ニューロンを刺激し，摂食行動を促進すると考えられている．

E. 報酬経路による摂食行動調節

食物の色や形，味や香り，食感などの情報は味覚野などの大脳の感覚野へ伝えられるとともに，快と感じる情報は腹側被蓋野から側坐核，線条体へ伝えられ，報酬系を活性化する．両者は大脳の前頭前野へ伝えられる．このときに，食物のおいしさなどの快楽的情報が摂食行動とともに記憶される．食物摂取行動は，こ

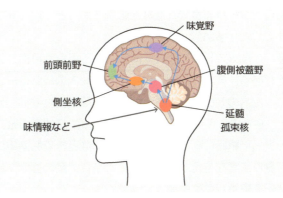

図4.3 摂食調節に関与する報酬経路

うした快楽的情報によっても調節を受ける.

4.4 摂食行動に影響する因子

　摂食行動は，身体的・生理的因子以外にも，食環境や心理的因子など，以下に示すようなさまざまな因子によって，複雑に調節されていることが明らかになってきている.

(1) 血中代謝産物濃度　摂食行動の調節には，血中グルコース，遊離脂肪酸，アミノ酸，ケトン体，短鎖脂肪酸などの代謝産物濃度が影響を及ぼすことが明らかになってきている.　近年，腸内細菌叢で産生される短鎖脂肪酸が摂食行動に影響を及ぼす可能性が示され，注目されている.

(2) ホルモン　グレリンやレプチン，コレシストキニンのほか，インスリン，グルカゴン，副腎皮質刺激ホルモン，副腎皮質ホルモン，成長ホルモンなどのさまざまなホルモンが摂食行動の調節に関与している.　ホルモンには液性因子としてだけでなく，神経系を介して作用するものもある.

(3) 体温　食後の熱産生（食事活発性熱産生：7.2C 項参照）や病気などでの発熱，外部気温の変動などが摂食行動に影響を及ぼす可能性が指摘されている.

(4) 胃への機械的刺激　空腹時の胃の収縮は摂食行動を亢進させ，満腹時の胃の膨満は摂食行動を抑制する.

(5) 薬物　コカイン，アンフェタミンなどの薬物は視床下部の POMC ニューロンを活性化し，摂食抑制にはたらく.　マリファナはカンナビノイド受容体を刺激して空腹感を助長する.

(6) 苦味，えぐみ　苦味やえぐみのある食物，アルカロイドなどの不味成分，腐敗臭は，延髄での反射による吐き戻しを誘発する.　一方で経験により，これらの味を快と感じるようになると，好んで食べるようになることもある.

(7) 疾患　体調変化や，疾患により食欲は変化し，摂食行動に影響を及ぼす.過食症や肥満患者でみられる食欲亢進などの例を除くと，疾患時に食欲が減退し，摂食量が低下することが多い.

(8) 心理的要因　強いストレスは摂食抑制による拒食や摂食亢進による過食を引き起こすことがある.　気分をコントロールする脳内の経路の一つはセロトニンにより調節され，脳内のセロトニンを上昇させる薬物に食欲抑制効果がある.

(9) 生活環境　食物の入手可能性は，食品の大量生産技術の確立，保存技術や輸送路の発達とともに格段に向上しており，どんなときでも簡単に食物が手に入る状況は摂食行動に影響を与えている.　また，身体活動の強度，持続時間，種類など身体活動状況も摂食行動に影響を及ぼす.

(10) 認知的要因　　これまでの経験（視覚，嗅覚，味覚情報の記憶など）により，快と感じた食経験に関して，食欲は亢進し，摂食行動が誘引される．一方で，不快に感じた食経験は食欲や摂食行動を抑制する．

(11) 社会的・文化的要因　　思想・信条，階級，宗教の信仰はアクセス可能な食を限定することで摂食行動に影響を及ぼす．

4.5 食物は選択摂取調節されているか

　食事が生命活動の維持に必要な成分の摂取という過程であるならば，生体が必要とする成分を含む食事を選択し摂取する機構が存在するのが合目的である．たとえば，食事中のタンパク質から，不可欠アミノ酸を1種類のみ除去した食事をマウスに投与すると，マウスはその食事の摂取量を低下させる．また，エネルギー産生栄養素の組成を変化させタンパク質制限を行うと，タンパク質要求量を満たすように摂食量が増加することも知られている．

　マウスやラットをナトリウム欠乏状態におき，ナトリウム濃度の異なる水溶液を選択させると，ナトリウムを含む溶液を選択する．一方で脱水状態では，ナトリウムを含まない水溶液を選択する．舌に存在するナトリウムを感知する細胞および中枢のナトリウム濃度センサーが明らかになっており，これらの機構を介して体液中のナトリウムの過不足によりナトリウム摂取量を調節していると考えられている．

1）ヒトの場合，食欲と空腹は必ずしも一致しない．
2）摂食行動の中枢は，視床下部に存在する．
3）摂食行動は，生体内部の環境変化や外部環境からの刺激の影響を受ける．

5. 栄養素とその機能

　飲食物に含まれている各種成分のうち，生命の維持に必要な成分を栄養素という．栄養素にはエネルギー源となりうる糖質，脂質，タンパク質のエネルギー産生栄養素（三大栄養素）のほか，ビタミンとミネラルを加えた五大栄養素がある．さらにこれらに加えて水，食物繊維を栄養素として考えることもできる．私たちの身体は，これらの栄養素および栄養素からつくられる成分によって形成され，また，これらを活用することによって生命現象と生活活動を営んでいる．図5.1に栄養素とその機能を示した．

図 5.1　栄養素とその機能

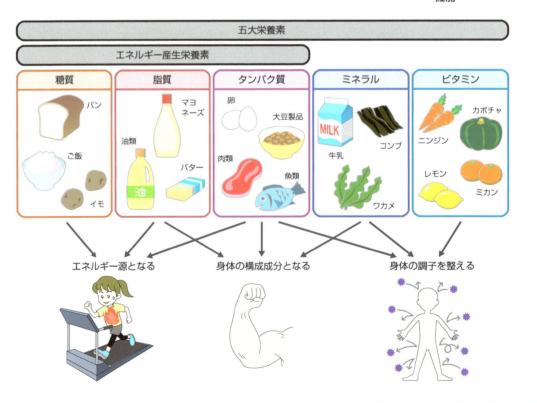

5.1 栄養素の特徴と機能

A. 糖質の特徴と機能

　穀類などに多く含まれる炭水化物は炭素（C），水素（H），酸素（O）が$C_n(H_2O)_m$の割合で結合した化合物である．この炭水化物は消化・吸収されてエネルギー源として利用される糖質と，ヒトの体内の消化酵素では消化できない食物繊維から構成されている．糖質は分子構造に基づき，単糖類（グルコース，フルクトースなど），少糖類（スクロース，ラクトースなど），多糖類（デンプン，グリコーゲンなど）に分類される（8章で詳述）．

(1) エネルギー源と貯蔵エネルギー（図5.2）　糖質は，1gあたり約4kcalのエネルギーとなり，脳や筋肉などの主要なエネルギー源として機能する．体内で，糖質は肝臓や筋肉にグリコーゲンとして貯蔵される．

(2) 血糖値の調節　脳はおもにグルコースをエネルギーとして利用するため，血糖値（血液中のグルコース値）の維持が重要である．重度の低血糖は意識障害などの致命的な状態を引き起こす．高血糖は糖尿病などの代謝疾患のリスクとなる．

B. 脂質の特徴と機能

　脂質とは，水に溶けにくくエーテルやクロロホルムなどの有機溶剤に溶けやすい疎水性分子の総称で，炭素，水素，酸素から構成されている．脂質は，食品からの摂取や体内での合成によって供給され，エネルギー源，生体の構成成分，細胞機能の調節因子として不可欠な栄養素である（9章で詳述）．

　栄養学的に重要な脂質として，食品中の脂質の大部分を占め，体内でエネルギー源やエネルギー貯蔵として利用されるトリアシルグリセロール（中性脂肪，トリグリセリドともいう），細胞膜の構成成分であるリン脂質，各種ホルモン生成や細胞膜校正構成に利用されるコレステロールなどが挙げられる．

図 5.2　糖質の栄養学的特徴

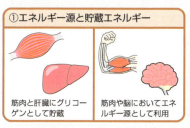
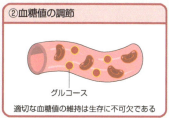

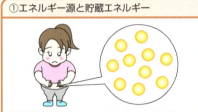
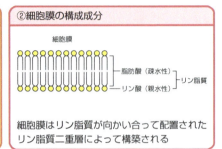
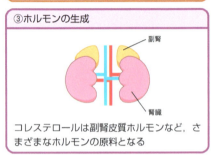
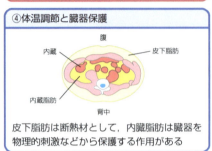

図 5.3 脂質の栄養学的特徴

(1) エネルギー源と貯蔵エネルギー（図5.3）　脂質は1gあたり約9kcalのエネルギーとなり，糖質・タンパク質と比較して重量あたりのエネルギーが高い．余剰のエネルギーはトリアシルグリセロールとして体脂肪に蓄えられ，エネルギー不足時に利用される．

(2) 細胞膜の構成成分　リン脂質やコレステロールは細胞膜の主要成分である．

(3) ホルモンの生成　コレステロールは，性ホルモンや副腎皮質ホルモンの材料となる．

(4) 体温調節と臓器保護　皮下脂肪は断熱材として体温の維持に貢献し，内臓脂肪は内臓を物理的衝撃から保護する．

C. タンパク質の特徴と機能

　タンパク質は，アミノ酸が鎖状に結合してできた高分子化合物である．ヒトでは20種類のアミノ酸からタンパク質が構成されているが，アミノ酸の配列（数や組み合わせ）により機能が異なる．体内では数万種のタンパク質が存在する．

(1) 人体の構成成分（図5.4）　タンパク質は筋肉，皮膚，臓器などの構成成分であり，人体固形成分のおよそ50%を占める．

(2) エネルギー源　タンパク質は1gあたり約4kcalのエネルギーとなる．通常，エネルギー源として優先的に使われるのは糖質と脂質だが，長期の飢餓などによりこれらが不足した際にはタンパク質が分解され，エネルギー源として利用される．

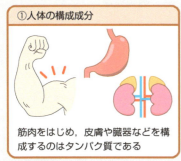
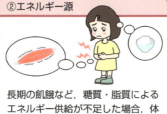
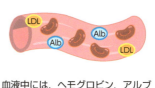
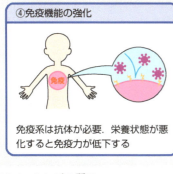
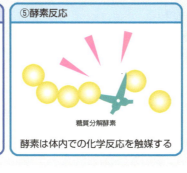
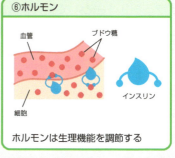

図 5.4　タンパク質の栄養学的特徴

(3) 栄養成分の輸送　酸素や二酸化炭素を運搬するヘモグロビンやミオグロビン，ホルモンや栄養素の運搬にかかわるアルブミンやリポタンパク質など，多数のタンパク質が血中には存在している．

(4) 免疫機能の強化　抗体などの免疫系の一部を構成するタンパク質は，体を病原体から守り，健康を維持する．栄養が不足すると免疫力が低下しやすくなるため，適切なタンパク質の摂取が重要である．

(5) 酵素反応　一部のタンパク質は酵素として作用し，体内での化学反応を効率的に進める触媒の役割を担っている．栄養素の消化吸収にかかわるリパーゼ（脂質分解酵素）やアミラーゼ（糖質分解酵素）なども酵素である．

(6) ホルモン　インスリンなどホルモンのいくつかは，タンパク質からできている．

D.　ビタミンの特徴と機能

　ビタミンは，健康維持に不可欠であり，体内で十分に合成できないため外部からの摂取が必要な有機化合物で，ごく微量で体内のさまざまな代謝反応をサポートする役割をもっている（12章で詳述）．

　ビタミンは脂溶性（ビタミンA，D，E，K）と水溶性（ビタミンB群，ビタミンC）に分類され，それぞれ体内での機能や局在などが異なる．脂溶性ビタミンは油脂に溶ける性質をもち，体内に蓄積しやすいため過剰症に注意する必要がある．一方で

水溶性ビタミンは，水に溶け余剰分は速やかに尿中に排泄されるため，過剰症を引き起こしにくい．

a. 脂溶性ビタミン

ビタミンA：目の健康や免疫機能，皮膚機能の維持に関与する．

ビタミンD：カルシウムの吸収を促進し，骨や歯の恒常性を維持する．

ビタミンE：抗酸化作用をもち，細胞膜の保護作用がある．

ビタミンK：血液凝固反応に必要なほか，骨代謝にもかかわる．

b. 水溶性ビタミン

ビタミンB_1：主として糖代謝にかかわる．

ビタミンB_2：エネルギー産生栄養素の代謝に広くかかわる．

ナイアシン：エネルギー産生栄養素の代謝に広くかかわる．

パントテン酸：補酵素A（CoA）として栄養素代謝にかかわる．

ビタミンB_6：主としてタンパク質代謝にかかわる．

ビオチン：エネルギー産生栄養素の代謝に広くかかわる．

葉酸：DNA合成，赤血球の生成などにかかわる．

ビタミンB_{12}：神経系機能の維持，赤血球の生成にかかわる．

ビタミンC：抗酸化作用をもつほか，コラーゲンの生成にかかわる．

E. ミネラルの特徴と機能

ミネラルとは，生体を構成する主要な4元素（炭素，酸素，水素，窒素）以外のものの総称である．ヒトの身体で水分を除いた固形成分のうち，その大部分は炭素（50%），酸素（20%），水素（10%），窒素（8.5%）であり，残りの11.5%がミネラルにあたる．「日本人の食事摂取基準（2025年版）」ではCa，P，K，Na，Mg，Fe，Zn，Cu，Se，I，Mn，Mo，Crの13種類の元素について摂取基準が定められている*．上記のうちCa～Mgは人体に比較的多く含まれるため多量ミネラル，Fe～Crについては微量ミネラルという．

Cu：銅，Se：セレン，Mo：モリブデン，Cr：クロム

a. 多量ミネラル

カルシウム（Ca）：骨や歯の主要成分．筋肉収縮，神経伝達に関与する．

リン（P）：骨や歯の主要成分．ATPの成分でもある．

カリウム（K）：細胞内液の主要な陽イオン．神経伝達や筋収縮にかかわる．

ナトリウム（Na）：細胞外液の主要な陽イオン体液バランス（浸透圧）の維持や神経伝達，筋収縮にかかわる．

マグネシウム（Mg）：骨の構成成分．酵素反応などにかかわる．

b. 微量ミネラル

鉄（Fe）：ヘモグロビンやミオグロビンの成分として酸素の運搬にかかわる．

亜鉛（Zn）：酵素反応などにかかわる．

ヨウ素(I)：甲状腺ホルモンの構成成分となる.
マンガン(Mn)：骨形成や抗酸化酵素など，多様な酵素反応にかかわる.

F. 水の栄養学的意義

年齢や除脂肪体重によって異なるが，水は体重の約60%を占め，単独の物質としてはヒトの身体で最大の構成要素である．水は生命維持に欠かせず，発汗や下痢などによって体重の2%にあたる水分を失うと，のどの渇きをおぼえ，放置すると身体活動量が少なくなる．水は，生体成分を溶解する溶媒としてさまざまな代謝反応の場で機能するほか，血液やリンパ液として栄養素や老廃物の運搬，尿や便として老廃物の排泄にかかわっている．その他，酸・塩基平衡の維持，浸透圧の調節，体温調節など，水は多くの栄養学的重要性をもつ.

5.2 栄養素と体構成成分

私たちの身体は，食物として摂取した栄養素，およびこれらからつくられる成分によって形成されている.

ヒトの身体の約60%は水であり，残りの約40%が脂肪，タンパク質，ミネラルおよび糖質である．体を構成する元素は，体水分を除くと，炭素が最も多く，炭素，酸素，水素および窒素だけで88.5%を占める（表5.1）．炭素，酸素，水素は食物中の糖質，脂質およびタンパク質からおもに供給される．窒素はタンパク質のみから供給される元素である．残りの11.5%はその他の元素（ミネラル）で構成されている.

表5.1 体を構成する元素（体水分を含まない）

元素	百分率(%)	元素	百分率(%)
炭素(C)	50	硫黄(S)	0.8
酸素(O)	20	ナトリウム(Na)	0.4
水素(H)	10	塩素(Cl)	0.4
窒素(N)	8.5	マグネシウム(Mg)	0.1
カルシウム(Ca)	4.0	鉄(Fe)	0.01
リン(P)	2.5	マンガン(Mn)	0.001
カリウム(K)	1.0	ヨウ素(I)	0.00005

5.3 食品の3つの機能

　食品とは，栄養素を1種類以上含み，有害物質が極めて少ない天然物またはその加工品である．

　食品を機能の観点から分類すると，生命活動を維持するために栄養素の補給にかかわる栄養機能（一次機能），嗜好にかかわる感覚機能（二次機能）および生体調節機能（三次機能）に分けられる．

(1) 一次機能（栄養機能）　食品に含まれる栄養素本来の機能である．

(2) 二次機能（感覚機能）　食品の嗜好にかかわる感覚機能である．食品は，味，形，色，香り，テクスチャーなどによって，味覚，視覚，嗅覚，触覚などの感覚受容器を刺激する．この刺激は，嗜好を満足させ，食生活を豊かにする．

(3) 三次機能（生体調節機能）　食品の生体調節にかかわる機能である．食品には，生体防御機能，生体リズムの調節機能，疾病の予防と回復などに関与する成分が発見され，食品の三次機能として注目されている．

1）糖質は，エネルギー源として機能する．

2）脂質は，エネルギー源，体構成成分の材料および生体調節機能を有する．

3）タンパク質は，エネルギー源，体構成成分の材料および生体調節機能を有する．

4）ビタミンは，生体調節機能を有する．

5）ミネラルは，体構成成分の材料および生体調節機能を有する．

6）水は，体重の約60%を占める体構成成分である．

7）食品は，栄養，感覚，生体調節の3つの機能を有する．

6. 食物の消化と吸収と栄養素の補給

消化とは，通常そのままの形態では吸収できないものを，吸収可能な形態に加水分解する過程をいう．糖質，脂質，タンパク質は吸収に先だち消化を受ける．ビタミン，ミネラルも消化の過程で，吸収に適した形態に転換される．

6.1 消化と吸収の機構

A. 消化機構

a. 機械的（物理的）消化

食物を咀嚼によって砕き，胃腸での蠕動運動により消化液とよく混ぜ，粥状や液状にし，消化管内を先に送る作用を機械的（物理的）消化という．

b. 化学的消化

消化液，小腸上皮細胞刷子縁膜などに存在する消化酵素の作用による分解である．酸，アルカリ，胆汁酸塩などにより変性，中和，溶解，乳化なども行われる．消化液および膜消化酵素の一般的性状を表6.1にまとめた．

(1) 管腔内消化 消化管管腔内に分泌される消化酵素による，管腔内で行われる消化である．たとえば，小腸上部では膵液の消化酵素により，糖質，タンパク質，脂質が分解される．しかしながら，管腔内消化で栄養素がすべて吸収可能な単位にまで，完全に消化されるわけではない．

(2) 膜消化 管腔内消化で消化しなかった栄養素は，小腸上皮細胞刷子縁膜に局在する酵素により加水分解され，吸収可能な単位にまで変化する．刷子縁膜表面で消化される機構を膜消化という．

c. 生物学的消化

小腸での消化をまぬがれた食物繊維などが，大腸で腸内細菌による発酵などによって分解される．

部位		一般性状	作用する栄養素など			
			糖質	脂質	タンパク質	その他
口腔	唾液	無色 弱酸性 (pH 6.6～6.8)	α-アミラーゼ （プチアリン）			
胃	胃液	無色 強酸性 (pH 1.5～2.5)		胃リパーゼ	ペプシン	塩酸による殺菌
小腸（管腔内）	膵液	無色 弱アルカリ性 (pH 8.5)	アミラーゼ （アミロプシン）	膵リパーゼ	トリプシン	リボヌクレアーゼ デオキシリボヌクレアーゼ
	胆汁	肝臓胆汁 　黄褐色 (pH 8.3) 胆嚢胆汁 　赤褐色 (pH 6.9)		胆汁酸塩		
	腸液	無色 弱アルカリ性 (pH 8.3)				pH の調整，粘膜保護
小腸（小腸粘膜）	刷子縁膜		グルコアミラーゼ スクラーゼ イソマルターゼ ラクターゼ トレハラーゼ		アミノペプチダーゼ	
	細胞内				ジペプチダーゼ	

表 6.1　消化液および膜消化酵素
この他に十二指腸の粘膜から分泌されるエンテロキナーゼは，トリプシノーゲンをトリプシンに変えるはたらきをもつ．

B. 吸収機構

　消化された栄養素は，小腸上皮細胞を通過して体内の毛細血管やリンパ管に移行される．これが栄養素の吸収である．細胞膜はリン脂質を主とする脂質二重層であるため，水溶性の物質は小腸上皮細胞の細胞膜を透過しにくい．これらは，輸送担体（トランスポーター）などによって膜を透過している．

a. 受動輸送（単純拡散）

　物質が細胞膜を隔てた細胞内外の濃度勾配にしたがって移送される現象である．輸送にエネルギーや輸送担体を必要としない．

　単純拡散で輸送される物質には，疎水性物質である脂肪酸，2-モノアシルグリセロール，脂溶性ビタミン，コレステロールがある．

b. 受動輸送（促進拡散）

　物質の濃度勾配にしたがって吸収されるが，輸送担体を利用し物質を輸送する．単純拡散より速やかに膜を通過する．エネルギーを必要としない．①輸送速度に飽和現象がみられ，②構造の類似した物質間で競合阻害が観察される．

　促進拡散で輸送される物質には，水溶性物質であるフルクトースや一部のアミノ酸などがある．

c. 能動輸送

　物質が細胞膜を隔てた細胞内外の濃度勾配に逆らって輸送される現象である．輸送担体を介して輸送され，①輸送速度の飽和現象，②構造類似物質間での競合

阻害が観察され，③エネルギーを必要とする．

能動輸送で輸送される物質には，グルコースやガラクトース，一部のアミノ酸，ジペプチドやトリペプチド，ビタミンB_{12}などがある．

d. 膜動輸送（エンドサイトーシスとエキソサイトーシス）

細胞膜の一部が陥入して物質を取り囲み，小胞を形成して膜からから遊離させ，細胞外の物質を細胞内へ取り込む現象をエンドサイトーシスという．飲作用（ピノサイトーシス）や食作用（ファゴサイトーシス）ともいう．

一方，細胞内の分泌顆粒を包み込んだ小胞が細胞膜と融合し，細胞外へ分泌する現象をエキソサイトーシスという．開口分泌ともいう．ホルモンや神経伝達物資などは，この現象により細胞外へ分泌される．

6.2 消化器系における消化と吸収

消化器系は，口腔，咽頭，食道，胃，小腸，大腸，肛門に至る消化管と，その付属器官（消化腺：唾液腺，肝臓，胆嚢，膵臓など）からなっている．消化管には消化腺から分泌された消化液を排出する導管が開いている．

A. 口腔

口腔は消化管の最上部にあり食物の咀嚼を行う．舌は味覚に携わり，咀嚼や嚥下を助ける．唾液腺には，舌下腺，耳下腺，顎下腺などがある．また舌には舌腺もある．唾液にはα-アミラーゼが含まれる．唾液は，①口腔粘膜をぬらして食物がなめらかに食道に入ることを容易にし，②舌の動きをなめらかにする．③歯や口腔の衛生保持，④殺菌，⑤解毒・排泄などの作用ももっている．

口腔内では，食物を歯によってかみ砕き，唾液を混合して飲み込み可能な状態の食塊にし，唾液α-アミラーゼにより，デンプン，グリコーゲンは加水分解され，α-限界デキストリン，マルトトリオース，マルトースを産生する．

B. 食道

食道は食塊を胃に送り込む．食塊の移送は食道の蠕動による．

C. 胃

胃は食道に続く袋状の器官であり，入り口から噴門，胃底部，胃体部，幽門部からなる．胃粘膜には多数のひだがあり，円柱上皮細胞に覆われ，その面に胃腺の開口部である無数の胃小窩といわれる凹みがある．噴門腺は主として噴門に分布し，粘液（主成分はムチン）を分泌する．胃底腺（固有胃腺）は，胃の大部分（噴門側

2/3)に分布する．主細胞はおもに腺底部に分布しペプシノーゲンを分泌する．壁細胞はおもに腺中央部にあり塩酸を生成し分泌する．

a. 胃での消化

胃内では，蠕動運動により食物と胃液を混合し，内容物を均質な消化粥にし，これを胃内にとどめ，少量ずつ十二指腸に送られる．

胃液は塩酸(HCl)，ペプシノーゲン，粘液の混合物である．胃内では唾液アミラーゼによるデンプンの消化，胃リパーゼによる脂質分解，ペプシンによるタンパク質の消化，胃液中の塩酸による食物の殺菌などが行われる．唾液アミラーゼの最適pHは6.6〜6.8であるが，胃内で直ちに失活するのではなく，食塊に塩酸が浸透するまでの間（約30分）は消化が進行すると考えられている．塩酸は壁細胞から分泌され，分泌時の濃度は約170 mEq/L，pH約1.0である．

塩酸は，①タンパク質を変性させる，②ペプシノーゲンを活性型のペプシンに変換する，③胃内のペプシンが作用しやすい酸性状態にする(pH 1.5〜2.5)，④胃内の殺菌，微生物の増殖抑制，などの作用がある．

b. ペプシンの作用

ペプシンは不活性型のペプシノーゲンとして合成され，塩酸による酸性の条件下でペプシンに変換される．不活性型とは活性をもたない酵素の前駆体のことで，チモーゲンやプロ酵素ともいう（図6.1）．ペプシンはタンパク質のペプチド鎖の末端でないペプチド結合を切断するエンドペプチダーゼであり，アミノ酸の生成は少ない．

c. 胃リパーゼ

胃底腺主細胞で合成・分泌される胃リパーゼは胃酸による酸性条件下でも失活せず，ペプシンの作用も受けない．胃リパーゼはトリアシルグリセロールの3-エステル結合を加水分解し，ジアシルグリセロールと脂肪酸を生じる．この結果，胃内での脂肪のエマルション化が容易に行われる．

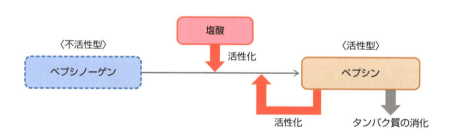

図6.1 ペプシンの活性化 ペプシンはペプシノーゲンを活性化するはたらきをもつ．

D. 小腸

小腸は胃幽門から，十二指腸，空腸，回腸と続き，大腸に至る．全長は6〜

7 mである．総胆管と膵管は，幽門から約10 cmの十二指腸下行部に合流して開口している（ファーター乳頭）．

腸管腔内には輪状ひだが存在し，特に空腸上部で発達している．粘膜表面には無数の絨毛が密生し，輪状ひだとともに腸の吸収面積を増大させている．絨毛の表面は単層の上皮細胞に覆われ，表面には微細な刷毛状の微絨毛が存在する．

小腸では，種々の膵液酵素と胆汁の作用により，本格的な消化が行われる．管腔内消化にひき続き，微絨毛膜表面に局在する刷子縁膜酵素により，膜消化が行われ，同時に栄養素の吸収が進行する．

a．胆汁

胆汁は肝臓でつくられ，胆囊に送られる．胆囊で濃縮され，必要に応じて，1日100～500 mLが十二指腸に送り込まれる．胆汁の成分は，胆汁色素と胆汁酸塩からなる．胆汁酸塩は界面活性作用があり，脂肪を細かな微粒子にして（乳化），酵素との接触面を広くし，リパーゼの作用を助ける．リパーゼによる分解産物の長鎖脂肪酸やモノアシルグリセロールは，胆汁酸塩とともに，表面が水溶性の複合体（ミセル）を形成して脂質の吸収を促進する．胆汁酸は下部回腸から再吸収され，肝臓に戻り，再び胆汁として分泌される．これを胆汁酸の腸肝循環という．

胆汁分泌は，迷走神経の刺激および消化管ホルモンのコレシストキニンによって，胆囊が収縮することによって起こる．

b．膵液

膵臓は，膵液を分泌する外分泌部と，インスリン，グルカゴンなどのホルモンを分泌する内分泌部よりなる．膵液は膵管を経て十二指腸に流入する．HCO_3^-と種々の消化酵素を含み，アルカリ性（pH 7.0～8.0）で，1日の分泌量は約1～3 Lである．HCO_3^-の分泌は主としてセクレチンにより，種々の消化酵素の分泌はコレシストキニンと迷走神経により調節されている．

膵タンパク質分解酵素もペプシノーゲンと同様に，不活性なプロ酵素（トリプシ

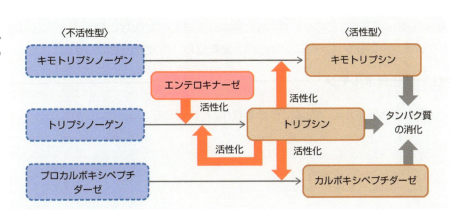

図6.2 トリプシン，キモトリプシン，カルボキシペプチダーゼの活性化

ノーゲン，キモトリプシノーゲン，プロカルボキシペプチダーゼ）の形で分泌される．トリプシノーゲンは十二指腸の粘膜から分泌されるエンテロキナーゼにより，トリプシンへ変換される．トリプシンはさらにトリプシノーゲン自体と，他のプロ酵素を活性化する（図6.2）．胃から十二指腸に送られた食物の酸性状態はアルカリ性の膵液で中和され，酵素が作用するのに都合のよいpHとなり，タンパク質，糖質，脂質の消化が進行する．

E. 大腸

大腸は小腸に続く消化管の終末であり，盲腸，結腸，直腸に分けられる．

大腸では，水分，ミネラル(K, Na, Clなど)の吸収を行う．腸内細菌による未消化物（食物繊維・難消化性糖質）の発酵・分解が行われる．大腸内細菌が産生した短鎖脂肪酸は2 kcal/gほどのエネルギーを産生し，大腸上皮細胞の重要なエネルギー源である．腸内細菌はビタミン(B群, Kなど)の合成も行う．

F. 胃液分泌の調節

胃液分泌の調節は，脳相，胃相，腸相の3相がある．

a. 脳相

食物を見る，食物のにおいを嗅ぐ，味を感じるなどの刺激が，延髄の迷走神経核に伝えられ，迷走神経を介した無条件反射が起こり，胃液分泌が亢進する．迷走神経刺激は，胃底腺の壁細胞を刺激し塩酸分泌を促進させる．また，幽門腺からのガストリン放出を介することによっても胃液分泌を促進させる．

b. 胃相

食塊が胃に入り，タンパク質消化産物（化学的刺激）が刺激となり，幽門前庭部に存在するG細胞からガストリン分泌が促進され，胃液やガストリン分泌を亢進する．その他，胃壁の伸展(迷走神経反射)により胃液分泌が起こる．

c. 腸相

胃内容が十二指腸に移行すると，胃酸分泌の腸相による調節が生じる．上部小腸へのH$^+$，脂肪酸，タンパク質消化産物，浸透圧の変化などの刺激が起こり，セクレチン，コレシストキニンなどの分泌を促し，胃液分泌を抑制する．

G. 消化管ホルモン

主要な消化管ホルモンのはたらきを表6.2にまとめた．

表6.2　おもな消化管ホルモンと生理作用

* GIP や GLP-1 はインスリン分泌を促進するホルモン（インクレチン）である

消化管ホルモン	分泌部位 （細胞）	刺激因子	生理作用
ガストリン	胃，十二指腸 （G 細胞）	・食物からの物理的刺激 ・化学的刺激（ペプチド，アミノ酸，カフェインなど） ・迷走神経による刺激	・胃酸分泌促進 ・ペプシノーゲン分泌促進
セクレチン	十二指腸，空腸 （S 細胞）	・酸性物質（H^+濃度上昇）	・膵 HCO_3^- 分泌促進 ・胃酸，ガストリン分泌抑制
コレシストキニン	十二指腸，空腸 （I 細胞）	・ペプチド，アミノ酸，脂肪の分解産物	・胆のう収縮（胆汁分泌促進） ・膵液酵素の分泌促進 ・摂食抑制
GIP* (gastric inhibitory polypeptide)	十二指腸，空腸 （K 細胞）	・糖質，脂肪の分解産物	・胃酸，ガストリン分泌抑制 ・ペプシン分泌抑制 ・胃の運動抑制 ・インスリンの分泌促進
GLP-1* (glucagon-like peptide-1)	十二指腸，回腸 （L 細胞）	・糖質，多価不飽和脂肪酸，食物繊維	・インスリンの分泌促進

6.3 栄養素別の消化と吸収

　栄養素の消化と吸収は，水溶性栄養素と疎水性栄養素（脂溶性栄養素）に大別して理解するとよい．水溶性の栄養素は吸収されたのち門脈を経て肝臓から全身に移動する門脈系の経路である（図6.3）．一方，疎水性の栄養素は胆汁により複合ミセルを形成し，消化・吸収されたのちリンパ管を経て左鎖骨下静脈から全身に移動するリンパ系の経路である．

A.　糖質の消化と吸収

　ヒトが摂取する糖質の大部分はデンプンとスクロース（ショ糖）である．ラクトース（乳糖），マルトース（麦芽糖），トレハロースなどの二糖類，果物，野菜，清涼飲料水などに含まれるフルクトース（果糖）も摂取する．

a.　消化

（1）管腔内消化　　デンプンはα-グルコースがグリコシド結合α-1,4，α-1,6で連なった多糖類である．唾液および膵液中のα-アミラーゼは末端以外のα-1,4結合を切断する"エンド型"の加水分解酵素であり，加水分解の結果生じる産物は少糖類である．

（2）膜消化　　デンプンの管腔内消化による分解産物は，小腸上皮細胞の微絨毛膜の膜消化酵素（マルターゼ，グルコアミラーゼ，イソマルターゼ，スクラーゼ，ラクターゼ，トレハラーゼ）により単糖まで分解される．マルターゼはマルトースのα-1,4結合

6.3　栄養素別の消化と吸収　　35

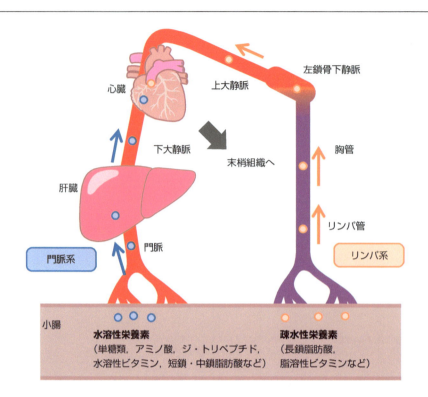

図6.3 栄養素の体内動態

を加水分解し，グルコアミラーゼはグルコース多量体のα-1,4結合を加水分解する．イソマルターゼはイソマルトースやα-限界デキストリンなどのα-1,6結合を加水分解し，これらの酵素のはたらきによってグルコースが遊離する．スクラーゼはスクロースを加水分解し，グルコースとフルクトースを生成する．ラクターゼは乳汁中などに含まれるラクトースを加水分解し，グルコースとガラクトースを生成する．トレハラーゼはトレハロースのα-1,1結合を加水分解し，グルコースを生成する．

b. 吸収

デンプンや二糖類の消化によって生成したグルコース，ガラクトース，フルクトースなどは微絨毛膜を通過して小腸上皮細胞内に取り込まれる．グルコース，ガラクトースは，Na^+/グルコース共輸送担体（SGLT1）を介して吸収される．フルクトースはフルクトース輸送担体（GLUT5）により細胞内に取り込まれる．小腸上皮細胞内に吸収された単糖類は側底膜に存在するグルコース輸送担体（GLUT2）により血管側に移行する（図6.4）．

SGLT1：sodium-glucose contransporter 1
GLUT5：glucose transporter 5
GLUT 2：glucose transporter 2

B. タンパク質の消化と吸収

a. 消化

タンパク質の管腔内消化は，胃あるいは膵臓から分泌されるタンパク質分解酵

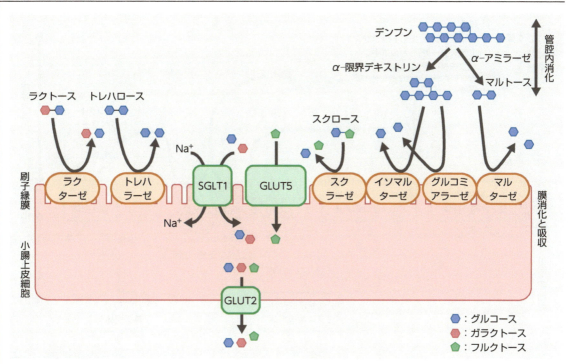

図 6.4　糖質の消化と吸収
スクラーゼとイソマルターゼは複合体を形成しており、マルターゼ活性も有する。

素により行われる．管腔内消化の産物の多くは分子量の大きなペプチドであり，刷子縁膜の種々のペプチダーゼにより引き続き分解される．

(1) 管腔内消化　タンパク質の管腔内消化は，ペプシンと膵液中のタンパク質分解酵素によって行われる．膵液中のタンパク質分解酵素は，ペプチド鎖の末端でないペプチド結合を切断するエンドペプチダーゼ（トリプシン，キモトリプシン，エラスターゼ）と，ペプチド鎖のカルボキシ基側からアミノ酸を順次切断するエキソペプチダーゼ（カルボキシペプチダーゼA，B）の混合物である．この過程で生じる産物は，遊離アミノ酸とペプチドである．

(2) 膜消化　膵液中のタンパク質分解酵素の作用により生じたペプチドは，刷子縁膜に局在するアミノペプチダーゼによりアミノ酸やジペプチド，トリペプチドを生成する．小腸細胞内ジペプチダーゼは，細胞内に取り込まれたペプチドを分解している．

b. 吸収

(1) アミノ酸の吸収　小腸におけるアミノ酸の吸収は，複数の輸送系を介して行われる．アミノ酸輸送系はNa$^+$勾配依存性と非依存性のものが存在する．

(2) ペプチド輸送担体　ジペプチドあるいはトリペプチドは，アミノ酸輸送系とは異なるペプチド輸送担体によって小腸細胞内に取り込まれ，細胞内で加水分解を受ける．

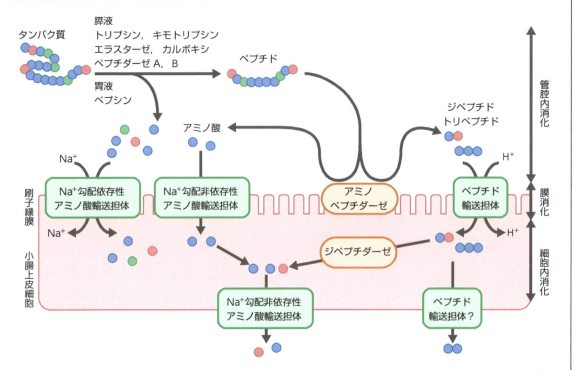

図 6.5 タンパク質の消化と吸収
基底膜側に発現するペプチド輸送担体は同定されていない．

TG：triacylglycerol

C. 脂質の消化と吸収

食事脂質の主成分はトリアシルグリセロール（TG，トリグリセリドともいう）である．そのほかにリン脂質，糖脂質，コレステロールなどが含まれる．

a. 消化

食物中のトリアシルグリセロールは胃の中の蠕動によりエマルションとなり，胃リパーゼと膵リパーゼによる消化が行われる．胃リパーゼはトリアシルグリセロールの3-エステル結合を加水分解する．胃内での脂肪の消化は全消化管の脂肪消化量の20〜30％に相当する．新生児期には膵リパーゼが十分発達していないので胃のリパーゼ活性は重要である．

小腸内での脂肪の消化は，膵外分泌腺から分泌される膵リパーゼとコリパーゼの作用で行われる．膵リパーゼはコリパーゼと結合して活性型となり，トリアシルグリセロールの1,3-エステル結合を加水分解し2-モノアシルグリセロールと脂肪酸を生成する（図6.6）．リン脂質は膵ホスホリパーゼA_2により加水分解を受ける．コレステロールエステルはコレステロールエステラーゼの作用を受け加水分解される．

b. 吸収

トリアシルグリセロールの消化で生じた脂肪酸（長鎖脂肪酸）と2-モノアシルグ

図6.6 長鎖脂肪酸トリアシルグリセロールの消化と吸収

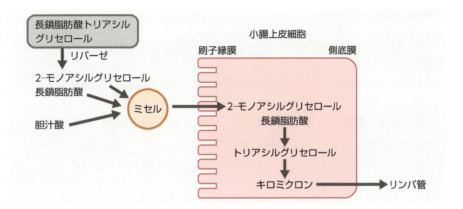

リセロールは，胆汁酸と混合されてミセルを形成し可溶化される．ミセルには脂肪酸，2-モノアシルグリセロール，リン脂質，コレステロールなどが取り込まれる．小腸上皮細胞の表面に到達したミセルから，脂肪酸などが細胞に移行する．小腸上皮細胞内に取り込まれた脂肪酸や2-モノアシルグリセロールはトリアシルグリセロールに再合成され，リン脂質やコレステロール，タンパク質を組み込んだキロミクロンが合成される．キロミクロンは小腸上皮細胞を出て乳び管からリンパ管へ移行する（図6.6）．

D. ビタミン，ミネラルの吸収

a. 脂溶性ビタミン

脂溶性ビタミンの吸収には，胆汁による複合ミセルの形成が必要であり，脂質の吸収速度に左右される．

b. 水溶性ビタミン

ビタミンB群やビタミンCは小腸で吸収される．ビタミンB_{12}は胃底腺の壁細胞より分泌される糖タンパク質（内因子）と結合し，回腸の受容体を介して吸収される．

c. ミネラルの吸収

カルシウムは，小腸上部で能動輸送され，一部は受動的に吸収される．カルシウムの腸管吸収は，活性型ビタミンDにより促進される．鉄吸収は小腸上部で行われる．鉄の吸収は，体内鉄貯蔵量の減少，あるいは赤血球産生の亢進時に増加する．

6.4 消化吸収率

摂取した栄養素が100%完全に吸収されるわけではなく，消化吸収率は食品や

栄養素の種類により異なる.

$$見かけの消化吸収率(\%) = \frac{吸収栄養素量}{摂取食品中の栄養素量} \times 100$$

$$= \frac{摂取栄養素量 - 糞便中排泄栄養素量}{摂取食品中の栄養素量} \times 100$$

糞便中には，食物の未吸収成分以外に，内因性排泄物（消化液，剥離した消化管上皮細胞，腸内細菌など）に由来する成分も含まれているので，上記の消化吸収率は，見かけの消化吸収率である．内因性排泄物に由来する量（内因性損失量）を補正したものが真の消化吸収率である．

$$真の消化吸収率(\%) = \frac{摂取栄養素量 - (糞便中排泄栄養素量 - 内因性損失量)}{摂取食品中の栄養素量} \times 100$$

内因性損失量は，食物を摂取しないときや，目的とする栄養素をまったく含まない食事を摂取させたときの糞便中排泄栄養素量から求める．

真の消化吸収率は，みかけの消化吸収率よりも高い値を示す.

6.5 栄養素の補給

栄養素の補給は食物を経口的に摂取するのが最も生理的であり，消化管での食物の消化・吸収機構を介して行われるべきである．消化管を介さない栄養補給（静脈栄養など）を長期にわたって行うと，消化管粘膜が萎縮し，消化管機能が障害される場合もある.

栄養補給を臨床的に選択する過程を図6.7にまとめた．栄養補給ルートおよび処方を選択する場合には，主として消化管機能，治療期間，誤嚥の危険性および臓器機能＊不全の可能性またはその発症を考慮する必要がある．消化管機能を指標とした場合の補給法を図6.8に示した．はじめは静脈栄養であっても食事として栄養素が摂取できるように，消化管機能の回復や臓器機能不全の状態などをモニターすることが大切である.

＊心機能，腎機能，呼吸機能および肝機能など．

A. 経口栄養

入院患者に給仕される食事は，一般治療食と特別治療食に大別される.

a. 一般治療食

栄養素の制限がなく，間接的な治療効果が期待できる食事である．一般治療食は，常食，軟食，流動食などに区別される.

b. 特別治療食

疾病などにより栄養素の制限や付加など食事療法が必要となる患者に提供する

図 6.7 栄養補給の経路に関する臨床的判断
PPN : peripheral parenteral nutrition
TPN : total parenteral nutrition
EN : enteral nutrition

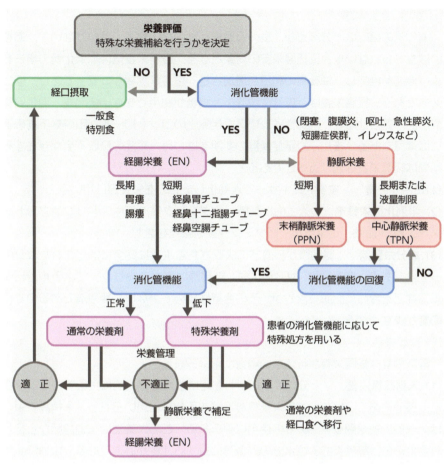

図 6.8 消化管機能を指標にしたときの栄養補給法

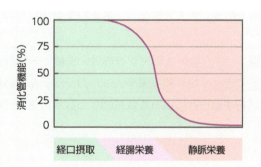

食事である．薬剤とともに直接治療の一端となる．

B. 経腸栄養，静脈栄養

　チューブによって栄養素を消化管に投与する経腸栄養と，静脈内に投与する静脈栄養の2つの方法がある．経腸栄養および静脈栄養の処方は，心機能，腎機能，呼吸機能および肝機能などを考慮しなければならない．

a. 経腸(経管)栄養

消化管の機能は十分あるが，食べる意志がないか，食べてはいけないか，あるいは食べられない場合に経腸栄養の対象となる．経腸栄養法は，消化管の構造および機能を維持し，栄養素の利用を増加させ，投与が容易かつ安全であり，低コストである．経腸栄養は，広汎性腹膜炎，腸管が利用できない腸閉塞，消化管瘻や出血，難治性嘔吐，麻痺性イレウス，代謝上のコントロールが困難な下痢患者には禁忌である．また，短腸症候群の初期をはじめ，重症の吸収不全が存在する期間は経腸栄養は避けるべきである．

(1)ミキサー食　食事をミキサーで流動化したものを栄養源に用いる．

(2) 半消化態栄養剤　人工的に精製したタンパク質，デキストリンやマルトース(麦芽糖)，脂肪，ミネラル，ビタミンや食物繊維を含む．

(3) 成分栄養剤　腸粘膜から直ちに吸収されるように完全に消化された成分のみを含むもの．窒素源は∟型アミノ酸，糖質源はデキストリン，ミネラル，ビタミンなどを含む．脂肪も含むが，その含量は極めて少ない．無残渣であるので便の量が少なくなる．

b. 静脈栄養

静脈栄養は経腸栄養が行えない場合に用いられる．

(1) 末梢静脈栄養　十分なエネルギーを経口または経腸的に摂取できない場合に，部分的あるいはすべての栄養素を補給するために用いられる．末梢静脈栄養は，一般に短期間(2週間以内)の使用に限られる．この栄養法は末梢静脈から行われるために，静脈炎および水分の過負荷に対する注意が必要である．末梢静脈栄養は重篤な栄養不良や，激しい代謝性ストレスがある場合，大量の栄養素を必要とする場合，水分制限を必要とする場合，および栄養補給を長期間必要とする場合には適さない．

(2) 中心静脈栄養　中心静脈を経由する静脈栄養は，末梢静脈栄養よりも高濃度の栄養素を補給できる．中心静脈栄養法は，カテーテルを外科的に留置し，完全に無菌状態で維持することによって数週間から数年の長期にわたって維持することができる．

1）消化機構は，機械的消化，化学的消化，生物学的消化に分けられる．

2）吸収機構は，単純拡散，促進拡散，能動輸送，膜動輸送に分けられる．

3）水溶性の栄養素は，吸収されたのち門脈を経て肝臓から全身に移動する（門脈系経路）．

4）疎水性の栄養素は，吸収されたのちリンパ管を経て左鎖骨下静脈から全身に移動する（リンパ系経路）．

5）疎水性栄養素の吸収には，胆汁酸による複合ミセル形成が必要である．

6）栄養素の消化吸収率には，見かけの消化吸収率と真の消化吸収率がある．

7）栄養補給は，経口栄養，経腸（経管）栄養，静脈栄養の3つの経路がある．

7. エネルギー代謝

生命活動を営むためには，絶えずエネルギーを供給しなければならない．栄養素を摂取し，これらを分解する過程で生じたエネルギーを熱エネルギー，化学エネルギー，電気エネルギー，機械エネルギーなど，さまざまな種類のエネルギーに変換し，生理機能の維持に役立てている．体内での栄養素の代謝を，エネルギーの変換・出納の観点から扱うことをエネルギー代謝という．

7.1 栄養領域におけるエネルギー

18世紀にラボアジエによって，物質が酸素と結合する現象が燃焼であるとされ，生体内におけるエネルギーの産生も同様に栄養素の燃焼により起こることがわかった．このことが礎となり，その後のエネルギー代謝研究の発展につながった．またエネルギー消費量の測定方法が開発され，栄養素の熱量についても明らかになった．

A. エネルギーの単位

日本ではエネルギーの単位としてカロリー（cal）が用いられてきた．これは1気圧の環境下で，1gの水を1℃上昇させるのに要する熱量である．国際単位としては，ジュール（J）が用いられ，1ニュートン（N）の力で物体を1m動かすときの仕事である．1kcal＝4.184kJの関係がある（図7.1）．

B. 化学的エネルギーの体内利用

体内においてエネルギーを生み出すためには，食物に含まれる化学エネルギーを取り込み，代謝する必要がある．糖質，脂質，タンパク質は，化学エネルギーをもつエネルギー産生栄養素であり，これらを代謝することによってアデノシン三リン酸（ATP）などの高エネルギーリン酸化合物を合成することができる．高エ

図7.1 エネルギーの単位と定義
$1N = 1 kg·m/s^2$（1 kgの質量の物体に1 m/s^2の加速度を生じさせる力）．$1J = 1N·m = 1(1 kg·m/s^2)·m = 1 \frac{kg·m}{s^2}$

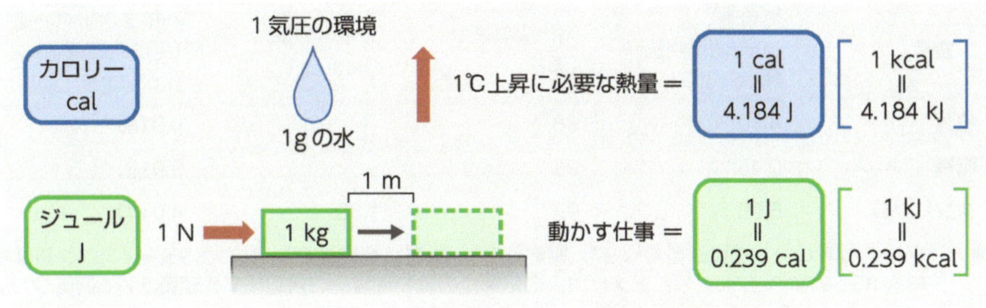

図7.2 生体におけるエネルギー産生・変換の概要

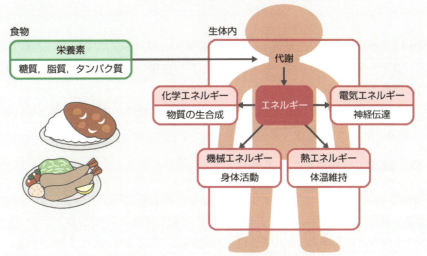

ネルギーリン酸化合物の加水分解過程で発生するエネルギーは，体温を維持するための熱エネルギー，物質の生合成のための化学エネルギー，神経を興奮させる電気エネルギー，筋収縮のための機械エネルギーなどに変換される（図7.2）．

C. エネルギー産生栄養素の生理的燃焼価

a. 食物のエネルギー量測定

食物中に含まれるエネルギー量は，高圧酸素中で完全燃焼させる際に発生する熱量から測定することができ，物理的燃焼価という．この物理的燃焼価は，糖質4.10 kcal/g，脂質9.45 kcal/g，タンパク質5.65 kcal/gである（表7.1）．

b. 生理的燃焼価は生体で利用できるエネルギー

生体内において栄養素は燃焼され，エネルギーを生じる．糖質，脂質がほぼ完全に燃焼されるのに対して，タンパク質についてはエネルギーを保有した窒素化合物を排泄するため，生体内での燃焼価は低くなる．このタンパク質損失分のエネルギー量は，日本人では1.30 kcal/gとされている．さらに，消化吸収率（糖質98%，脂質95%，タンパク質92%）を考慮した糖質4.0 kcal/g，脂質8.9 kcal/g，タンパク質4.0 kcal/gが生理的燃焼価として示されている．現在は，アトウォー

表 7.1　栄養素の物理的燃焼価と生理的燃焼価

栄養素	燃焼価（物理的燃焼価）(kcal/g)	消化吸収率[*1](%)	尿中への損失(kcal/g)	利用エネルギー量（生理的燃焼価）(kcal/g)
糖質	4.10	98	—	4.0 (4) [*2]
脂質	9.45	95	—	8.9 (9) [*2]
タンパク質	5.65	92	1.30	4.0 (4) [*2]

＊1　平均消化率（％）．糖質は植物性 97，動物性 98，脂質は植物性 90，動物性 95，タンパク質は植物性 85，動物性 97％とし，アメリカ人の日常食の動物性食品の摂取比率を糖質 5％，脂質 91％，タンパク質 61％と見積もり，加重平均により消化率を求めた．

＊2　1 桁に整数値化したものをアトウォーター係数という．

ターによって提唱された糖質 4 kcal/g，脂質 9 kcal/g，タンパク質 4 kcal/g が，アトウォーターのエネルギー換算係数として，食物のエネルギー含有量の算出に用いられる（表7.1）．

　糖質，脂質，タンパク質以外では，アルコール，酢酸の生理的燃価はそれぞれ 7.1 kcal/g，3.5 kcal/g である．

D.　細胞レベルのエネルギー

　細胞内のエネルギーは，食物の代謝によって得られた高エネルギーリン酸化合物から獲得される．高エネルギーリン酸化合物である ATP やクレアチンリン酸が加水分解される際のエネルギーは，細胞内のさまざまな活動に利用される．ほとんどの ATP は，グルコース，脂肪酸，アミノ酸が代謝される過程で合成される．これらの栄養素から ATP を合成する代謝経路として，酸素を利用しない嫌気的経路（解糖系）と酸素を利用する好気的経路（酸化的リン酸化）がある（図7.3）．

ATP：adenosine triphosphate，アデノシン三リン酸

a.　解糖系による ATP の供給

　グルコースが酸素を必要とせずに分解される経路を解糖系という．1 分子のグルコースから 2 分子のピルビン酸が生成されるが，この過程で 2 分子の ATP が生成される．運動時には，グルコースの分解が増加するが，酸素の要求量に対して

クレアチンリン酸系

筋肉細胞中にはクレアチンリン酸が存在する．クレアチンリン酸がクレアチンキナーゼのはたらきによって加水分解され，リン酸が外れてクレアチンになる際にエネルギーが発生する．この反応は非常に早く，運動初期における急速な ATP 供給に寄与する．クレアチンリン酸量は限られており短時間しか持続せず，高強度の運動では 10 秒程度で枯渇してしまう．また単位時間あたりのエネルギー供給量が大きいため，短時間かつ強度の高い運動を行う際に主としてはたらく．

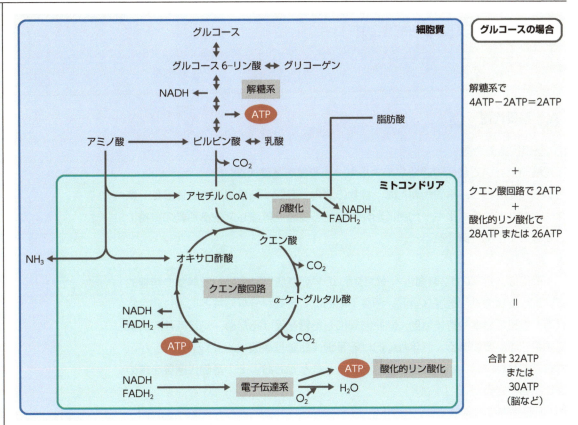

図7.3 細胞内における栄養素代謝とエネルギー産生機構

供給量が不足する場合には，ピルビン酸から乳酸の生成が高まる．

b. 酸化的リン酸化によるATPの供給

　ミトコンドリアにおいて，グルコースや脂肪酸を酸化し，ATPを合成する経路を酸化的リン酸化という．グルコースは，解糖系によってピルビン酸まで代謝されたのち，酸素が十分に供給される状態ではミトコンドリアに入り，アセチルCoAに変換されて，クエン酸回路へ進む．脂肪酸は，ミトコンドリア内へ輸送されたのち，β酸化を受けてアセチルCoAとなり，クエン酸回路に入る．アセチルCoAはクエン酸回路で分解されるが，これら一連の過程で生成したNADHやFADH$_2$の水素は，電子伝達系で，水まで酸化される．この反応に共役して，ATP合成酵素により多量のATPが産生される．1分子のグルコースから32分子（脳などは30分子）のATPが産生される．また，1分子のパルミチン酸からは，106分子のATPが産生される．

7.2 エネルギー代謝

A. 基礎代謝

a. 基礎代謝の定義

　覚醒時において最低限必要なエネルギー消費量を基礎代謝（basal metabolism）という．すなわち，基礎代謝とは，食物の消化・吸収，環境温度，身体活動，精神的影響などのエネルギー代謝に影響を与える要因を排除した生命活動の維持に必要なエネルギー量である．

b. 測定条件

　一般には，食事の12時間後（一晩絶食後）の早朝空腹時に仰臥位安静かつ精神的に安定した状態で，適度な室温，湿度下において呼気が分析法などにより測定される．前日の食事や身体活動，睡眠時間にも影響を受けるため，測定条件を慎重に調整する必要がある．各年齢における基礎代謝量基準値（kcal/kg体重/日）が示されており（表7.2），これに体重（kg）を乗じることでおおよその基礎代謝量を求めることもできる．

c. 基礎代謝におよぼす要因

　基礎代謝量は，体表面積，体組成，年齢などによって影響を受ける．熱放散は体表から行われることから，体温を維持するため体表面積に応じた熱を産生する．そのため，体表面積と基礎代謝量は比例の関係がある．体表面積は，以下の高比良変法の式により求めることができる．

　　　男子体表面積(m^2)＝（体重kg）$^{0.425}$×（身長cm）$^{0.725}$×0.007246
　　　女子体表面積(m^2)＝（体重kg）$^{0.427}$×（身長cm）$^{0.718}$×0.007449

　熱産生量は，体温調節中枢である視床下部のはたらきにより，内分泌系，自律神経系を介して調節される（図7.4）．低温環境にさらされると，交感神経の活動が高まり，カテコラミンやチロキシンが分泌され，代謝，心拍数が高まり，熱産生が促進される．一方，高温環境にさらされると，代謝，心拍数は抑制され，熱

表7.2　各年代における基礎代謝量基準値（kcal/kg体重/日）
[日本人の食事摂取基準（2025年版）]

年齢（歳）	1～2	3～5	6～7	8～9	10～11	12～14
男性	61.0	54.8	44.3	40.8	37.4	31.0
女性	59.7	52.2	41.9	38.3	34.8	29.6
年齢（歳）	15～17	18～29	30～49	50～64	65～74	75以上
男性	27.0	23.7	22.5	21.8	21.6	21.5
女性	25.3	22.1	21.9	20.7	20.7	20.7

図7.4 熱産生調節の しくみ
［イラスト（皮膚）：河田光博，栄養解剖生理学（河田光博ほか編），p.253，講談社（2019）］

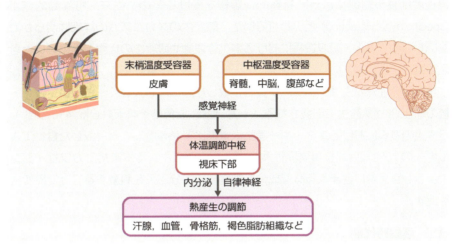

産生は抑制される．そのため，季節により基礎代謝量は変化し，冬季は夏季と比べて10%程度高い．

個体あたりの基礎代謝量は，思春期まで増加し，その後，加齢とともに少しずつ低下する．体表面積あたりの基礎代謝量は，幼児期をピークに加齢とともに低下する．基礎代謝量は，体重（特に除脂肪体重）ともよく相関する．すべての年齢において女性より男性のほうが高いが，これは骨格筋量，体脂肪量など体組成の違いによるものと考えられている．骨格筋量の多い運動競技者では，運動習慣のない者より基礎代謝量は高い．また，女性では，黄体ホルモンの影響を受け，月経期に比べて黄体期は基礎代謝量が高く，妊娠期では胎児のエネルギー消費量の増加とともに5～20%増加がみられる．

B. 安静時・睡眠時のエネルギー消費

空腹でない状態で，椅子に軽く腰かけた状態のエネルギー代謝を安静時代謝（resting metabolism）という．これは基礎代謝に加えて，姿勢維持のための筋活動や食事による影響を受ける．安静時代謝量は基礎代謝量より20%高い値であり，その内訳として10%が筋収縮によるもの，残りの10%が食事によるものである．

睡眠時には筋活動が低下し，神経系，内分泌系の活動低下に伴う内臓のエネルギー消費量も低下する．そのため，眠りが深い時間帯は基礎代謝量を下回る．一方，食事誘発性熱産生の影響が入眠後も持続することを考慮し，睡眠時代謝量の平均値は基礎代謝量と同等と考えられている．

C. 食事誘発性熱産生（DIT）

DIT : diet-induced thermogenesis

食後にエネルギー代謝が亢進することを，食事誘発性熱産生（DIT）という．そ

の程度は食事組成によって特異的に影響を受けるため，従来，特異動的作用（specific dynamic action）といわれていた．熱産生のメカニズムの詳細は明らかでないものの，消化・吸収過程における消化管運動や吸収後の代謝過程の違いと考えられている．

食事誘発性熱産生は，タンパク質を摂取した際に最も大きく，摂取エネルギー量の約30％が熱産生に消費される．一方，糖質，脂質はそれぞれ6％，4％と低い．日本人の食事におけるエネルギー産生栄養素比率を考慮して，摂取した食物エネルギーの10％程度が食事誘発性熱産生として考慮される．また，カプサイシンのような食品中に含まれる微量成分も神経系，内分泌系を刺激することで熱産生を促す．

D. 活動時代謝

身体活動を行うと，筋収縮に伴い，エネルギー消費量は安静時と比べて高まる．このときの代謝を活動時代謝という．

a. 身体活動強度と酸素摂取量

身体活動の強度に依存して，エネルギー消費量は高まる．また，代謝を維持するために強度に依存して酸素要求量が増加するため，呼吸により摂取する酸素量はエネルギー消費量と比例の関係をもつ．

b. 活動強度の単位

エネルギー消費量は運動強度と体重に依存することから，1日の生活における身体活動を記録しておけば簡易的に見積もることが可能である．運動強度の指標（単位）として，メッツ，Af，RMRなどがある．

(1)**メッツ**　　メッツ（METs）は，総エネルギー消費量を安静時代謝量で除したものである．「日本人の食事摂取基準（2025年版）」や「健康づくりのための身体活動・運動ガイド2023」でも身体活動強度の単位として取り入れられている．たとえば普通歩行は3メッツ，やや速歩は4.3メッツ，ジョギングは7メッツと見積もることができる（表7.3）．

METs : metabolic equivalents

エネルギー消費量（kcal）は，メッツ×時（h）×体重（kg）で簡易的に求めることができる．この簡易式は，おもな運動の種類のメッツと自身の体重を把握してさえいれば計算できるため，栄養および運動指導の現場や個人レベルで日常生活のエネルギー出納を見積もるうえで有用である．

(2)**Af**　　Afは，総エネルギー消費量を基礎代謝量で除したものである．

Af : activity factor

(3)**RMR**　　RMRは，総エネルギー消費量から安静時代謝量を差し引いた値を基礎代謝量で除したものである．すなわち，身体活動に利用された代謝量が基礎代謝量の何倍に相当するかを表す．安静時は0，睡眠時はマイナスの値となるため，身体活動時においてのみ適用することができる．

RMR : relative metabolic rate

生活活動		運動	
1.8	立位（会話，電話，読書，皿洗い）	2.3	ストレッチング，全身を使ったテレビゲーム（バランス運動，ヨガ）
2.0	ゆっくりした歩行（平地，非常に遅い＝53 m/分未満，散歩または家の中），料理や食材の準備（立位，座位），洗濯，子どもを抱えながら立つ，洗車・ワックスがけ	2.5	ヨガ，ビリヤード
2.2	子どもと遊ぶ（座位，軽度）	2.8	座って行うラジオ体操
2.3	ガーデニング（コンテナを使用する），動物の世話，ピアノの演奏	3.0	ボウリング，バレーボール，社交ダンス（ワルツ，サンバ，タンゴ），ピラティス，太極拳
2.5	植物への水やり，子どもの世話，仕立て作業	3.5	自転車エルゴメーター（30〜50 ワット），自体重を使った軽い筋力トレーニング（軽・中等度），体操（家で，軽・中等度），ゴルフ（手引きカートを使って），カヌー
2.8	ゆっくりした歩行（平地，遅い＝53 m/分），子ども・動物と遊ぶ（立位，軽度）	3.8	全身を使ったテレビゲーム（スポーツ・ダンス）
3.0	普通歩行（平地，67 m/分，犬を連れて），電動アシスト付き自転車に乗る，家財道具の片付け，子どもの世話（立位），台所の手伝い，大工仕事，梱包，ギター演奏（立位）	4.0	卓球，パワーヨガ，ラジオ体操第1
3.3	カーペット掃き，フロア掃き，掃除機，電気関係の仕事：配線工事，身体の動きを伴うスポーツ観戦	4.3	やや速歩（平地，やや速めに＝93 m/分），ゴルフ（クラブを担いで運ぶ）
3.5	歩行（平地，75〜85 m/分，ほどほどの速さ，散歩など），楽に自転車に乗る（8.9 km/時），階段を下りる，軽い荷物運び，車の荷物の積み下ろし，荷づくり，モップがけ，床磨き，風呂掃除，庭の草むしり，子どもと遊ぶ（歩く/走る，中強度），車椅子を押す，釣り（全般），スクーター（原付）・オートバイの運転	4.5	テニス（ダブルス）*，水中歩行（中等度），ラジオ体操第2
		4.8	水泳（ゆっくりとした背泳）
4.0	自転車に乗る（≒16 km/時未満，通勤），階段を上る（ゆっくり），動物と遊ぶ（歩く/走る，中強度），高齢者や障がい者の介護（身支度，風呂，ベッドの乗り降り），屋根の雪下ろし	5.0	かなり速歩（平地，速く＝107 m/分），野球，ソフトボール，サーフィン，バレエ（モダン，ジャズ）
		5.3	水泳（ゆっくりとした平泳ぎ），スキー，アクアビクス
4.3	やや速歩（平地，やや速めに＝93 m/分），苗木の植栽，農作業（家畜に餌を与える）	5.5	バドミントン
4.5	耕作，家の修繕	6.0	ゆっくりとしたジョギング，ウェイトトレーニング（高強度，パワーリフティング，ボディビル），バスケットボール，水泳（のんびり泳ぐ）
5.0	かなり速歩（平地，速く＝107 m/分）），動物と遊ぶ（歩く/走る，活発に）	6.5	山を登る（0〜4.1 kg の荷物を持って）
5.5	シャベルで土や泥をすくう	6.8	自転車エルゴメーター（90〜100 ワット）
5.8	子どもと遊ぶ（歩く/走る，活発に），家具・家財道具の移動・運搬	7.0	ジョギング，サッカー，スキー，スケート，ハンドボール*
6.0	スコップで雪かきをする	7.3	エアロビクス，テニス（シングルス）*，山を登る（約4.5〜9.0 kg の荷物を持って）
7.8	農作業（干し草をまとめる，納屋の掃除）	8.0	サイクリング（約20 km/時）
8.0	運搬（重い荷物）	8.3	ランニング（134 m/分），水泳（クロール，ふつうの速さ，46 m/分未満），ラグビー*
8.3	荷物を上の階へ運ぶ	9.0	ランニング（139 m/分）
8.8	階段を上る（速く）	9.8	ランニング（161 m/分）
		10.0	水泳（クロール，速い，69 m/分）
		10.3	武道・武術（柔道，柔術，空手，キックボクシング，テコンドー）
		11.0	ランニング（188 m/分），自転車エルゴメーター（161〜200 ワット）

表7.3　身体活動の種類とメッツ値
＊試合の場合
［健康づくりのための身体活動・運動ガイド2023］

C.　身体活動基準

　日常生活における身体活動の増加が，健康の維持・増進につながることは広く知られている．心血管疾患，代謝性疾患，がんなどの生活習慣病の罹患リスクを

表 7.4　健康づくりのための身体活動・運動の推奨事項
［健康づくりのための身体活動・運動ガイド 2023］

	身体活動（生活活動 ＋ 運動）	運動	座位行動
成人	3 メッツ以上の強度の身体活動を 1 日 60 分以上（23 メッツ・時 / 週以上）	3 メッツ以上の強度の運動を週60 分以上（4 メッツ・時 / 週以上）筋力トレーニングを週 2 〜 3 日	座りっぱなしの時間が長くなりすぎないように注意する
高齢者	3 メッツ以上の強度の身体活動を 1 日 40 分以上（15 メッツ・時 / 週以上）	多要素な運動を週 3 日以上筋力トレーニングを週 2 〜 3 日	

低減するとともに，加齢に伴う運動機能や認知機能の低下を防ぐことが多くの疫学研究によって支持されている．これらの科学的根拠をもとに，「健康づくりのための身体活動・運動ガイド 2023」が定められている．このガイドにおける活動強度の単位としてメッツ，活動量の単位としてメッツ・時が用いられている．

　国内外の科学的根拠をもとに，成人（18 歳から 64 歳）については，3 メッツ以上の身体活動を 23 メッツ・時/週以上とされた．具体的には，「歩行またはそれと同等以上の強度の身体活動を 1 日 60 分以上」「1 日 8,000 歩以上」に相当する（表7.4）．そのうち，息がはずみ汗をかく程度の運動を毎週 60 分以上行うことが推奨されている．

　また，高齢者（65 歳以上）については，3 メッツ以上の身体活動を 15 メッツ・時/週以上とされた．具体的には，「歩行またはそれと同等以上の強度の身体活動を 1 日 40 分以上」「1 日約 6,000 歩以上」に相当する。そのうち，多要素な運動*1 を週 3 日以上行うことが推奨されている．体力のある高齢者は成人の推奨量を行うことでさらなる健康効果が期待できる．また強度に満たない場合でも，安全に配慮して少しでも身体を動かすことが重要である．

　また，ガイドには成人，高齢者ともに筋力トレーニングを含めることが明記された．マシンやダンベルなどを使用する運動様式だけでなく，自重で行うスクワットや腕立て伏せなどでも良く，週 2 〜 3 回実施することが推奨されている．さらに，身体活動不足による健康障害の科学的根拠をもとに，座位行動*2 という概念が盛り込まれた．年齢を問わず，座りっぱなしの時間が長くなりすぎないように少しでも身体を動かすことが推奨されている．

7.3 エネルギー消費量の測定

　生体におけるエネルギー消費量を測定する方法として，発生する熱量を直接測定する直接法と間接的に推定する間接法がある．

＊1　多要素な運動には，サーキットトレーニングのような有酸素運動，筋力トレーニング，バランス運動などを組み合わせて実施する運動や，体操やダンス，ラジオ体操，ヨガなどの多様な動きを伴う運動が含まれる．

＊2　座位や臥位の状態で行われる 1.5 メッツ以上の覚醒中の行動

A. 直接法

　直接法は，単位時間内に熱として放出されるエネルギー量を，水に吸収させて熱量として測定する方法である．代表的なものとして，アトウォーター・ローザ・ベネディクト熱量計を用いた測定がある（図7.5）．測定室を取り囲む水管の水温変化，呼気中の水蒸気の気化熱，対象者の体温変化などからエネルギー消費量を測定する．この測定を行うには，大がかりな設備が必要で，また身体活動も制約されるため活動時の代謝を測定するのが困難という欠点がある．

B. 間接法

　間接法は生体成分や生理機能の変化を測定してエネルギー消費量を推定する方法で，呼気ガス分析法や心拍数記録法，生活活動記録法がある．

(1) 呼気ガス分析法　　呼気ガス分析法は，精度が高く，直接法と比べても大きな誤差が生じにくいことから，間接法として広く用いられている．バルブを持つ呼気採集用マスクを介して外気（空気）を吸い，呼気を採取し，呼気量および各ガス濃度を分析することで酸素消費量を求める方法により行う．従来，被験者がダグラス・バッグを背負い，一定期間の呼気ガスを採取して分析する方法（ダグラスバッグ法）が用いられてきたが，現在はブレス・バイ・ブレス*法によってリアルタイムで分析できる機器が普及している（図7.6）．

＊1呼吸ごとに酸素と二酸化炭素の濃度，換気量を測定する方法．

図7.5　アトウォーター・ローザ・ベネディクト熱量計による直接熱量測定

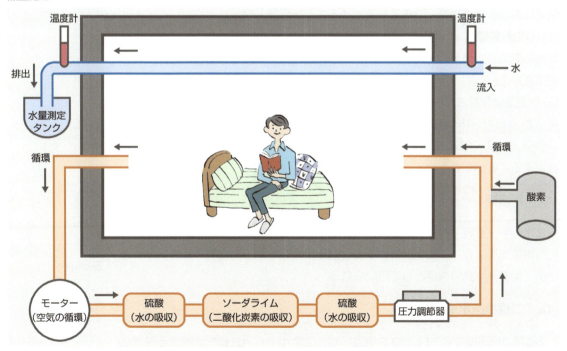

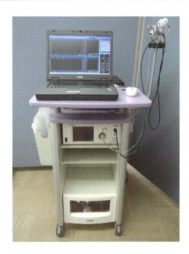
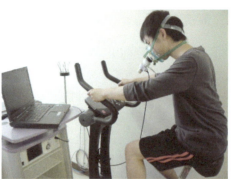

図7.6 ブレス・バイ・ブレス法による間接熱量測定
［青井渉，応用栄養学第7版（木戸康博ほか編），p.208，講談社（2025）］

　グルコース，脂肪酸，アミノ酸の代謝過程で生じるATPの多くは，ミトコンドリアにおいて酸素を利用して，最終的に二酸化炭素を産生する細胞内呼吸の結果，合成される．したがって，呼気量および呼気中酸素濃度および二酸化炭素濃度は全身の細胞内呼吸を反映する．そのため，呼気を分析することによって全身のエネルギー消費量を推定することが可能となる．

　また，同様の原理で，生活環境を備えた部屋全体のガス濃度変化を測定することでエネルギー消費量を推定するヒューマンカロリーメーターも開発されている．これを用いることにより，呼気採取マスクの装着による制限を受けず，日常生活におけるエネルギー消費量を測定することが可能となった．

(2) 心拍数記録法　心拍数が酸素摂取量と概ね比例の関係にあることを利用したものである．最大心拍数（220 − 年齢）を利用して，相対的運動強度の設定にも利用される．

(3) 生活活動記録法　生活活動を記録し，その内容に応じてメッツやRMRを利用して，エネルギー消費量を計算する方法である．

　(2)と(3)はいずれも精度は劣るものの，高額な機器や高度な分析を必要とせず，推定することができる．

C. 呼吸商

　エネルギー基質（栄養素）の種類によって，利用される酸素量と産生される二酸化炭素量が異なる．二酸化炭素排泄量を酸素摂取量で除した値を呼吸商（RQ）といい，栄養素燃焼の指標として用いられる．

RQ：respiratory quotient

D. 二重標識水法

　2種類の安定同位体 ^2H と ^{18}O を使用して，エネルギー消費量を測定する間接法

図7.7 二重標識水を用いたエネルギー消費量測定の原理

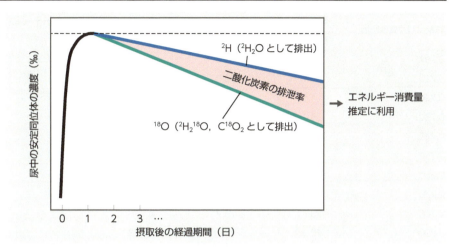

の一つである．^{2}Hと^{18}Oを含む水を摂取し，尿に排泄された安定同位体の量を測定する．摂取した水素は水に代謝され，酸素は水と二酸化炭素に代謝されるため，酸素の減少率が水素の減少率より大きくなる．尿中の酸素と水素の同位体の減衰率の差から，二酸化炭素排泄量を推定できる（図7.7）．

二酸化炭素排泄量と呼吸商から酸素消費量を求められれば，エネルギー消費量を計算することができる．このように二重標識水法は試料採取や分析に労力は要するものの，エネルギー消費量を高精度に推定することができる．

「日本人の食事摂取基準（2025年版）」では，二重標識水法によって測定された値をもとに，身体活動レベル（PAL）が決められてる．身体活動レベルの3区分（低い，ふつう，高い）に応じた推定エネルギー必要量が示されている．

PAL：physical activity level

E. 実際のエネルギー消費量の測定

たとえばグルコースの燃焼では，グルコース1分子と酸素6分子から二酸化炭素6分子と水6分子が生成する．一方，パルミチン酸1分子の燃焼には酸素23分子を利用し，16分子の二酸化炭素と16分子の水が生成される．

$C_6H_{12}O_6$（グルコース）＋ $6O_2$ → $6CO_2$ ＋ $6H_2O$

$C_{16}H_{32}O_2$（パルチミン酸）＋ $23O_2$ → $16CO_2$ ＋ $16H_2O$

したがって，糖質（グルコース）のみが利用される場合は呼吸商は1.0となり，脂質（パルチミン酸）のみが利用される場合は0.7となる（脂質全体としては，0.707の値が用いられる）．呼気ガス分析により呼吸商の値がわかれば，Zunts-Schumburg-Luskの表（表7.5）を利用して下式によりエネルギー消費量を求めることができる．

エネルギー消費量（kcal）＝酸素摂取量（L）×酸素1Lあたりのエネルギー消費量（kcal/L）

同表を用いて，糖質と脂質のそれぞれに由来するエネルギー消費量を求めるこ

非タンパク質呼吸商	酸化割合		酸素摂取量１Lあたりのエネルギー消費量 (kcal/L)
	糖質 (%)	脂質 (%)	
0.707	0.0	100.0	4.686
0.710	1.1	98.9	4.690
0.720	4.8	95.2	4.702
0.730	8.4	91.6	4.714
0.740	12.0	88.0	4.727
0.750	15.6	84.4	4.739
0.760	19.2	80.8	4.751
0.770	22.8	77.2	4.764
0.780	26.3	73.7	4.776
0.790	29.9	70.1	4.788
0.800	33.4	66.6	4.801
0.810	36.9	63.1	4.813
0.820	40.3	59.7	4.825
0.830	43.8	56.2	4.838
0.840	47.2	52.8	4.850
0.850	50.7	49.3	4.862
0.860	54.1	45.9	4.875
0.870	57.5	42.5	4.887
0.880	60.8	39.2	4.899
0.890	64.2	35.8	4.911
0.900	67.5	32.5	4.924
0.910	70.8	29.2	4.936
0.920	74.1	25.9	4.948
0.930	77.4	22.6	4.961
0.940	80.7	19.3	4.973
0.950	84.0	16.0	4.985
0.960	87.2	12.8	4.998
0.970	90.4	9.6	5.010
0.980	93.6	6.4	5.022
0.990	96.8	3.2	5.035
1.000	100.0	0.0	5.047

表7.5　非タンパク質呼吸商とエネルギー消費量
[Zuntz Schumburg–Lusk]

ともできる.

　さらに，タンパク質の燃焼量を考慮することで，より正確なエネルギー消費量を求めることができる．尿中窒素１gはタンパク質6.25gの燃焼に相当し，このときの酸素摂取量は5.92L，二酸化炭素排泄量は4.75L，さらに酸素１Lあたりの発生熱量は4.485kcalと見積もられる．そのため尿中の窒素量を測定し，タ

NPRQ : nonprotein respiratory quotient

ンパク質の燃焼に利用された酸素摂取量，二酸化炭素排泄量を，呼気ガス分析により実測された量から差し引くことで糖質と脂質のみからなる燃焼量が求められる．この時の呼吸商を非タンパク質呼吸商（NPRQ）という．NPRQを用いて算出したエネルギー消費量にタンパク質分の熱量を加えることで，エネルギー消費量が求められる．

しかし，タンパク質に由来するエネルギー消費量は，栄養状態や身体活動によって影響をうけるものの，全体の10％以下と考えられている．栄養状態が良好な場合，エネルギー基質として利用される割合は極めて少ない．そのため，尿中窒素排泄量の測定を行わず，呼気ガス分析から得られた呼吸商を用いてエネルギー消費量の計算を行うことが多い（この場合も，表7.5の値を用いる）．

7.4 エネルギー代謝の臓器特性

体内におけるエネルギー消費量を臓器別にみた場合，それぞれに代謝特性がある．図7.8に示すとおり，骨格筋，肝臓，脳では多量のエネルギーを消費する．一方，脂肪組織はエネルギー消費量が少なく，エネルギー貯蔵臓器であることがわかる．単位重量あたりのエネルギー消費量は，心臓や腎臓のような安静時でも活発にはたらいている臓器では大きい．臓器によって代謝の特性は異なる（図7.9）．

図7.8 臓器別エネルギー消費量
[Snyderら, Report of the Task Group on Reference Man Pregamon Press (1975), Gallagherら, *Am. J. Physiol.*, 275, E249-E258 (1998)]

A. 骨格筋

体重の約40％を占め，身体活動を支える臓器である．筋の収縮にはエネルギーが必要であり，身体活動の時間と強度に依存して，エネルギー消費量は高まる．また，インスリンの主要な標的臓器であり血糖の70％以上を消費する．脂肪酸

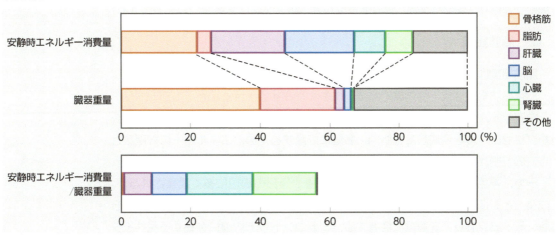

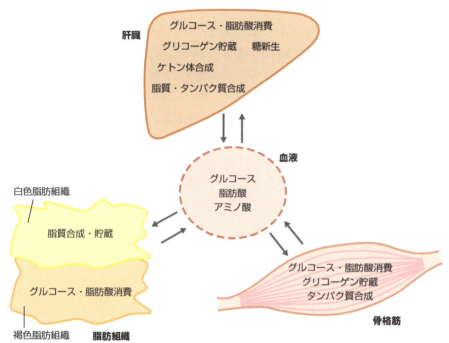

図 7.9 骨格筋，肝臓，脂肪組織における代謝の特性

の異化においても主要なはたらきをする．グリコーゲンを貯蔵するが，これは筋収縮のエネルギー源として利用され，血糖調節には関与しない．また，クレアチンリン酸を含み，エネルギー源として利用する．

B. 肝臓

最も大きい内臓組織であり，栄養素の異化，合成，分泌をはじめさまざまな代謝に関与する．腸で吸収され，血液中へ移行した栄養素が門脈を経て最初に流入する臓器が肝臓である．肝臓は，貯蔵グリコーゲンの分解，糖新生により血糖を調節するほか，タンパク質，脂質を合成して，血中タンパク質や脂質を調節する．

C. 脂肪組織

脂肪組織は，代謝特性の異なる白色脂肪組織と褐色脂肪組織に大別される．

白色脂肪組織は皮下や内臓組織周辺に多く存在する．ほとんどミトコンドリアを含有せず，エネルギー消費量は非常に小さい．余剰の脂肪酸や糖からトリアシルグリセロールを合成して細胞内に多量に貯蔵するため，エネルギーの貯蔵庫としての役割が主である．

一方，褐色脂肪細胞は，新生児では肩甲骨や頸部の周辺に多く観察されるが，成長とともに退縮し，成人では少ない．トリアシルグリセロールをほとんど含まず，ミトコンドリアを豊富に含有する．ミトコンドリア内膜に存在する脱共役タ

UCP : uncoupling protein

ンパク質（UCP）のはたらきにより，身体活動を伴わない非ふるえ熱産生を促し，多量のエネルギーを消費することができる．

脂肪組織はエネルギー貯蔵庫としてのはたらき以外に，アディポカインを分泌し，全身のエネルギー代謝を調節することが知られている．アディポカインの一種レプチンは，脂肪細胞の肥大によって血液への分泌が高まり，脳の摂食中枢を抑制する．また，腫瘍壊死因子（TNFα）やレジスチンは，骨格筋のインスリン感受性を減弱させる．一方，アディポネクチンの分泌は体脂肪量と負の相関があり，耐糖能を改善するはたらきがあることが知られている．

D. 脳

脳は，多くの神経細胞（ニューロン）とグリア細胞から構成されており，さまざまな精神活動を担っている．重量は体重の3%程度であるが，酸素消費量は総消費量の25%にも上り，多量のエネルギーを消費する．

脳の血管内皮細胞間は強力に結合しており，血液脳関門といわれ，多くの物質は血液から脳内に自由に入ることができない．そのため，血液脳関門は脳の保護に重要な役割をしているが，同時にエネルギー基質が極めて限られている．脂肪酸は血液脳関門を通過することができないため，脳はグルコースをほぼ唯一のエネルギー源として利用している．脳内の神経細胞では，グルコースは酸素の存在下で酸化的リン酸化により，多量のエネルギーを産生している．脳内にはグリコーゲンがほとんど貯蔵されていないため，グルコースが枯渇すると，代替的にケトン体，乳酸をエネルギー源として利用することができる．

また，脳は内分泌系，神経系を介して全身のエネルギー代謝を調節する．たとえば，下垂体前葉から分泌される成長ホルモンは，骨格筋のタンパク質合成や脂肪組織のトリアシルグリセロールの分解を促す．また，同じく下垂体前葉から分泌される刺激ホルモンのはたらきによって，甲状腺からチロキシン，副腎皮質からグルココルチコイド（糖質コルチコイド）が分泌され，異化作用を促して熱産生を高める．また，自律神経のバランスが交感神経に傾くと，副腎髄質からカテコラミンが分泌され，同様に熱産生を高める．

7.5 運動とエネルギー代謝

運動時には，筋収縮のためのエネルギー需要が高まる．持続的にエネルギー代謝を行うためには，栄養素および酸素が絶えず骨格筋に供給され，その代謝過程でATPを合成する必要がある．運動時のエネルギー代謝は，強度が増すにつれて増加し，利用されるエネルギー基質も変化する（図7.10）．

これらの代謝応答には，内分泌系や自律神経系の活動が重要な役割を果たしている．運動に伴うエネルギー代謝の変化は，体力の向上ならびに肥満や糖尿病をはじめとする生活習慣病の予防・改善に寄与することが広く知られている．

A. 無酸素運動と有酸素運動

ATP供給を好気的代謝系に依存した運動様式を有酸素運動という．酸素を利用する酸化的リン酸化系によって多量のATPを合成するため，長時間運動を継続することができる（図7.11）．

一方，ATP供給を嫌気的代謝系であるATP・クレアチンリン酸系，解糖系に依存した運動を無酸素運動という．短時間でATPを合成することができるものの，量が少なく，また乳酸を生成するため短時間しか運動を継続することができない（図7.11）．

いずれの運動様式も，すべてのATP供給がそれぞれ好気的条件（有酸素）下あるいは嫌気的条件（無酸素）下で行われるということではなく，相対的に依存する割合が大きい代謝系であることを意味する．

a. 無酸素運動

無酸素運動は，長時間行うことができないためエネルギー消費量が少ない．また，エネルギー基質として脂質をほとんど利用しない．

b. 有酸素運動と健康

身体活動量の増加は，食事から摂取した糖質，脂質を消費するとともに体脂肪の分解を促す．ジョギングや水泳，サイクリングなどの有酸素運動を習慣化することにより，インスリン抵抗性の改善や代謝酵素の活性化，ミトコンドリア数の増加などの適応が起こり，内臓脂肪の蓄積を防止し，メタボリック症候群の予防

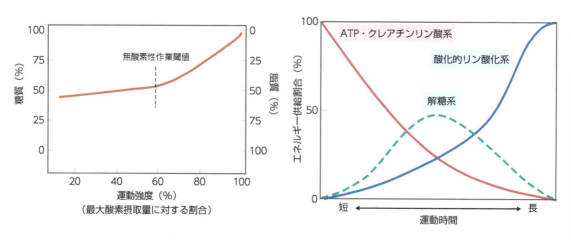

図7.10　運動強度とエネルギー基質　　　　　図7.11　運動時間とエネルギー供給機構

や改善に寄与する．特に，無酸素性作業閾値を超えない強度で行うことにより，疲労を遅延して長時間運動を持続できる．1回20〜60分，週に3〜5回続けることにより，健康に寄与する適応を効率的に得ることができる．

c. レジスタンス運動

レジスタンス運動（筋力トレーニング）は，ダンベルやバーベル，あるいはマシンを使って骨格筋に抵抗負荷をかける運動様式である．従来，スポーツ競技者におけるパワー向上を目的とした鍛錬方法として認識されてきた．しかし，日常生活に取り入れることによって，年齢を問わず，筋肉量の維持や増強を促して生活機能低下のリスクを低減し，またエネルギー代謝を改善して生活習慣病予防にも寄与することがわかってきた．これらを背景に，「健康づくりのための身体活動・運動ガイド2023」ではレジスタンス運動を行うことが推奨されている．

B. 最大酸素摂取量

最大酸素摂取量（$\dot{V}O_2max$）は，単位時間あたりに生体が消費できる酸素の最大値であり，全身の代謝系，酸素輸送系の最大能力を示す．そのため，有酸素運動能力，全身持久力の指標として利用される．マラソン，水泳，スキーなど持久性スポーツの競技者では高く，競技者ではなくてもトレーニングを行うことによって高まる．また，最大酸素摂取量に対する運動中に体内に摂取した酸素の量の割合（%最大酸素摂取量）を用いることにより，個々の有酸素運動能力に応じた運動強度を設定することができる．

1）生命活動を営むためには，絶えずエネルギーを供給しなければならない．

2）糖質，脂質，タンパク質はエネルギー産生栄養素であり，それぞれ 4 kcal/g，9 kcal/g，4 kcal/g のエネルギーを有する．

3）エネルギー産生栄養素のエネルギーは ATP として細胞内のさまざまな活動に利用される．

4）基礎代謝量は，生命活動に最低限必要なエネルギー消費量である．

5）安静時代謝量は基礎代謝量に比べておよそ 20%高い．

6）身体活動強度の指標として，メッツ，Af，RMR がある．

7）エネルギー消費量の測定には，直接法と間接法がある．

8）呼吸商は，二酸化炭素排泄量を酸素摂取量で除した値である．

9）単位重量あたりのエネルギー消費量は，臓器ごとに異なる．

10）運動には無酸素運動と有酸素運動がある．

8. 糖質の栄養

　糖質とは，炭水化物のうち，いわゆる食物繊維（15章参照）を除いたものをさす．炭水化物は，一般に炭素（C），水素（H），酸素（O）の3元素からなる化合物の総称（誘導体を含む）であり，分子式は$C_nH_{2m}O_m$で表され，炭素と水として$C_n(H_2O)_m$で示すこともできる．一般の日常生活では，糖質と炭水化物はあまり区別されず同様の意味で使われることが多いが，栄養学においては上述のような定義になる．

8.1 | 糖質の分類と栄養学的特徴

A. 糖質は，単糖類，少糖類および多糖類に分類される

　糖質は，単糖類，少糖類および多糖類に分類される．おもな単糖類と少糖類の構造を図8.1に示す．

図8.1　おもな単糖類と少糖類の構造

単糖類

α-グルコース　　β-　　β-フルクトース　　β-ガラクトース

少糖類

マルトース
（グルコース＋グルコース）

スクロース
（グルコース＋フルクトース）

ラクトース
（グルコース＋ガラクトース）

62　　　　　　　　8. 糖質の栄養

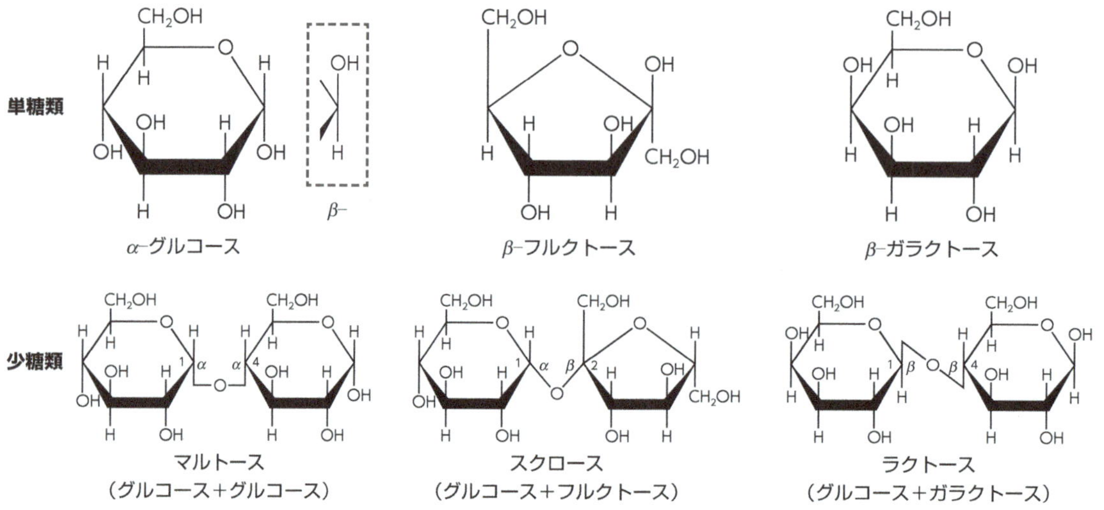

a. 単糖類

単糖類は，糖質のうちそれ以上小さいユニットに分解できない最小単位の糖である．構成する炭素の数によって，三炭糖，四炭糖のように呼ぶ．生体内で重要なのは，炭素数5個（ペンタ）の五炭糖（ペントース）と炭素数6個（ヘキサ）の六炭糖（ヘキソース）である．

(1) 五炭糖　　五炭糖の例として，遺伝子の本体である核酸（DNAやRNA）を構成するデオキシリボースとリボースがある．生体内においてはグルコースから五炭糖リン酸回路（ペントースリン酸回路）を経て合成される．

(2) 六炭糖　　食物からのエネルギーの供給源として，栄養を考えるうえで最も重要な糖質である．おもな六炭糖には，グルコース，フルクトース，ガラクトースがあり，そのほかマンノースなどがある．

b. 少糖類

少糖類は，脱水縮合によって結合している単糖の数が数個（2〜10個程度）のものをいう．ギリシャ語の「少ない」の意味である「オリゴ」に由来し，オリゴ糖（オリゴサッカライド）ともいう．おもなオリゴ糖である二糖類は，2つの単糖が脱水縮合したものである．

例として，グルコースとグルコースがα-1,4グリコシド結合したマルトース，グルコースとフルクトースがα-1，β-2グリコシド結合したスクロース，ガラクトースとグルコースがβ-1,4グリコシド結合したラクトースなどがある．これらの中で，その水溶液が還元性を示すのはマルトースとラクトースであり，スクロースは還元性を示さない．

c. 多糖類

多糖類の代表例は，植物性のデンプンや動物性のグリコーゲンであり，グルコースが無数に結合したものである．ギリシャ語の「多い」を意味する「ポリ」に由来し，ポリサッカライドともいう．

(1) デンプン　　植物における糖質の貯蔵形態であり，穀類やいも類に多く含まれる．アミロースとアミロペクチンから構成されている．アミロースは，200〜1,000個のグルコースがα-1,4グリコシド結合によって直鎖状につながった構造をしている．アミロペクチンは，数千〜数万個のグルコースが結合したものであり，α-1,4グリコシド結合による直鎖状の途中で，約25個のグルコースごとにα-1,6グリコシド結合による枝分かれがある．アミロペクチンは，デンプンの約80%を占める主成分である．

(2) グリコーゲン　　動物における糖質の貯蔵形態であり，筋肉や肝臓に多く存在する．別名動物デンプンともいう．数万個のグルコースが結合したものであり，α-1,4グリコシド結合による直鎖状の途中で，約10個のグルコースごとにα-1,6グリコシド結合による枝分かれがある．アミロペクチンに似た構造をしているが，

枝分かれの数がデンプンより多い．

B. 糖質の栄養学的特徴

糖質は，エネルギー産生栄養素の一つであり，生物が生命を維持していくためには必要不可欠なエネルギー源である．特に，脳，神経細胞や赤血球では，グルコースが主要なエネルギー源になる．

糖質，脂質，タンパク質は，エネルギー産生栄養素であるため，そのうちのいずれかが不足すると，生体はその他の栄養素をエネルギー源として利用することになる．糖質が不足すると，エネルギー源不足のため，体内では脂質やタンパク質を分解してエネルギーに変換しようとする．そのため，筋肉のタンパク質が分解されて筋肉量が減少するなど問題が生じる．したがって，糖質は，過剰に摂りすぎてはいけないが，食事摂取基準を満たすように摂取する必要がある．

8.2 糖質の消化と吸収

A. 糖質の消化は口腔内から始まる

エネルギー産生栄養素のうち，糖質が最も早く消化が始まる．糖質が消化・吸収の負担が少ないといわれる理由である．唾液のα-アミラーゼによりデンプンの消化が始まる（図8.2）．ただし，唾液および小腸管腔内における膵液に含まれるα-アミラーゼのみでは，α-限界デキストリンが生じ，分解は不十分である．これは，α-アミラーゼが直鎖状のα-1,4グリコシド結合のみを加水分解し，枝分かれしたα-1,6グリコシド結合を切断できないためである．そこで最終的に吸

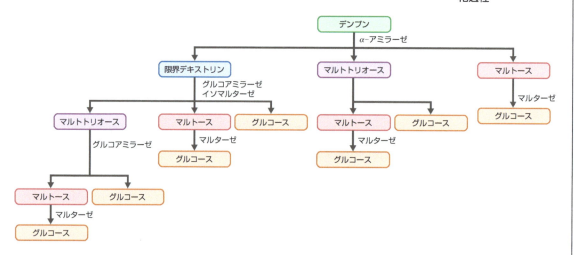

図8.2 デンプンの消化過程

収される形（グルコース）にするために，小腸上皮細胞の刷子縁膜（消化管の管腔内側の細胞膜）に局在するグルコアミラーゼ，イソマルターゼが作用する．刷子縁膜には，各種二糖類分解酵素も局在しており，二糖類を単糖に分解する（図8.2，6.3A項参照）．

なお，植物の細胞壁を構成する多糖類のセルロースは，グルコースがβ-1,4グリコシド結合して重合したものである．ヒトを含む多くの哺乳類は，この結合を切断する酵素をもっていないため，セルロースを消化できない．

B.　糖質の吸収は小腸で行われる

糖質は，単糖にまで消化されて吸収される．単糖は，小腸粘膜上皮細胞の刷子縁膜に局在する特異的な輸送担体を介した能動輸送（グルコースやガラクトースの吸収経路）および受動輸送（促進拡散．フルクトースの吸収経路）によって細胞内に輸送される．また，細胞内から基底膜の輸送担体を介して毛細血管側へ受動輸送（促進拡散．グルコース，ガラクトースおよびフルクトースの吸収経路）される（6.3.A項参照）．

8.3 ｜糖質の体内運搬

A.　吸収された糖質は，血糖として体内組織に送られる

口から摂取されたのち，消化管で消化・吸収されたグルコースは，門脈を経て肝臓に取り込まれ，一部は全身を循環し，筋肉，脳や脂肪組織など体内組織に取り込まれる．

血液中のグルコースの濃度を血糖値という．一般に，健常者の空腹時の血糖値は，70〜110 mg/dLに保たれており，食物（糖質）を摂取した30〜60分後に最大値の120〜150 mg/dLまで上昇し，90〜120分後にはほぼ空腹時の血糖値レベルまで下がる．なお，縦軸を血糖値，横軸を経過時間としたときの糖質摂取後の血糖値変動のグラフを血糖曲線という．このように上昇した血糖値が一定時間後に元のレベルまで低下するのは，前述のようにグルコースが血液中から末梢組織に取り込まれるからである．一方，一定時間経過後も血糖値が高く，空腹時状態に戻る時間が長い場合，耐糖能異常（耐糖能低下）という．

8.4 糖質の体内代謝

　食後に吸収されて門脈に流れ込んだグルコースは，肝臓で一部はグリコーゲンに変換されて蓄えられ，また一部はエネルギー産生に利用され，残りは循環血液中に送り出される．上昇した血糖値に反応し，膵臓のランゲルハンス島B細胞（β細胞）からインスリン分泌が亢進する．インスリンが筋肉や脂肪組織に作用し，グルコースが細胞内に取り込まれることで，食後約2時間後には元の血糖値に戻る．

　一方，血糖値が低下する食間期や空腹時には，アドレナリン（副腎髄質から分泌）やグルカゴン[*1]（膵臓のランゲルハンス島A細胞から分泌）の分泌が上昇し，肝臓でのグリコーゲン分解や糖新生が促進される．これにより，血糖が補充され，空腹時血糖値が維持される．

　また，飢餓や絶食時には，副腎皮質刺激ホルモンや成長ホルモン（脳下垂体前葉から分泌），グルココルチコイド（糖質コルチコイド，副腎皮質から分泌）の分泌が亢進する．そのため，筋肉のタンパク質の分解（異化）が亢進し，分解産物のアミノ酸からの糖新生により，血糖が補充される．

> [*1] 近年の研究によりアミノ酸代謝に関与するとの報告も示されている．

A. 肝臓と筋肉では，グリコーゲンの役割が異なる

　糖質の体内貯蔵エネルギー源としてのグリコーゲンの貯蔵組織は，肝臓と骨格筋である．肝臓がグリコーゲンを最も高含有率で貯蔵している[*2]．骨格筋は，肝臓より含有率は低い[*3]が，筋肉の重量が肝臓の重量より多いため，全グリコーゲン貯蔵量は筋肉が最も多い．肝臓と筋肉では，グリコーゲンの役割が大きく異なる．

> [*2] 成人男性の肝臓重量を約 1.8 kg とした場合，糖質重量%は 5 〜 8%．
> [*3] 成人男性の骨格筋重量約 16 kg とした場合の糖質重量%は 1%程度．

a. 肝臓における糖質の利用

　血液中から肝細胞に取り込まれたグルコースは，グルコース6-リン酸を経て，グリコーゲンに変換されて貯蔵されるとともに，アミノ酸や脂肪酸の合成にも利用される（図8.3）．血糖値が低下すると，グリコーゲンの分解が進み，グルコースとして血液中に放出されることで血糖が維持される．このように肝臓のグリコーゲンは血糖値の維持に重要である．エネルギーが必要な場合は，エネルギー産生のためにグルコースが酸化分解される（図8.4）．

b. 筋組織における糖質の利用

　血中から骨格筋細胞に取り込まれたグルコースは，筋肉が収縮する際のエネルギー源に利用され，残りはグリコーゲンとして貯蔵される（図8.3）．

　肝臓の場合と異なり，筋肉のグリコーゲンは血糖値維持に利用できない．その理由は，筋肉のグルコース-6-ホスファターゼは活性が弱く，グリコーゲン分解

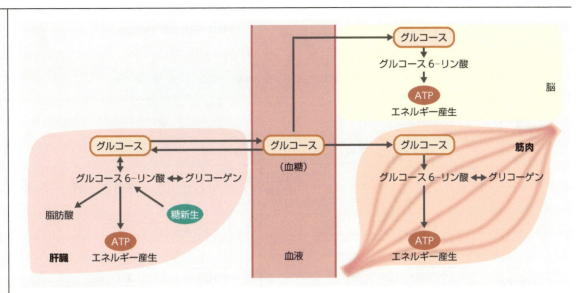

図 8.3 肝臓，筋肉，脳における糖質代謝と血糖の関係

＊グルコースは，解糖系とクエン酸回路を経て酸化分解される．

で生じたグルコース6-リン酸をグルコースに変換できないためである．このように，筋肉のグリコーゲンは，筋肉でのみ利用される．

c. 脳における糖質の利用

脳においては，血中グルコースがほぼ唯一のエネルギー源である＊．これは，脳組織がグリコーゲンをごくわずかしか貯蔵できないためである．なお，飢餓・絶食時のような緊急時には，ケトン体も脳のエネルギー源として利用される（7.4D項も参照）．

B. 糖新生

糖質は，生体においておもなエネルギー源の一つである．特に脳・神経組織や赤血球では，エネルギー源としてグルコースが不可欠である．

そのため，糖質が不足した場合には，肝臓のグリコーゲンを分解したり，糖新生を行うことにより，血糖の維持やエネルギー源の確保をしている．糖新生とは，肝臓において，グリセロール，糖原性アミノ酸（アスパラギン酸，グルタミン酸，アラニン，セリンなど），乳酸などからグルコースを合成することである（図8.4）．

a. コリ回路

短距離走などの急激で瞬発的な無酸素運動時においては，筋肉への酸素供給が追いつかず酸素不足状態となる（嫌気的条件）．このとき，グルコースからピルビン酸を経て乳酸が生成される．乳酸は血液経由で肝臓に運ばれ，グルコースに再合成される．合成されたグルコースは血液を介して筋肉へ運ばれ，エネルギー源として利用される．これを，コリ回路という（図8.5）．

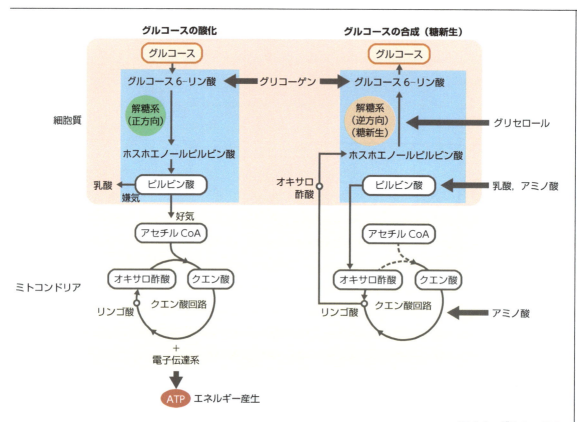

図 8.4 グルコースの酸化と合成（糖新生）
糖新生において，クエン酸回路（ミトコンドリア）のオキサロ酢酸はリンゴ酸となって細胞質に移り，再びオキサロ酢酸となってからホスホエノールピルビン酸になる．

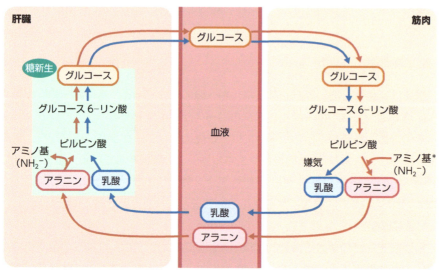

図 8.5 コリ回路（乳酸回路）とグルコース-アラニン回路
→コリ回路
→グルコース-アラニン回路
＊筋肉タンパク質の分解に由来

b. グルコース-アラニン回路

　グルコース-アラニン回路とは，筋肉と肝臓の間のアラニンとグルコースの代謝経路のことである（図8.5）．飢餓や絶食時のように糖質が不足する場合，筋肉

のタンパク質が分解される．遊離したアミノ酸のアミノ基がピルビン酸に転移され，アラニンになる．アラニンは，血液を介して肝臓へ運ばれ，脱アミノ反応によりピルビン酸に変換されたのち，糖新生によってグルコースとなる．血液を介して筋肉へ運ばれたグルコースは，筋肉のエネルギー源として利用される．

このように，糖質が生体の必要とする総エネルギー量に対して不足し，体タンパク質を異化するようになれば，筋肉の減少につながる．糖質を不足しないように摂取することで，タンパク質をエネルギー源として利用しなくて済む．これを，糖質のタンパク質節約作用という．

8.5 糖質のエネルギー

糖質のエネルギー量は，エネルギー換算係数としてアトウォーター係数の4 kcal/gを用いて算出される．

A. グルコースは解糖系とクエン酸回路，電子伝達系でエネルギーとなる

グルコースからのエネルギー産生の概略については，図7.3，図8.4を参照されたい．グルコースは，細胞質内の解糖系，ミトコンドリア内でのクエン酸回路とそれに続く電子伝達系で酸素を利用して大量のATP（解糖系と合わせると1分子のグルコースから32分子あるいは30分子のATP）が産生される．また，この反応過程で二酸化炭素と水が生成される．

8.6 糖質の食事摂取基準

「国民健康・栄養調査」や「日本人の食事摂取基準」では，糖質としてではなく，炭水化物としてそれぞれ摂取量や摂取基準が示されている．したがって，ここでは炭水化物について言及する．

「国民健康・栄養調査」において，20歳以上の男女の平均炭水化物摂取量は，1995（平成7）年に286 gであったが，その後，2003（平成15）年まで280 gを割って270 g台に低下した．2004（平成16）年からは，さらに270 gを割って250～260 g台を推移し，2019（令和元）年には250 gを割って249 g，2022（令和4）年には245 gであった．一方，炭水化物エネルギー比率は，1995（平成7）年以降，60%前後（約58～61%）で推移しており，2017（平成29）年以降減少傾向にある．2019（令和元）年には56.4%，2023（令和5）年には56.1%であった（脂肪エネルギー比率は28.7%，タンパク質エネルギー比率は15.2%）．

8.6 糖質の食事摂取基準

「日本人の食事摂取基準（2025年版）」においては，炭水化物としての目標量（%エネルギー）が設定されている．炭水化物の目標量は，1歳以上の男女において，総エネルギー摂取量の50〜65%とされている．

A. 糖質摂取の問題点

糖質は，単糖として吸収される．一般に，デンプンなどの多糖類は段階的な消化の過程を必要とするため，吸収されるまでに時間がかかる（吸収が緩やかである）．それに対し，消化の必要がないグルコースなどの単糖類や消化されやすい二糖類を直接摂取した場合は，すぐに消化，吸収され，急激に血糖値が上昇しやすい．必要以上に上昇した血糖は，末梢組織や肝臓の細胞内へ取り込まれたのち，余剰エネルギーとしてトリアシルグリセロールに変換されて蓄積されやすい．これが，肥満や脂肪肝の原因になる．

また，糖質を代謝してエネルギーを得るには，補酵素としてのビタミンB_1が必要であり，糖質の摂取量が増えればその要求量が増加する．

一方，「糖質抜き」ダイエットのような，極端な糖質制限は，明らかに栄養学的なバランスが悪く，グルコースがほぼ唯一のエネルギー源とされている脳組織へのグルコース供給の面でも問題である．したがって，糖質，脂質，タンパク質などのバランスを保った食事が大切である．

---

1) 糖質は，単糖類，少糖類，および多糖類に分類される．
2) 糖質の消化は口腔内から始まる．
3) 消化・吸収された糖質は，門脈を経て肝臓に取り込まれ，一部は全身を循環する．
4) 脳，神経細胞や赤血球では，グルコースが主要なエネルギー源である．
5) 血液中のグルコースの濃度を血糖値という．
6) グルコースは肝臓や筋肉でグリコーゲンとして貯蔵される．
7) 肝臓のグリコーゲンはおもに血糖維持を目的に，筋肉のグリコーゲンは筋収縮のためのエネルギー源として利用される．
8) 乳酸やアミノ酸からグルコースが合成されることを糖新生という．
9) 糖質1gあたりのエネルギー量は4kcalである（アトウォーター係数）．

9. 脂質の栄養

9.1 脂質の分類と栄養学的特徴

A. 脂質は単純脂質，複合脂質および誘導脂質に分類される

水に溶けないが，エーテルやクロロホルムなどの有機溶媒に溶ける有機化合物を脂質という．脂質は，単純脂質，複合脂質および誘導脂質に分類される．単純脂質は脂肪酸にグリセロール，コレステロールや高級アルコールがエステル結合したもので，トリアシルグリセロール（中性脂肪），コレステロールエステルやロウがある．複合脂質は，脂質以外の物質（リン酸や糖）を含む脂質で，リン脂質や糖脂質，リポタンパク質などがある．誘導脂質は，単純脂質や複合脂質の加水分解物（脂肪酸，コレステロール）であり，ステロイドホルモンや脂溶性ビタミンが含まれる．

B. 脂質の栄養学的特徴

a. 脂肪酸

炭化水素の末端にカルボキシ基（–COOH）をもつ化合物で，生体内には偶数個の炭素をもつものが多い．分子内に二重結合（–CH＝CH–）をもたないものを飽和脂肪酸，もつものを不飽和脂肪酸という．不飽和脂肪酸のうち，二重結合を1つだけ含むものを一価不飽和脂肪酸，2個以上含むものを多価不飽和脂肪酸という．個々の脂肪酸は，炭素（C）の数，二重結合の数および二重結合の位置から$C_{16:0}$（パルミチン酸；炭素数16，二重結合なし）や$C_{18:1\,n-9}$（オレイン酸；炭素数18，二重結合1つ，メチル末端（CH_3–）から9番目の炭素に最初の二重結合）などと表記する（図9.1）．代表的な脂肪酸を表9.1に示した．

(1) 必須脂肪酸　脂肪酸のうち，リノール酸（$C_{18:2}$, n－6），α-リノレン酸（$C_{18:3}$,

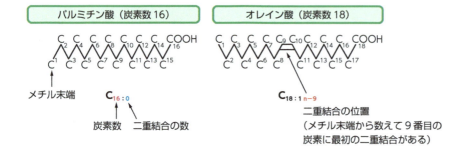

図 9.1 脂肪酸の表し方

	名称	炭素数	二重結合の数	表記	系列	所在
飽和	ラウリン酸	12	0	$C_{12:0}$		バター, パーム油
	ミリスチン酸	14	0	$C_{14:0}$		バター, パーム油
	パルミチン酸	16	0	$C_{16:0}$		動植物油脂
	ステアリン酸	18	0	$C_{18:0}$		動植物油脂
不飽和	パルミトオレイン酸	16	1	$C_{16:1}$	n−7	動物油脂, 魚油
	オレイン酸	18	1	$C_{18:1}$	n−9	動植物油脂
	リノール酸	18	2	$C_{18:2}$	n−6	植物油(ベニバナ油など)
	α-リノレン酸	18	3	$C_{18:3}$	n−3	植物油(シソ油など)
	γ-リノレン酸	18	3	$C_{18:3}$	n−6	植物油(月見草油など)
	アラキドン酸	20	4	$C_{20:4}$	n−6	肉類, レバー
	イコサペンタエン酸(IPA)	20	5	$C_{20:5}$	n−3	魚油
	ドコサヘキサエン酸(DHA)	22	6	$C_{22:6}$	n−3	魚油

表 9.1 代表的な脂肪酸
IPA : icosapentaenoic acid
DHA : docosahexaenoic acid

n−3)はヒト体内で合成できない.これらは必須脂肪酸といわれ,食物(植物油に多い)から摂取する必要がある.ヒト体内では,リノール酸からアラキドン酸($C_{20:4}$, n−6)が,α-リノレン酸からイコサペンタエン酸(IPA;$C_{20:5}$, n−3)やドコサヘキサエン酸(DHA;$C_{22:6}$, n−3)がつくられる.IPAやDHAは魚油にも多く含まれている.アラキドン酸やIPAからは,さまざまな生物活性(血管収縮や血小板凝集作用など)を調節するプロスタグランジン類,ロイコトリエン類などのイコサノイドが生成される.n−6系とn−3系では生成されるイコサノイドが異なり,生理作用も異なる.

b. トリアシルグリセロール

グリセロールに3分子の脂肪酸がエステル結合したものをトリアシルグリセロール(トリグリセリド)という(図9.2).血液中に存在するほか,組織内にも蓄積されており,エネルギー源として重要である.脂肪細胞内のトリアシルグリセロールが増えると肥満に,肝臓内のトリアシルグリセロールが増えると脂肪肝となる.

c. コレステロールとコレステロールエステル

コレステロールは細胞膜の構成成分であり,胆汁酸やビタミンD,ステロイド

図 9.2 主要な脂質とその構造

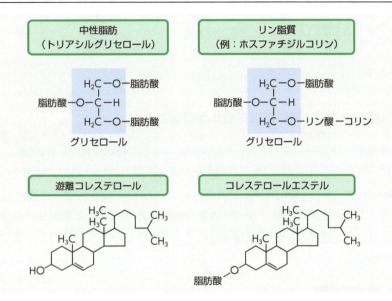

ホルモン（性ホルモンや副腎皮質ホルモン）の前駆物質でもある．体内には遊離コレステロールとコレステロールエステル（脂肪酸とのエステル）が存在する（図9.2）．血中コレステロールの約70%はエステル型であり，残りは遊離型である．一方，細胞膜のコレステロールはほとんどが遊離型である．

d．リン脂質

グリセロールを骨格とするグリセロリン脂質では，グリセロールに脂肪酸，リン酸およびアルコール（コリン，エタノールアミンやイノシトール）が結合している．このうち，リン酸やアルコール部分（頭部）は親水性であり，脂肪酸部分（尾部）は疎水性である．細胞膜では，リン脂質が二重膜をつくり，外側が頭部，内側が尾部になるように配列している（図9.3）．これを脂質二重層という．ミトコンドリアや小胞体の膜も脂質二重層からなる．体内に最も多いリン脂質はホスファチジルコリン（レシチン）である（図9.2）．

図 9.3 リン脂質からなる脂質二重層

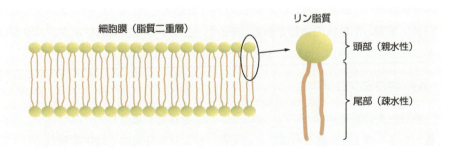

9.1 脂質の分類と栄養学的特徴

9.2 | 脂質の消化と吸収

A. 脂質の消化・吸収にはミセルが必要である

　食事性のトリアシルグリセロール（炭素数14以上の長鎖脂肪酸からなるもの），コレステロールエステル，およびリン脂質は，胃と小腸で消化され，消化産物（2-モノアシルグリセロール，長鎖脂肪酸，遊離コレステロールなど）は小腸上皮細胞内に吸収される．これら脂質の消化・吸収には胆汁酸による混合ミセルの形成が必要である．吸収された脂質は，小腸上皮細胞内でキロミクロンを形成しリンパ管に入る（6.3 C項参照）．

B. 中鎖脂肪酸

　食事性のトリアシルグリセロールのうち炭素数6〜12の中鎖脂肪酸からなるものは，リパーゼによってグリセロールと中鎖脂肪酸にほぼ完全に加水分解される．グリセロールと中鎖脂肪酸はともに水溶性で，混合ミセルに依存せず小腸で吸収され，吸収後もキロミクロンに組み込まれることなく門脈から肝臓に運ばれ代謝される．このように中鎖脂肪酸は消化・吸収および代謝が速やかで，体内に蓄積しにくい．

9.3 | 脂質の体内運搬

　脂質は水に溶けないため，血液中を循環できない．脂質はアポリポタンパク質やリン脂質と結合して親水性の高いリポタンパク質を形成し全身に運搬される．リポタンパク質は，親水性の高いリン脂質やアポタンパク質，遊離コレステロールを表面側に，疎水性のトリアシルグリセロールやコレステロールエステルを中心側に配置した球状の物質である（図9.4）．血漿中の代表的なリポタンパク質はキロミクロン，VLDL，LDL，およびHDLの4つである（表9.2）．

A. キロミクロン

　食事由来の脂質（特にトリアシルグリセロール）を運搬する最も大きなリポタンパク質である．腸上皮細胞で合成されたあと，リンパ管を経由し血中に現れる．キロミクロン内のトリアシルグリセロールは，末梢組織（毛細血管内皮細胞）に局在するリポタンパク質リパーゼによって加水分解され，遊離した脂肪酸が組織に取り込

VLDL：very low-density lipoprotein
LDL：low density lipoprotein
HDL：high density lipoprotein

図9.4 リポタンパク質の断面構造

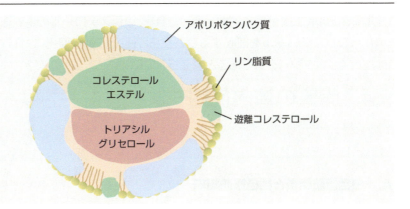

表9.2 リポタンパク質の分類と特徴
＊ HDLのコレステロールエステル含有率（%）はVLDLと同程度

リポタンパク質	密度	直径	含有率（%） トリアシルグリセロール	含有率（%） コレステロールエステル	アポリポタンパク質
キロミクロン	小 ↓	大 ↑	多 ↑	少 ↓	A, B, C
VLDL					B, C, E
LDL				多	B
HDL	大	小	少	＊	A, C, E

まれる．トリアシルグリセロールを失ったキロミクロンは粒子径の小さいキロミクロンレムナントとなって肝臓に取り込まれて代謝される．

B. VLDL（超低密度リポタンパク質）

肝臓で合成されたトリアシルグリセロールはアポリポタンパク質B-100などとVLDLを形成して全身に運ばれる．末梢組織では，リポタンパク質リパーゼの作用を受け，遊離した脂肪酸は細胞内へ供給される．

C. LDL（低密度リポタンパク質）

VLDLがトリアシルグリセロールを放出し粒子径が小さくなったものがLDLである．コレステロールが豊富なリポタンパク質で，末梢組織の細胞膜に存在するLDL受容体を介して細胞内に取り込まれ，細胞にコレステロールを供給する．LDLが血管壁で酸化された「酸化LDL」は粥状動脈硬化形成の引き金になると考えられている．また，LDLにアポタンパク質(a)が結合した「リポタンパク(a)：Lp(a)」は動脈硬化の独立した危険因子として注目されている．

D. HDL（高密度リポタンパク質）

LCAT : lecitin-cholesterol acyl-transferase

HDLは肝臓や小腸で合成される．レシチン-コレステロールアシルトランスフェラーゼ（LCAT）をもち，末梢組織の遊離コレステロールを受け取りコレステ

ロールエステルにして肝臓に運搬する．これを，コレステロールの逆転送という．末梢からコレステロールを回収することから，HDLは動脈硬化に対して抑制的にはたらくリポタンパク質であると考えられている．

9.4 脂質の体内代謝

A. 白色脂肪組織と褐色脂肪組織

生体内でトリアシルグリセロールのほとんどは脂肪滴として脂肪組織に貯蔵される．白色脂肪細胞からなる白色脂肪組織と，褐色脂肪細胞からなる褐色脂肪組織がある（図9.5）．白色脂肪組織はトリアシルグリセロールを貯め込む能力が高い．また，必要に応じて細胞内のトリアシルグリセロールを分解してエネルギー源となる脂肪酸を放出する．褐色脂肪組織は，ミトコンドリアを多く含み，脂肪酸の酸化と熱の産生を高める「非ふるえ熱産生」*に優れた脂肪組織である．従来，褐色脂肪組織は新生児にのみ存在すると考えられてきたが，成人にも存在することが明らかとなった．

＊ミトコンドリアにおいて，ATP合成よりも熱産生を優先することで，体をふるわせなくても体温を高めることができるしくみのこと．

B. 肝臓は脂質代謝の中心臓器

肝臓は脂質代謝の中心臓器であり，脂肪酸やトリアシルグリセロールの生合成（後述）が盛んである．また，コレステロールの生合成やコレステロールからの胆

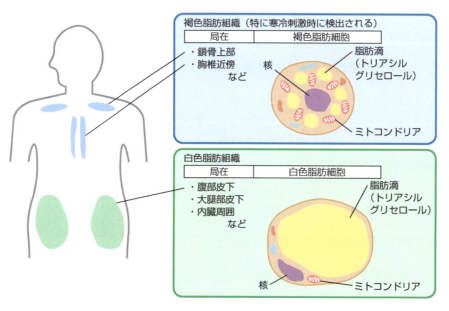

図9.5 成人における白色脂肪組織と褐色脂肪組織

HMG-CoA : 3-hydroxy-3-methylglutaryl-coenzyme A

汁酸生成も盛んである．コレステロールは，アセチルCoAからHMG-CoA，メバロン酸，スクワレン，ラノステロールなどの中間体を経て合成される．合成したトリアシルグリセロールやコレステロールはリポタンパク質として放出され全身に供給される．

C. トリアシルグリセロールの生合成

食事からのエネルギー摂取量が生体のエネルギー消費量を超えると，余ったエネルギーの大部分はトリアシルグリセロールとなる．トリアシルグリセロールは脂肪酸とグリセロールから合成される．

a. 脂肪酸の生合成

脂肪酸は，食物に由来するもののほか，体内で余剰となったグルコースからも生合成される（図9.6）．グルコースの代謝で生じるアセチルCoAはアセチルCoAカルボキシラーゼの触媒によりマロニルCoAとなる．これに脂肪酸合成酵素が作用し脂肪酸（パルミチン酸：$C_{16:0}$）ができる．パルミチン酸はその後小胞体で長鎖化や不飽和化反応によりさまざまな脂肪酸へと変換される．

b. トリアシルグリセロールの生合成

肝臓や脂肪組織では，グリセロール3-リン酸経路によってトリアシルグリセロールが合成される（図9.6）．脂肪酸はアシルCoA合成酵素によりアシルCoAとなる．アシルCoAはミトコンドリア外膜あるいは小胞体膜上に局在するグリセロール3-リン酸アシルトランスフェラーゼなどの酵素のはたらきにより次々にグリセロール3-リン酸に結合し，リゾホスファチジン酸，ホスファチジン酸，

図9.6 脂肪酸とトリアシルグリセロールの合成経路

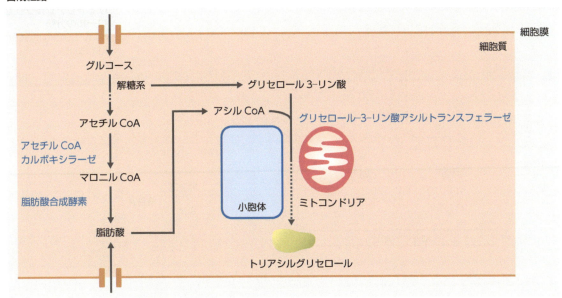

ジアシルグリセロールを経てトリアシルグリセロールが合成される．グリセロール3-リン酸は，解糖系から供給される．

D.　トリアシルグリセロールの分解

　食間期あるいは絶食時にエネルギーが必要になると，脂肪組織のトリアシルグリセロールが分解され脂肪酸（遊離脂肪酸）とグリセロールの血中濃度が上昇する．脂肪細胞特異的トリグリセリドリパーゼ（ATGL）やホルモン感受性リパーゼ（HSL）などの酵素（リパーゼ）がトリアシルグリセロールの分解反応を触媒する（図9.7）．脂肪酸はアルブミンと結合して血中を運搬され，筋肉などでエネルギー源として利用される．グリセロールは肝臓で糖新生に用いられる．トリアシルグリセロールの分解はアドレナリンや副腎皮質刺激ホルモン（空腹時に分泌）によって促進され，インスリン（食後に分泌）によって抑制される．

ATGL：adipose triglyceride lipase
HSL：hormone sensitive lipase

E.　脂肪酸の酸化

　脂肪酸は細胞内のミトコンドリアで酸化されエネルギーとなる（図9.8）．脂肪酸はアシルCoA合成酵素によりアシルCoAとなる．その後，ミトコンドリア外膜上のカルニチンパルミトイルトランスフェラーゼⅠ（CPTⅠ）によってアシルカルニチンに変換されミトコンドリア内膜を通過し，内膜上のCPTⅡによって再びアシルCoAとなる．ミトコンドリア内でアシルCoAはβ酸化酵素の作用を受け，カルボキシ基末端から炭素原子を2個ずつアセチルCoAとして次々に遊離させる．アセチルCoAがクエン酸回路に入ることでエネルギー（ATP）が産生される．

CPT：carnitine palmitoyltransferase

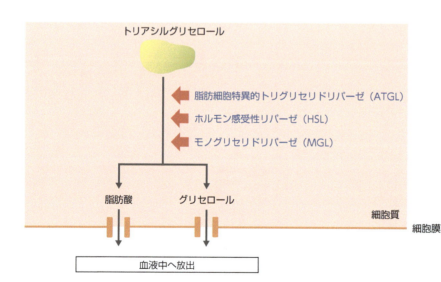

図9.7　脂肪細胞におけるトリアシルグリセロールの分解
MGL：monoglyceride lipase

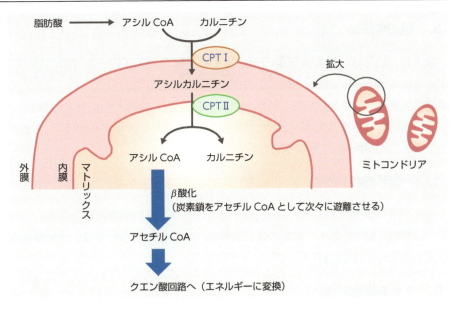

図 9.8　脂肪酸のミトコンドリア内への取り込みと β 酸化

9.5　エネルギー源としての重要性と問題点

　トリアシルグリセロールのエネルギーは 1 g あたり約 9 kcal であり，糖質やタンパク質の値（1 g あたり約 4 kcal）の倍以上のエネルギーを供給できる．トリアシルグリセロールは大変効率のよいエネルギー貯蔵物質であるが，その蓄積量の増加は肥満を招き，糖尿病，脂質異常症，脂肪肝や動脈硬化症などの生活習慣病の原因となる．皮下の白色脂肪（皮下脂肪）の増加よりも内臓周囲の白色脂肪（内臓脂肪）の増加が生活習慣病発症に関連が深い．

9.6　脂質の食事摂取基準

A.　脂肪エネルギー比率

　脂質はエネルギー供給源として重要な役割を担っている．また，脂質を構成する脂肪酸には，生活習慣病に関連する飽和脂肪酸のほか，必須栄養素である必須脂肪酸（n－6 系脂肪酸および n－3 系脂肪酸）が含まれている．「日本人の食事摂取基準（2025 年版）」では，日本人の代表的な脂質（脂肪酸）摂取量（脂肪酸摂取比率）を考慮し，総エネルギー摂取量に占める脂質の割合（脂肪エネルギー比率；単位は％エネルギー）について，目標量として 20 ～ 30％エネルギー（1 歳以上）が設定された．

B. 飽和脂肪酸

成人においては，飽和脂肪酸の摂取量と血中総コレステロール濃度あるいはLDLコレステロール濃度との間に正の関連があることが知られている．日本人の最近の調査で得られた飽和脂肪酸摂取量の中央値を基に，飽和脂肪酸の目標量は，3〜14歳で10%エネルギー以下，15〜17歳で9%エネルギー以下，18歳以上で7%エネルギー以下と設定された．

C. 一価不飽和脂肪酸

一価不飽和脂肪酸は食品からの摂取に加え，体内でも飽和脂肪酸から合成される．必須脂肪酸ではなく，また，生活習慣病への影響が明らかでないため食事摂取基準は定められていない．

D. n－6系脂肪酸

平成30・令和元年国民健康・栄養調査から算出されたn－6系脂肪酸摂取量の中央値を1歳以上の目安量（単位はg/日）としている．

E. n－3系脂肪酸

平成30・令和元年国民健康・栄養調査から算出されたn－3系脂肪酸摂取量の中央値を1歳以上の目安量（単位はg/日）としている．

F. トランス脂肪酸

自然界に存在する不飽和脂肪酸のほとんどは，シス型の二重結合[*1]のみをもつ．一方，トランス型の二重結合[*2]を1つ以上もつ不飽和脂肪酸が存在し，トランス脂肪酸といわれる．トランス脂肪酸は，工業的に油脂を加工（水素添加）する過程で生じ，マーガリンなどに含まれる．その他，天然の動植物の脂肪（牛肉や乳製品など）中にも少し含まれている．トランス脂肪酸がLDLコレステロール値を上昇させることや冠動脈疾患の発症を増加させることが報告されている．日本人の大多数は，トランス脂肪酸に関するWHOの目標（総エネルギー摂取量の1%未満）を下回っている．したがって，トランス脂肪酸の食事摂取基準は定められていない．

＊1 二重結合の炭素につく2つの水素原子が構造上同じ側に位置する．
＊2 二重結合の炭素につく2つの水素原子が構造上互いに反対側に位置する．

G. 食事性コレステロール

体内で1日に合成されるコレステロールの量は，食事由来のコレステロール量の3倍以上である．また，コレステロールを多く摂取すると肝臓でのコレステロール合成は減少し，摂取量が少なくなるとコレステロール合成は増加する（フィードバック調節）．このように，体内でコレステロール量は一定となるよう調節されて

*ただし，脂質異常症の重症化予防のためには，コレステロール摂取を200 mg/ 日未満に留めることが望ましいとされた.

いる．コレステロールの食事摂取基準は定められていない*.

1) 脂質は単純脂質，複合脂質および誘導脂質に分類される.

2) リノール酸と α-リノレン酸は，必須脂肪酸である.

3) 脂質の吸収にはミセル形成が必要である.

4) 脂質はリポタンパク質に取り込まれて全身に運搬される.

5) 脂肪組織には白色脂肪組織と褐色脂肪組織がある.

6) 体内で余剰となったグルコースから脂肪酸が合成される.

7) 脂肪酸とグリセロールからトリアシルグリセロールが合成される.

8) 脂肪酸は細胞内のミトコンドリアで酸化される.

9) 体内のコレステロール合成量は，コレステロールの摂取量が多ければ低下し，逆に少なければ増加する.

10. タンパク質の栄養

タンパク質は遺伝情報をもとに合成され，生命活動をかたちとして表現する重要な分子である．タンパク質は約20種類のアミノ酸を材料に，ペプチド結合により高分子化している．アミノ酸の配列によってさまざまな特徴的な立体構造を形成し，複雑な機能を発揮する．また，糖質や脂質と同様に生体にとって重要なエネルギー源でもある．

10.1 タンパク質の分類と栄養学的特徴

A. タンパク質はアミノ酸からできている

a. アミノ酸

(1) アミノ酸の化学構造　アミノ酸は，その分子中にアミノ基とカルボキシ基を有する化合物と定義されている．通常，タンパク質を構成しているアミノ酸はプロリンを除きアミノ基とカルボキシ基が同じ炭素に結合した α-アミノ酸である（図10.1）．α-アミノ酸の α 炭素には -COOH，-NH₂，-R，-H のそれぞれ違った基が結合しているので，α 炭素は不斉炭素である．したがって，グリシン以外のアミノ酸は，この不斉炭素に基づく鏡像異性体（光学異性体ともいう）が存在する．これを D 型，L 型と呼んで区別する．ただし，タンパク質を構成している天然の

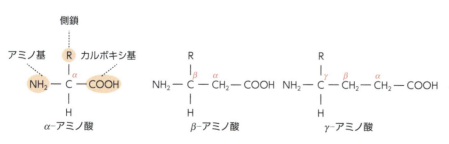

図10.1　アミノ酸の一般式
β 炭素にアミノ基がつくものを β-アミノ酸，γ 炭素にアミノ基がつくものを γ-アミノ酸という．それぞれタンパク質を構成せず，β-アラニン（天然物質），γ-アミノ酪酸（GABA といわれる神経伝達分子）などがある．

表10.1　アミノ酸の種類（赤字は不可欠（必須）アミノ酸を示す）

	アミノ酸	略号・記号	構造式
(1) 簡単な側鎖のアミノ酸（＊は分枝アミノ酸）	グリシン	Gly [G]	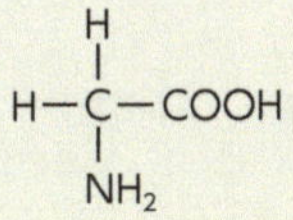 H–C(–H)(–NH₂)–COOH
	アラニン	Ala [A]	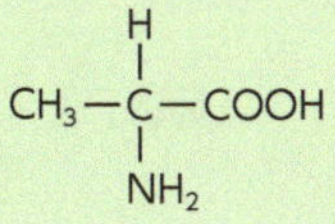 CH₃–C(–H)(–NH₂)–COOH
	バリン＊	Val [V]	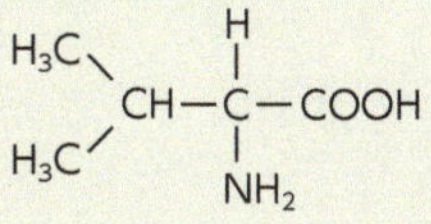 (H₃C)₂CH–C(–H)(–NH₂)–COOH
	ロイシン＊	Leu [L]	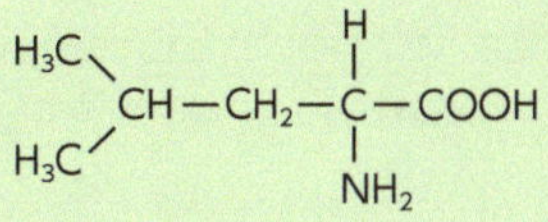 (H₃C)₂CH–CH₂–C(–H)(–NH₂)–COOH
	イソロイシン＊	Ile [I]	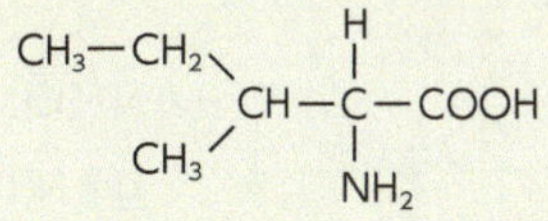 CH₃–CH₂–CH(CH₃)–C(–H)(–NH₂)–COOH
(2) 水酸基（–OH）を含むアミノ酸	セリン	Ser [S]	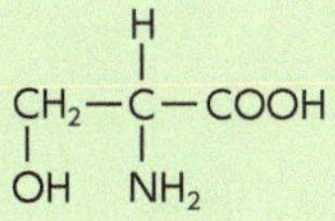 CH₂(–OH)–C(–H)(–NH₂)–COOH
	トレオニン（スレオニン）	Thr [T]	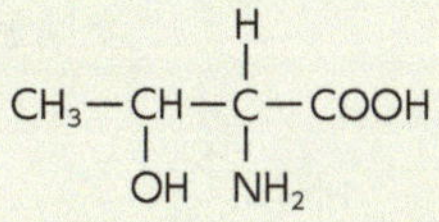 CH₃–CH(–OH)–C(–H)(–NH₂)–COOH
	チロシン	Tyr [Y]	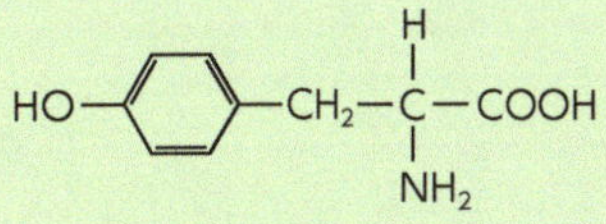 HO–C₆H₄–CH₂–C(–H)(–NH₂)–COOH
(3) 硫黄を含むアミノ酸	システイン	Cys [C]	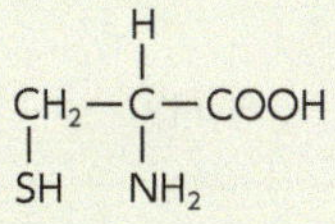 CH₂(–SH)–C(–H)(–NH₂)–COOH
	メチオニン	Met [M]	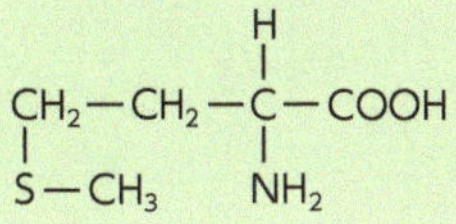 CH₂(–S–CH₃)–CH₂–C(–H)(–NH₂)–COOH

（つづく）

アミノ酸のほとんどはL型である.

(2) アミノ酸の種類　タンパク質を構成する約20種のアミノ酸は，その側鎖の性質により，表10.1のようなグループに分けられる. また，栄養学的には体内でまったく合成できないか，または必要な量を合成できないために食物として摂取しなければならない不可欠（必須）アミノ酸と，そうでない可欠（非必須）アミノ酸がある.

(3) アミノ酸の結合　アミノ酸2分子から水1分子がとれ，–CONH–結合（ペプ

10.1　タンパク質の分類と栄養学的特徴　　83

表 10.1 （つづき）

アミノ酸		略号・記号	構造式
(4) 酸性基あるいはその酸アミドを含むアミノ酸	アスパラギン酸	Asp [D]	$HOOC-CH_2-\overset{\overset{\text{H}}{\vert}}{\underset{\underset{\text{NH}_2}{\vert}}{C}}-COOH$
	アスパラギン	Asn [N]	$H_2N-\overset{}{\underset{\underset{\text{O}}{\Vert}}{C}}-CH_2-\overset{\overset{\text{H}}{\vert}}{\underset{\underset{\text{NH}_2}{\vert}}{C}}-COOH$
	グルタミン酸	Glu [E]	$HOOC-CH_2-CH_2-\overset{\overset{\text{H}}{\vert}}{\underset{\underset{\text{NH}_2}{\vert}}{C}}-COOH$
	グルタミン	Gln [Q]	$H_2N-\overset{}{\underset{\underset{\text{O}}{\Vert}}{C}}-CH_2-CH_2-\overset{\overset{\text{H}}{\vert}}{\underset{\underset{\text{NH}_2}{\vert}}{C}}-COOH$
(5) 塩基性基を含むアミノ酸	アルギニン	Arg [R]	$H-\overset{}{\underset{\underset{\underset{\text{NH}_2}{\vert}}{\overset{\text{C}=NH}{\vert}}}{N}}-CH_2-CH_2-CH_2-\overset{\overset{\text{H}}{\vert}}{\underset{\underset{\text{NH}_2}{\vert}}{C}}-COOH$
	リシン（リジン）	Lys [K]	$\underset{\underset{\text{NH}_2}{\vert}}{CH_2}-CH_2-CH_2-CH_2-\overset{\overset{\text{H}}{\vert}}{\underset{\underset{\text{NH}_2}{\vert}}{C}}-COOH$
	ヒスチジン	His [H]	$CH_2-\overset{\overset{\text{H}}{\vert}}{\underset{\underset{\text{NH}_2}{\vert}}{C}}-COOH$
(6) 芳香環を含むアミノ酸	フェニルアラニン	Phe [F]	$CH_2-\overset{\overset{\text{H}}{\vert}}{\underset{\underset{\text{NH}_2}{\vert}}{C}}-COOH$
	チロシン	Tyr [Y]	(2) を参照
	トリプトファン	Trp [W]	$CH_2-\overset{\overset{\text{H}}{\vert}}{\underset{\underset{\text{NH}_2}{\vert}}{C}}-COOH$
(7) イミノ酸	プロリン	Pro [P]	

チド結合）により結合した化合物を一般にペプチドという．同様に第三，第四のア
ミノ酸が順次結合してペプチドはしだいに長くなっていく．アミノ酸 2，3，4，
…個からなるペプチドをそれぞれジペプチド，トリペプチド，テトラペプチド，

…と呼び，アミノ酸数個から十数個のものをオリゴペプチド，さらに長いものをポリペプチドという．ポリペプチドのうち，特有の構造や生理機能をもつものをタンパク質というが，ポリペプチドとタンパク質の名称に明確な区分はない．

B. タンパク質の分類

a. 組成による分類

(1) 単純タンパク質　アミノ酸だけで構成されているタンパク質を単純タンパク質といい，血清中のアルブミンやグロブリンはその代表的なものである．また，コメのオリゼニンやコムギのグルテニンも単純タンパク質である（表10.2）．

(2) 複合タンパク質　糖，脂質，核酸，色素，無機質などを含むタンパク質を複合タンパク質といい，それぞれ糖タンパク質，リポタンパク質，核タンパク質，色素タンパク質，金属タンパク質などと呼んでいる（表10.3）．

(3) 誘導タンパク質　天然タンパク質が酵素や物理的，化学的な作用で変化して生じたタンパク質で，コラーゲンが熱変性したゼラチンなどがある．

表10.2　単純タンパク質の分類

名称	溶解性				特性	例，分布など
	水	希塩類溶液	希酸	希アルカリ		
アルブミン	○	○	○	○	熱で凝固	血清アルブミン（血清），ラクトアルブミン（乳），オボアルブミン（卵白）
グロブリン	×	○	○	○	熱で凝固 生理食塩水に可溶	血清グロブリン（血清），ラクトグロブリン（乳），ミオシン（筋肉），リゾチーム（卵白）
アルブミノイド	×	×	×	×	動物性 難消化性	コラーゲン（軟骨，皮膚，腱），エラスチン（靱帯，腱，動脈），ケラチン（表皮，毛髪，爪）
グルテリン	×	×	○	○	植物性 グルタミン酸含量大	オリゼニン（コメ），グルテニン（コムギ）
プロラミン	×	×	○	○	植物性 80％アルコールに可溶	グリアジン（コムギ），ゼイン（トウモロコシ）
ヒストン	○	○	○	×	塩基性タンパク質 リシン含量大	チムヒストン（胸腺），真核細胞のDNAに存在

表10.3　複合タンパク質の分類

名称	アミノ酸以外の物質	例，分布など
糖タンパク質	糖および糖誘導体	ムチン（唾液），オボムコイド，オボムチン（卵白）
リポタンパク質	リン脂質，コレステロール	リポタンパク質（血清），リポビテリン（卵黄）
核タンパク質	核酸（DNA，RNA）	ヒストンタンパク質（細胞核），タバコモザイクウイルス
色素タンパク質	金属，フラビン，カロテノイド	ヘモグロビン（赤血球），ミオグロビン（筋肉），ロドプシン（網膜），フラビンタンパク質（酵素），シトクロム（シトクロム c）
金属タンパク質	金属	フェリチン：鉄（肝臓），セルロプラスミン：銅（血漿）
リンタンパク質	リン	カゼイン（牛乳），ビテリン（卵黄）

10.1　タンパク質の分類と栄養学的特徴

b. 形態による分類

(1) 繊維状タンパク質　　アルブミノイド（硬タンパク質）がこれに属し，結合組織に多いコラーゲンやエラスチン，筋線維を構成するミオシン，血液凝固作用のあるフィブリンなどがある．

(2) 球状タンパク質　　多くのタンパク質がこれに属し，溶解性が高く，複雑な立体構造をもっている．酵素タンパク質，血清アルブミンなどが代表的なものである．

C.　タンパク質の栄養学的特徴

　生命活動をかたちとして表現しているのはタンパク質のはたらきであり，多くの役割を担っているが，動的な役割と静的な役割に大きく分けることができる．動的な機能には，輸送，代謝の制御，筋収縮，酵素として化学変化を触媒するなどの作用がある．静的な機能には，骨や結合組織においてマトリックスを形成し，人体の構造や組織の形態を維持するものがある．

(1) 酵素　　生体内で起こる化学反応の大部分は酵素により触媒され，多くの酵素の関与によって初めて複雑な反応が厳密な統制のもとに進行し，生命活動を維持することが可能となる．

(2) 輸送　　血液中や筋肉で酸素を運搬しているヘモグロビンやミオグロビン，脂質を運搬するリポタンパク質，鉄を運搬するトランスフェリン，さらにはビタミンやホルモンなども特異的な輸送タンパク質により運ばれる．

(3) 生体防御　　免疫グロブリンやインターフェロンは細菌やウイルスの感染を防御する．トロンビンやフィブリンは血液を凝固させ出血を止める．

(4) ホルモン　　タンパク質ホルモンやペプチドホルモンとして膵臓から分泌されるインスリン，グルカゴン，下垂体前葉からの成長ホルモン，ACTH（副腎皮質刺激ホルモン），黄体形成ホルモン，卵胞刺激ホルモン，プロラクチン，下垂体後葉からのバソプレッシン（抗利尿ホルモン：ADH），オキシトシン，甲状腺からのカルシトニンなどがある．

(5) 筋肉タンパク質　　筋肉の収縮にアクチンとミオシンが重要なはたらきをしている．

(6) 生体の構造や組織の形態維持成分　　このはたらきをしているタンパク質にはコラーゲンやエラスチン，ケラチンが含まれている．コラーゲンは生体中全タンパク質の30〜40%を占め，骨，軟骨，皮膚などに多く存在する．骨のしなやかさ，血管や皮膚の弾力性維持に重要である．エラスチンは靱帯に多く存在し，強い弾性を示す．ケラチンは表皮，毛髪，爪などの主成分である．

10.2 | タンパク質の消化と吸収

食物中のタンパク質を栄養素として利用するためには，高分子のタンパク質を吸収可能な低分子のペプチドやアミノ酸にまで分解する必要がある．このため，胃および小腸で特異性の異なるタンパク質分解酵素による消化を受ける（表10.4）．

ヒトは，タンパク質およびその関連物質を分解する酵素を10種類以上もち，消化管の機械的な力も借りて，たんねんに消化し，吸収している．ただし，例外的に誕生後のごく短期間には免疫獲得のために，乳汁中の免疫グロブリン（IgA）などは消化されず，そのまま吸収される．消化のはじめの過程は，エンドペプチダーゼ（ペプシン，トリプシン，キモトリプシン）がはたらき，オリゴペプチドができる．次いでエキソペプチダーゼや膜消化酵素がはたらき，最終消化産物であるアミノ酸が生じる．アミノ酸の吸収はおもに十二指腸と空腸で起こる．アミノ酸が吸収上皮細胞内に吸収されるには細胞膜上の輸送担体が必要であり，どの輸送担体を経由するかはアミノ酸の性質（中性，酸性，塩基性など）*で異なる．いくつかの種類の輸送担体はアミノ酸とNa^+を共輸送するため，吸収上皮細胞内のNa^+を汲み出すためにNa^+/K^+ATPアーゼを駆動させなければならない．

IgA：immuno-globulin A

＊構造内にカルボキシ基を２つもつアミノ酸（アスパラギン酸やグルタミン酸）を酸性アミノ酸，２つ以上のアミノ基をもつアミノ酸（リシン，アルギニン，ヒスチジン）を塩基性アミノ酸，それ以外を中性アミノ酸という．

A. タンパク質の消化は胃から始まる

食物が胃に入ると，その刺激により分泌される胃液中の塩酸で，胃内環境はpH２程度になり，タンパク質は変性し消化酵素の作用を受けやすくなる．胃ではたらく消化酵素はペプシンである．ペプシンは，タンパク質の芳香族アミノ酸のカルボキシ基側のペプチド結合を認識して加水分解される．

小腸ではたらく消化酵素はトリプシン，キモトリプシン，カルボキシペプチダーゼなどである．トリプシンは，アルギニンやリシンなどの塩基性アミノ酸のカルボキシ基側のペプチド結合を，キモトリプシンは芳香族アミノ酸およびメチオニン，アスパラギン，ヒスチジンのカルボキシ基側のペプチド結合を，それぞれ特異的に加水分解する．このようにそれぞれの酵素が決まった部分のペプチド結合を選択的に加水分解することにより，タンパク質は消化によってペプチド（ジペプチド，トリペプチド）はさらに膜消化にかかわる消化酵素によってアミノ酸となる．

B. タンパク質の吸収は小腸で行われる

ペプチド（ジペプチド，トリペプチド）は，ペプチドトランスポーター１（PEPT1）を介して，遊離アミノ酸は種々の特徴的な輸送タンパク質を介して吸収上皮細胞内に流入する．アミノ酸とペプチドではペプチドの吸収が早い．ペプチドとして吸

収上皮細胞に吸収される場合もある．吸収上皮細胞内でペプチドは細胞質に存在するペプチダーゼによってアミノ酸に分解された後に毛細血管へ移行する．稀に食事由来のペプチドが血液中に認められる場合もある．腸管内のペプチドが吸収上皮細胞を経由せず，細胞と細胞の間隙を通過して体内に流入している場合もあると考えられている．

アミノ酸の吸収には，構造や電荷が似た特定のアミノ酸群を選択的に輸送する複数の輸送系が知られている．一般に，中性アミノ酸の吸収速度は酸性および塩基性アミノ酸の吸収速度よりも速い．ロイシン，イソロイシン，バリン，メチオニンなどの不可欠アミノ酸の吸収は，可欠アミノ酸の吸収よりも速い．複数のアミノ酸が同一の輸送系を利用するため，サプリメントなどで特定のアミノ酸を大量に摂取した場合には，少ない摂取量のアミノ酸の吸収と競合してしまい，結果として少ない摂取量のアミノ酸の吸収阻害につながる．

10.3 タンパク質の体内運搬

A. アミノ酸の臓器間輸送

食後，腸管より吸収されたアミノ酸は門脈を経て肝臓に入り，そこで肝タンパク質や血清タンパク質などが合成され，一部は他の可欠アミノ酸に変化し，一部はそのまま血中に送出される．血中アミノ酸は，各組織に取り込まれ組織タンパク質の供給源として，また種々のホルモンや生理活性物質，核酸などの構成成分となる．

アミノ酸のうち，分枝アミノ酸（BCAA）は肝臓で代謝されず，大半が直接筋肉に取り込まれ，筋肉タンパク質の合成に用いられるか，酸化分解されて筋肉のエネルギー源となる．このように食後筋肉は分枝アミノ酸を非常によく利用する．

BCAA : branched chain amino acid

血糖値が低下する空腹時や絶食時では，筋肉のタンパク質分解が増加し，遊離したアミノ酸が代謝される．アミノ酸の代謝により遊離したアミノ基はピルビン酸に転移されアラニンとして血中に放出される（図10.2）．アラニンは肝臓で糖新生によりグルコースに変えられ，血中に放出される．特に筋肉からアラニンが肝臓に，肝臓からグルコースが筋肉に輸送される循環経路をグルコース−アラニン回路といい，タンパク質代謝と糖質代謝との接点をなし，タンパク質がエネルギー源となる代謝経路として重要である（8.5A項参照）．

筋肉から放出されるアミノ酸はアラニンのほか，グルタミンなどがある．グルタミンは肝臓，腎臓，消化管などで代謝される．腎臓はグルタミンを取り込み，アラニンのみならずセリンを放出することが特徴的で，これらのアミノ酸はエネルギー源や窒素運搬(nitrogen carrier)に重要である．

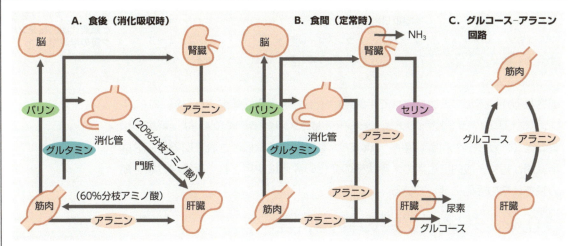

図 10.2 臓器間のアミノ酸の移動

脳のエネルギー源はグルコースのみといわれているが，飢餓などでグルコースの供給が十分でない場合には，ケトン体や分枝アミノ酸を取り込んで利用する．分枝アミノ酸のなかでもバリンが優先的に利用される．

B. アルブミン

血清タンパク質のうち，特に比率の高いものとして，アルブミンとグロブリンがある．アルブミンは肝臓のみで合成され，栄養状態が悪い場合や肝臓に障害がある場合には血中アルブミン濃度が低下する．アルブミンは血液浸透圧の調節，ホルモンやビタミンの運搬に関与している．アルブミンは肝臓で1日に約12～14 g合成される．血中アルブミン量は多くても150 gで，全身のアルブミン貯蔵量も300 g程度である．

RTP：rapid turn-over protein

C. 急速代謝回転タンパク質（RTP）

生体内のタンパク質（体タンパク質）は常に分解と合成により新旧のタンパク質が入れ替わっている．この交換する速度を代謝回転速度といい，体タンパク質の種類によってその速度は異なる．血液や肝臓のタンパク質は代謝回転が非常に速い．また消化管の上皮細胞は24時間で入れ替わっている．一方，骨格筋や骨中のタンパク質は比較的遅く，筋肉タンパク質の平均半減期は180日，骨は1年である．生体（内）のタンパク質全体の平均半減期は約80日とされている．

血清総タンパク質や血清アルブミン量はタンパク質摂取量の影響を受けやすく古くから栄養状態の指標の一つとして用いられている[*1]．この指標はクワシオルコル[*2]のようにタンパク質欠乏が明らかな状態では，血漿総タンパク質濃度，特に血清アルブミン濃度の低下がみられる．しかし，潜在的タンパク質欠乏の状態では変化が現れにくく鋭敏さに欠ける．そのためアルブミンと同様に肝臓で合

*1 近年，血清アルブミンは，炎症状態や予後の指標として，より有用と考えられている．
*2 カシオコア，クワシオコールともいう．ガーナの言葉に由来する低栄養状態の一つ．

名称	半減期（日）	名称	半減期（日）
アルブミン	17〜23	トランスサイレチン	2〜3
トランスフェリン	7〜10	レチノール結合タンパク質	0.5

表 10.4　アルブミンと急速代謝回転タンパク質の半減期

成されるが，アルブミンと比べて半減期の短い急速代謝回転タンパク質（RTP：トランスフェリン，トランスサイレチン，レチノール結合タンパク質，表10.4）は，軽度の栄養障害（タンパク質の消化吸収障害，摂取不足）を反映する指標とされている．RTPは半減期が短く一般的に短期の栄養状態の変化の評価に使用され，術後など急性期の栄養状態の評価に適している．

10.4 タンパク質の体内代謝

A. 生体内のタンパク質は絶えず合成と分解を繰り返している

　健康な成人では，合成されるタンパク質と分解されるタンパク質の量は等しく動的定常状態を保っている．定常状態におけるこのような交換を代謝回転という．このタンパク質の代謝を図10.3に示した．体重60 kgの成人では1日に約230 gのタンパク質が合成され，同じ量のタンパク質が分解されている．この量は1日の摂取タンパク質量60 gの3倍以上である．また，摂取タンパク質と同じ量のタンパク質（アミノ酸）が分解されて生じた窒素は尿素として排泄され，炭素骨格は脂肪やグルコースに合成されたり，エネルギーとして利用される．

a. 生体内のタンパク質の合成

　タンパク質合成の概要は図10.4に示した．DNA（デオキシリボ核酸）は種々のタンパク質の構造など，生命の維持に不可欠な情報が塩基の配列により書き込まれている．遺伝子が細胞内で実際のタンパク質などに表現されることを発現という．

　発現の第1段階は，核内においてDNA二重らせんがほどけ，情報がRNA（リボ核酸）にコピーされることから始まる．この段階を転写という．DNAをおおまかに見ると，まずRNAを発現するかどうか，どの程度，いつ，どのような刺激があれば発現するのかなどの発現の調節を行う転写調節領域があり，その次に実際にRNAにコピーされる転写領域がある．その領域のDNAは，タンパク質合成にとって不要な配列（イントロン）と必要な配列（エキソン）が交互に並んでおり，まとめてコピーされてから不要な配列部分を切り捨てて，必要な部分を集めてmRNA（メッセンジャー RNA）になる．mRNAの情報はリボソームでタンパク質に翻訳される．mRNAは3つの塩基で1つのアミノ酸を決めており，この3つの塩基の組み合わせをコドンという．これには，アミノ酸を指定するもののほかにタ

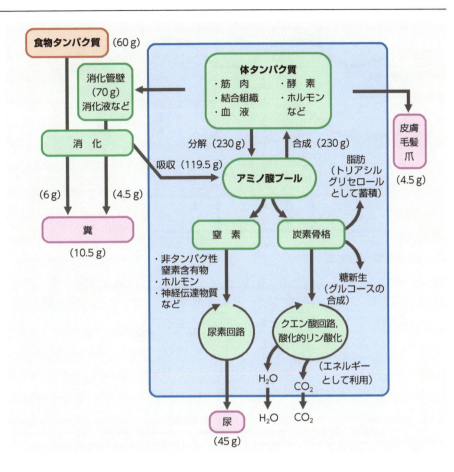

図 10.3 タンパク質の代謝
尿中窒素排泄量および皮膚などへの窒素排泄量はタンパク質に換算して示した.

ンパク質の合成開始や合成停止を指定するものがあり，それぞれ，開始コドン，終止コドンという．

tRNA（転移RNA）はmRNAのコドンに対応した相補的なアンチコドンをもち，20種類のアミノ酸や終止コドンに対応したそれぞれのtRNAがある．アミノ酸は，それぞれに対応したアミノ酸活性化酵素によりそれぞれに対応したtRNAに結合され，アミノアシルtRNAが合成される．リボソームでは，mRNAのコドンとtRNAのアンチコドンをつき合わせながらmRNAの情報どおりにアミノ酸をつなぎ合わせてタンパク質を合成する．この過程を翻訳という．終止コドンまでくると終止因子のはたらきで翻訳は終わり，できあがったタンパク質は本来の高次構造をつくり，さまざまな機能をもつタンパク質になる．

b. 体タンパク質の分解

体タンパク質の分解は，細胞小器官（細胞内消化器官）であるリソソームが関与するオートファジー系と，ユビキチン-プロテアソーム系により行われる．

オートファジーは，タンパク質を含む細胞質基質や細胞小器官をオートファゴソームといわれる小胞で囲い，リソソームと融合することで一括分解を行うのに

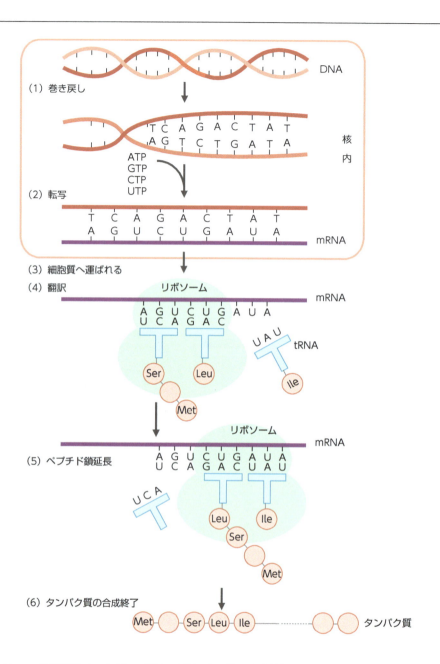

図 10.4 タンパク質の合成
CTP：cytidine 5′-triphosphate
UTP：uridine 5′-triphosphate

対し，プロテアソームは，ポリユビキチン化した標的タンパク質を特異的に分解する．

B. アミノ酸の代謝

アミノ酸プールのアミノ酸は，体タンパク質やアミノ酸を材料として合成される核酸，生理活性物質などの合成に使用されるが，残りは代謝される．アミノ酸代謝の最初の過程は多くの場合，アミノ基の脱離に始まる．アミノ基は α-ケト

酸との反応により他のアミノ酸を合成したり，あるいは直接アンモニアの形で遊離して窒素の最終産物である尿素に変わる．

尿素は肝臓において尿素回路を経て生成され，腎臓より尿中に排泄される．アミノ基を失った炭素鎖は糖質，脂質代謝と相互に関係しつつ，最終的にはクエン酸回路に取り込まれ，酸化分解を受ける（図10.3参照）．

a. アミノ基の脱離と処理

アミノ酸の分解にはまずアミノ基の脱離移動が必要であるが，これにはアミノ基転移反応や酸化的脱アミノ反応がある．離脱したアミノ基（アンモニア）は細胞にとって毒性が強く，特に神経細胞を傷害する．そこで，末梢組織ではアンモニアとα-ケトグルタル酸からグルタミン酸を生じ，さらにグルタミン酸とアンモニアからグルタミンを生成することにより，アンモニアを無害な形に変えてから，血液を介して肝臓に輸送する（図10.5）．

肝臓では，グルタミン酸やグルタミンを取り込み，アンモニアをはずして毒性の低い尿素に変える．このしくみを尿素回路（オルニチン回路）という．アミノ酸のアミノ基の大部分は尿素として，尿中に排泄される．

b. 炭素骨格の代謝

アミノ酸からアミノ基部分が除かれたのちの炭素鎖（炭素骨格）の分解は主とし

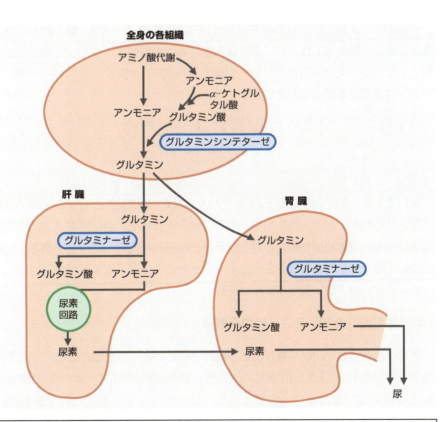

図10.5　アンモニアの解毒と尿素の合成

ケト原性アミノ酸	ケト原性・糖原性アミノ酸	糖原性アミノ酸	
Leu（ロイシン）	Ile（イソロイシン）	Ala（アラニン）	His（ヒスチジン）
Lys（リシン）	Phe（フェニルアラニン）	Arg（アルギニン）	Hyp（ヒドロキシプロリン）
	Trp（トリプトファン）	Asp（アスパラギン酸）	Met（メチオニン）
	Tyr（チロシン）	Asn（アスパラギン）	Pro（プロリン）
		Cys（システイン）	Ser（セリン）
		Glu（グルタミン酸）	Thr（トレオニン）
		Gln（グルタミン）	Val（バリン）

表 10.5　ケト原性アミノ酸と糖原性アミノ酸
（赤字は不可欠アミノ酸）

て肝臓で行われ，ピルビン酸，アセチルCoAから，またはα–ケトグルタル酸，スクシニルCoA，フマル酸，オキサロ酢酸などからクエン酸回路に入り，最終的に二酸化炭素と水となり，その過程でATP（アデノシン三リン酸）がつくられる．

アミノ酸のうち糖新生によりグルコースに変わることができるものを糖原性アミノ酸という．一方，糖新生されずケトン体に変わりうるアミノ酸をケト原性アミノ酸という（表10.5）．

c. 可欠アミノ酸の生成

糖質や脂質の中間代謝産物であるα–ケト酸におもにグルタミン酸のアミノ基が転移されて種々の可欠アミノ酸が体内で合成される．

d. 脱炭酸反応（カルボキシ基の脱離）

一部のアミノ酸ではデカルボキシラーゼのはたらきで，アミノ酸のカルボキシ基が二酸化炭素としてはずれ，アミンを生じる．副腎髄質ホルモンや神経伝達物質としてはたらくカテコラミン（ドーパミン，ノルアドレナリン，アドレナリン）やヒスタミンはこの反応によって生じる．

10.5 ｜ 不可欠（必須）アミノ酸

体内でアミノ酸が必要であるのは，タンパク質の構成材料としてのアミノ酸を必要とするからである．エネルギーやその他の栄養素を十分に含むアミノ酸混合食を投与し，窒素出納が維持されていることを確かめたのち，アミノ酸を1つずつ抜いて窒素出納を観察することにより，ヒトの不可欠アミノ酸が決定された．

成人の不可欠アミノ酸は9種類である．

A.　不可欠（必須）アミノ酸の必要量

アミノ酸混合食を用いて窒素出納が維持されていることを確かめたのち，不可欠アミノ酸の1つをしだいに減らしていき，窒素出納が負にならない限界量を求め，そのアミノ酸の最小必要量とした．このようにして測定された値を基に

表 10.6　各年齢におけるアミノ酸必要量の算定値
（単位：mg/kg 体重/日）
［資料：WHO/FAO/UNU，2007．成人については日本人の食事摂取基準（2020 年版）］

アミノ酸	乳児（5 か月）	幼児（1〜2 歳）	就学児童（11〜14 歳）	成人
ヒスチジン	22	15	12	10
イソロイシン	36	27	22	20
ロイシン	73	54	44	39
リシン	63	44	35	30
メチオニン＋シスチン	31	22	17	15
フェニルアラニン＋チロシン	59	40	30	25
トレオニン	35	24	18	15
トリプトファン	9.5	6.4	4.8	4.0
バリン	48	36	29	26
合計	376	267	212	183

　WHO/FAO/UNU合同委員会が策定した不可欠アミノ酸必要量を表10.6に示した．乳児，幼児については正常な成長に必要な量として算出されたものである．
　タンパク質の栄養価は，不可欠アミノ酸の含有量とバランスで決まる．

10.6 タンパク質の質の評価

A. 食品タンパク質の栄養価の評価法

　食品タンパク質の栄養価の評価方法には，生物学的評価法と化学的評価法がある（表10.7）．生物学的評価法は試験タンパク質を実際にヒトや動物に給与し，体重の増加や消化・吸収された窒素量に対する体内に保留された窒素量の割合から評価するものである．化学的評価法は試験タンパク質のアミノ酸組成を分析し，ヒトが必要とする不可欠アミノ酸構成割合と比較して評価を行う方法である．

a. 生物学的評価法

　ヒトまたは実験動物に対する栄養効果によって評価するものである．これまで

表 10.7　食品タンパク質の栄養価の評価方法

生物学的評価方法	化学的評価方法
1924 年　生物価（ミッチェル）	1946 年　化学価（ブロックとミッチェル）
1955 年　正味タンパク質利用率（ミラーとベンダー）	1957 年　タンパク質価（FAO）
	1973 年　アミノ酸価（FAO/WHO）
	1985 年　アミノ酸価（FAO/WHO/UNU）
	2007 年　アミノ酸価（WHO/FAO/UNU）
	2013 年　消化性不可欠アミノ酸価（FAO）

いろいろな方法が検討されてきたが，最も合理的な方法として一般的に用いられているのは窒素出納による方法である．タンパク質以外の栄養素には含まれない元素である窒素を指標として，摂取する食物中に含まれる窒素量と糞便および尿中に排泄される窒素量のバランスを調べて評価する方法を窒素出納法という．

一般に成長期の動物では，摂取する窒素が排泄される窒素より多いので窒素出納は正になる．摂取タンパク質量が少なかったり，不可欠アミノ酸が不足する場合には，排泄される窒素のほうが多くなり窒素出納は負になる．この方法を基礎としてタンパク質の栄養価を表したものに，生物価（BV），正味タンパク質利用率（NPU）などがある．窒素出納法以外にもタンパク質の栄養価を評価する方法はいくつもあるが，そのうち代表的なものとして，タンパク質効率比（PER），正味タンパク質効率比（NPR）がよく用いられている．

BV : biological value
NPU : net protein utilization
PER : protein efficiency ratio
NPR : net protein ration

(1) 生物価（BV）　栄養価の高いタンパク質は，吸収された量に対して体内に保留される割合が大きい．反対に栄養価の低いタンパク質は吸収されても体内に保留されず排泄されてしまう．このことから，一定量のタンパク質を摂取後，吸収窒素に対する体内保留窒素の割合を測定して生物価としている．

生物価＝（体内保留N量/吸収N量）×100

＝［摂取N量－（便中N量－代謝性糞便N量）－（尿中N量－内因性尿
N量）］/［摂取N量－（便中N量－代謝性糞便N量）］×100

(2) 正味タンパク質利用率（NPU）　摂取したタンパク質中の窒素量に対する体内に保留された窒素量の割合をいう．

正味タンパク質利用率＝生物価×消化吸収率

＝（体内保留N量/吸収N量）×（吸収N量/摂取N量）
×100

＝体内保留N量/摂取N量×100

b．化学的評価法

体タンパク質合成に理想的な食品中の不可欠アミノ酸組成と比較して，ある食品の一番不足している不可欠アミノ酸の不足の程度によって，その食品のタンパク質の栄養価を表す方法が化学的評価法であり，タンパク質価やアミノ酸価などがある．化学的評価法の考え方は，板の長さを各不可欠アミノ酸の評点パターンとの百分率で示した図10.6の桶のモデルがよく表している．1957年にFAOは食品タンパク質の栄養価を，化学的に評価する基準となる理想的な不可欠アミノ酸組成をもったタンパク質として，比較タンパク質を想定した．

そして，タンパク質1gあたりに含まれる食品タンパク質の各不可欠アミノ酸量と比較タンパク質の各不可欠アミノ酸量との百分率を求め，この値が最も小さいアミノ酸（第一制限アミノ酸）の値をタンパク質価とした．その後アミノ酸評点パターンが変更され，卵タンパク質を評点パターンとした場合は卵価，人乳タンパ

図10.6 アミノ酸の桶モデル
A：フェニルアラニン＋チロシン
S：メチオニン＋シスチン
------：1973年のアミノ酸価100を示す
―――：第一制限アミノ酸のアミノ酸価を示す

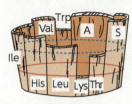
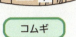
コムギ

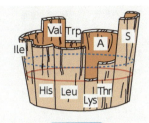

精白米

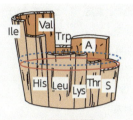
ダイズ

アミノ酸	FAO/WHO (1973年) アミノ酸価	FAO/WHO/UNU (1985年)[*1] アミノ酸価	WHO/FAO/UNU (2007年)[*2] アミノ酸価	FAO(2013年)[*3] DIAAS法
ヒスチジン	—	19	18	20
イソロイシン	40	28	31	32
ロイシン	70	66	63	66
リシン	55	58	52	57
メチオニン＋シスチン	35	25	26	27
フェニルアラニン＋チロシン	60	63	46	52
トレオニン	40	34	27	31
トリプトファン	10	11	7.4	8.5
バリン	50	35	42	43
合計	360	339	312.4	337.5

表10.8 アミノ酸評点パターンと化学的評価法
(単位：mg/g タンパク質)
[*1] 幼児 (2～5歳) の不可欠アミノ酸必要量パターン
[*2] 幼児 (1～2歳) の不可欠アミノ酸必要量パターン
[*3] 幼児 (6か月～3歳) アミノ酸推奨パターン

ク質の場合には人乳価とした．1973年のFAO/WHOアミノ酸評点パターンの場合にはアミノ酸価と名前を変えて呼んでいる．2007年に発表されたWHO/FAO/UNUのアミノ酸評点パターンが提案されていたが，現在は，2013年にFAOから，より正確なタンパク質の評価法として消化性不可欠アミノ酸スコア (DIAAS) 法が推奨されている (表10.8参照)．

B. 日常食のタンパク質栄養評価

日常よく用いられている食品タンパク質の生物価およびアミノ酸価を表10.9に示した．一般的に生物価がアミノ酸価よりやや低い値を示すが，この傾向は動物性食品で顕著にみられる．この表からも動物性食品のタンパク質が植物性食品に比べて良質であることがわかる．

しかし，私たちの食事では単一の食品を食べるのではなく複数の食品を組み合わせて摂取している．食品を組み合わせることにより，栄養価の低いタンパク質を含む食品を用いた食事でも，全体としての栄養価を比較的よい値に引き上げることができる．表10.10で示したように，精白米のアミノ酸価は69 (Lys) であるが，組み合わせることによってその価は100に増加する (100以上になるものは100

動物性食品	生物価（BV）	アミノ酸価	植物性食品	生物価（BV）	アミノ酸価
鶏卵	94	100	ソバ	77	100
牛乳	85	100	ダイズ	73	100
魚肉	76	100	精白米	64	69（Lys）
牛肉	74	100	トウモロコシ	59	35（Lys）
鶏肉	74	100	コムギ	51	37（Lys）

表 10.9　おもな食品タンパク質の栄養価
［資料：アミノ酸価は，WHO／FAO／UNU 2007 年，1 〜 2 歳を基に計算］

	精白米 100 g	豆腐（木綿） 100 g	計（精白米＋豆腐）	タンパク質 1 g あたりの量（mg/g タンパク質）	アミノ酸評点パターン（mg/g タンパク質）	アミノ酸評点パターンとの比
タンパク質（g）	6.1	6.6	12.7			
Ile（mg）	240	320	560	44	31	1.42
Leu（mg）	500	560	1060	83	63	1.32
Lys（mg）	220	450	670	53	52	1.02
S（mg）	290	187	477	38	26	1.46
A（mg）	550	660	1210	95	46	2.07
Thr（mg）	210	280	490	39	27	1.44
Trp（mg）	83	98	181	14.3	7.4	1.93
Val（mg）	350	330	680	54	42	1.29
アミノ酸価	69（Lys）					100

表 10.10　混合タンパク質のアミノ酸価の求め方
S：含硫アミノ酸（メチオニン＋シスチン），A：芳香族アミノ酸（フェニルアラニン＋チロシン）
下線部は第一制限アミノ酸．網が紫色の部分の数値が計算に使用した数値．
算出法：精白米（220／6.1／52）× 100 ＝ 69
精白米＋豆腐（670／12.7／52）× 100 ＝ 101 ⇒ 100
［資料：WHO／FAO／UNU，2007 年，1 〜 2 歳を基に計算］

とする）．日本の食文化にみられるコメとダイズの組み合わせによる栄養価の改善は，栄養学において意味深いものである．

a.　アミノ酸補足効果

　コメやコムギのタンパク質にリシンとトレオニンを添加することにより，栄養価を高めることが知られている．これを，アミノ酸の補足効果という．さらに，複数のアミノ酸が同程度に不足している場合に，片方のアミノ酸だけを補足すると，かえってタンパク質の利用効率が低下し，要求量が増加するアミノ酸インバランスなどになるので注意が必要である．繰り返しになるが，タンパク質の栄養価は不可欠アミノ酸のバランスで決まる．

10.7 ｜ タンパク質の食事摂取基準

　タンパク質の栄養研究の進歩に伴い，タンパク質必要量の考え方，算定方法，その基礎となる数値などは変化してきた．しかし，基本的な考え方は同じであり，成人では体タンパク質の維持に必要な量として，また成長期では正常な発育に必

要な量としてそれぞれ求められてきた.

タンパク質の食事摂取基準は, 乳児では目安量が, 1歳以上では推定平均必要量, 推奨量および目標量が定められている.

さらに, 高齢期では低栄養予防やフレイル予防が考慮された.

A. 推定平均必要量

タンパク質維持必要量は良質なタンパク質を用いた短期の出納実験（窒素出納法）から窒素平衡を維持できる量を推定する.「日本人の食事摂取基準(2025年版)」では1歳以上すべての年齢区分に対して男女ともに, タンパク質維持必要量を0.66 g/kg体重/日とされた.

窒素出納法では良質な動物性タンパク質が用いられ, その生体利用効率はほぼ100%と考えられている. 一方, 日常摂取するタンパク質は植物性のタンパク質などを含むため利用効率はやや低く, 18歳以上ではおよそ90%と見積もられた.

推定平均必要量(g/kg体重/日)＝0.66 g/kg体重(タンパク質維持必要量)

÷0.9（利用効率）

＝0.73

各年代の参照体重から算出した18〜64歳の維持必要量(0.73×参照体重(kg))は男性50 g/日, 女性40 g/日となる.

妊婦, 授乳婦および小児は成人に比べて体重あたりに必要なタンパク質必要量が増加する. 食事摂取基準では, 妊婦および小児では新生組織の形成に必要なタンパク質を, 授乳婦では母乳中に分泌されるタンパク質を, それぞれ付加量として提示している.

B. 推奨量

個人間の変動係数として12.5%を採用し, その2倍を推定平均必要量に加算して推奨量を算出している. 成人のタンパク質推奨量は, 次式で算出する.

推奨量(g/kg体重/日)＝推定平均必要量(0.73 g/kg体重/日)×1.25＝0.91

C. 耐容上限量

タンパク質の耐容上限量を策定しうる明確な根拠となる報告は十分には見当たらないので, 耐容上限量は設定されていない.

D. フレイルおよび生活習慣病の発症予防

フレイルやサルコペニアと, タンパク質摂取量が関係すると考えられている. しかし,「日本人の食事摂取基準（2025年版）」では, フレイルやサルコペニアと, 習慣的なタンパク質摂取量の関係を調査した横断研究およびコホート研究におけ

るタンパク質摂取量の評価方法の質が十分ではないため，現段階ではタンパク質摂取量と，フレイルやサルコペニアの発症予防を目的とした，望ましいタンパク質摂取量を策定することは難しいと結論づけている．ただし，高齢者では少なくとも，推奨量よりも多めに摂取する（1.2 g/kg体重/日以上）ほうが良い可能性があると付記されている．

「日本人の食事摂取基準（2025年版）」のタンパク質摂取目標量の上限値である20％エネルギーは1.0～1.25 g/kg体重/日（基準体位および身体活動「ふつう」を用いて算出）に相当する．

1）タンパク質はアミノ酸（窒素化合物）からできている．

2）タンパク質の消化は胃内で始まる（胃内消化）．

3）小腸で吸収されたアミノ酸は，門脈を経て肝臓に運ばれる．

4）体タンパク質は絶えず合成と分解を繰り返している．

5）タンパク質が分解されて生じたアンモニアは尿素として腎臓から排泄され，炭素骨格は脂肪や糖に合成されたり，エネルギーとして利用される．

6）タンパク質を構成するアミノ酸のうち9種類は，体内で合成されないので食物として摂取しなければならない（不可欠（必須）アミノ酸）．

7）食事中タンパク質の栄養価判定は，化学的方法（アミノ酸価など）と生物学的方法（生物価など）によって行われる．

8）タンパク質の推定平均必要量は0.73 g/kg体重/日，推奨量は0.91 g/kg体重/日とし，値を求められている．

9）フレイル予防のため推奨量以上のタンパク質摂取が望まれる．

11. 栄養素の相互作用

11.1 糖質，脂質，タンパク質の代謝および共通の中間代謝産物

　エネルギー産生栄養素である糖質（グルコース），脂質（トリアシルグリセロール）およびタンパク質（アミノ酸）の代謝は，共通の中間代謝物（ピルビン酸やアセチルCoAなど）を介してつながっている（図11.1）.

11.2 血糖値を維持するための栄養素の相互作用

　グルコース，脂肪酸およびアミノ酸は，体内で酸化されエネルギーとなる. 一方，グルコースはグリコーゲンとして，脂肪酸はおもにトリアシルグリセロールとして，アミノ酸はタンパク質として体内に貯蔵・蓄積される. エネルギー産生栄養素の消費と貯蔵には，血糖値が深くかかわっており，血糖値を維持するために，エネルギー産生栄養素間で変換や代替などの相互作用が生じる.

A. 血糖値を下げるための栄養素の相互作用

　空腹時の血糖値は70 ～ 110 mg / dLに維持されており，食後（糖質摂取後）には上昇するが，膵臓からインスリンが分泌されると，2 ～ 3時間後には空腹時のレベルに戻る. このように，食後は血糖値を下げるための調節機構がはたらく.
　食事由来の血糖（グルコース）の多くは，エネルギー源として消費されるが，余剰のグルコースは肝臓や筋肉でグリコーゲンとして貯蔵される. しかし，グリコーゲンの貯蔵量には限界があるため，それを超える量のグルコースはトリアシルグリセロール（必要量以上に合成できる）として脂肪組織などに貯蔵される（図11.2）. 一部のグルコースは，さまざまな中間代謝産物を経て可欠アミノ酸に変換され，体

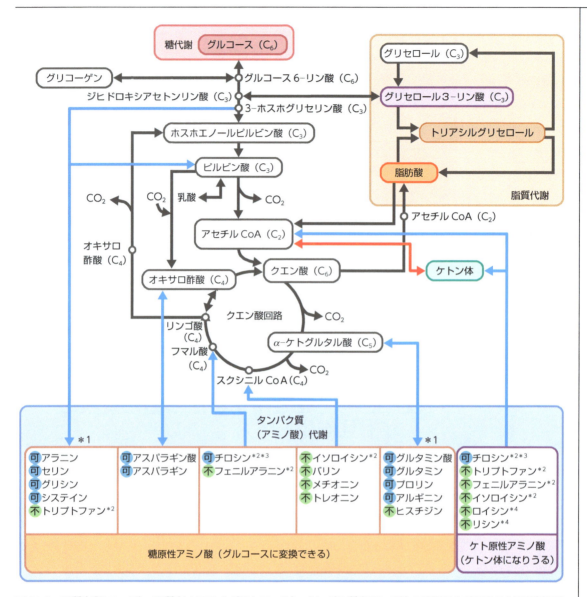

図 11.1 糖質（グルコース），脂質（トリアシルグリセロール），タンパク質（アミノ酸）の代謝および共通の中間代謝産物
C_2〜C_6は炭素の数 2〜6 を示す（ただし CoA の炭素数を除く）．矢印は変換の方向を示す．
可 可欠アミノ酸
不 不可欠アミノ酸
＊1 不可欠アミノ酸は合成できない，＊2 糖原性でありケト原性でもあるアミノ酸，＊3 チロシンはフェニルアラニン（不可欠アミノ酸）から合成される，＊4 ケト原性アミノ酸

タンパク質の合成に利用される．インスリンはトリアシルグリセロール合成や体タンパク質合成を高める（表11.1）．ただし，体タンパク質は必要量を超えて合成されない．

図 11.2 血糖（グルコース）から他の栄養素への変換

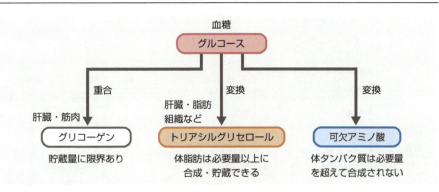

表 11.1 栄養素の相互作用を調節するホルモン
表中の体脂肪は，トリアシルグリセロールをさす．グルカゴンについては本文の注参照．

ホルモン	分泌する器官	分泌のタイミング	血糖値の調節	おもなホルモン作用
インスリン	膵臓（B細胞）	食後	下げる	グリコーゲンの合成促進（肝臓，筋肉），体脂肪・体タンパク質の合成促進
グルカゴン	膵臓（A細胞）	空腹時	上げる	グリコーゲンの分解促進（肝臓），糖新生の促進
アドレナリン	副腎（髄質）	空腹時	上げる	グリコーゲンの分解促進（肝臓，筋肉），体脂肪の分解促進
グルココルチコイド	副腎（皮質）	空腹時	上げる	体タンパク質の分解促進，糖新生の促進

a. 血糖値を下げるための栄養素の相互作用：グルコースからトリアシルグリセロールの合成

余剰の血糖（グルコース）は，肝臓や脂肪組織で代謝され，ジヒドロキシアセトンリン酸を経てグリセロール 3-リン酸が合成され，アセチル CoA を経て脂肪酸が合成される[*1]．グリセロール 3-リン酸 1 分子と，脂肪酸が活性化したアシル CoA 3 分子からトリアシルグリセロールが合成される（図 11.3）．糖質の摂りすぎはトリアシルグリセロールの過剰な蓄積を招き，肥満や脂肪肝の原因となる．

B. 血糖値を上げるための栄養素の相互作用

脳と赤血球のエネルギー源は血糖である．このため血糖値は一定レベル以上（最低でも 50 mg/dL 以上）に維持され続けなければならない．食事から糖質が得られず血糖値が低下する場合（空腹時や絶食時）には，グルカゴン[*2]，アドレナリンやグルココルチコイドが分泌され，血糖値を上げるための調節機構がはたらく（表 11.1）．

肝臓グリコーゲンが分解され血糖を補充する[*3]とともに，トリアシルグリセロールや体タンパク質が分解され，グリセロールや糖原性アミノ酸の糖新生によって新たに血糖が産生される（図 11.4）．また，血液中の乳酸（グルコースの嫌気的代謝に由来）も糖新生に用いられる．これにより，通常は空腹時血糖値が 70〜110 mg/dL に維持される．

＊1 糖が過剰でクエン酸回路が充足すると，余剰となったクエン酸がミトコンドリアから細胞質に移り，アセチル CoA を経て脂肪酸に合成される（図 11.1 も参照）．

＊2 グルカゴンについては近年の研究では，アミノ酸代謝を促進することがわかっている．

＊3 筋肉グリコーゲンは血糖にならない

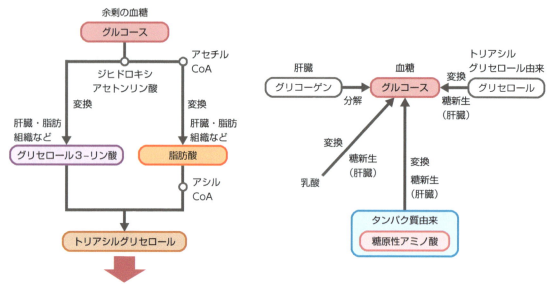

図 11.3 血糖値を下げるための栄養素の相互作用（グルコースからトリアシルグリセロールの合成）

図 11.4 他の栄養素から血糖（グルコース）への変換
糖新生の大部分は肝臓で行われるが，一部は腎臓でも行われる．

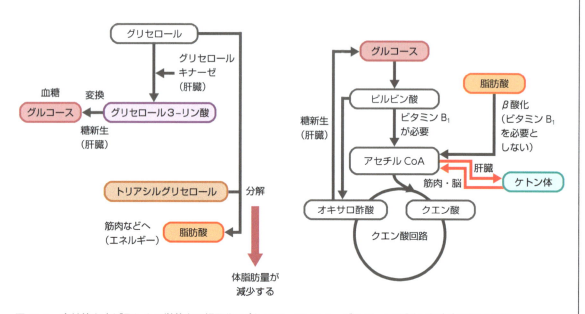

図 11.5 血糖値を上げるための栄養素の相互作用（トリアシルグリセロールの分解）

図 11.6 グルコース代謝と脂肪酸代謝の関係
オキサロ酢酸が不足すると，アセチル CoA はクエン酸回路に入れず，ケトン体になる（肝臓）．

a. 血糖値を上げるための栄養素の相互作用：トリアシルグリセロールの分解

脂肪組織のトリアシルグリセロールが分解し，グリセロールと脂肪酸となって血中に放出される（図11.5）．グリセロールは肝臓のグリセロールキナーゼによってグリセロール3-リン酸となる[*1]．肝臓でグリセロール3-リン酸は，解糖系に入って代謝されるか，糖新生されグルコースとなる（血糖の補充）．脂肪酸は，アルブミンと結合して筋肉などに運ばれ，エネルギー源となる．脂肪酸を代替エネルギー源として利用することによって，血糖の消費を節約することができる．トリアシルグリセロールの分解が進むと体脂肪量が減少する．

(1) グルコース代謝と脂肪酸代謝の関係（図11.6）　グルコースの酸化過程において，ピルビン酸をアセチルCoAに変換する反応には，補酵素としてチアミン二リン酸（ビタミンB_1）が必要である．一方，脂肪酸のβ酸化によるアセチルCoAの生成過程では，ビタミンB_1誘導体を必要としない．そのため，脂肪酸をエネルギー源として利用する場合は，糖質を利用する場合に比べてビタミンB_1の消費量が節約できる．ただし，アセチルCoAがクエン酸回路に入るためにはオキサロ酢酸が必要である．絶食時の肝臓では，オキサロ酢酸の糖新生への利用が亢進する．

脂肪酸が肝臓に流れ込んだ場合，β酸化によって産生されるアセチルCoAに対してオキサロ酢酸の量が相対的に不足していれば，クエン酸回路に入れないアセチルCoAはケトン体（アセト酢酸，βヒドロキシ酪酸，アセトン）となる．ケトン体は肝臓で処理されず血中に放出され，筋肉や脳など肝外組織で再びアセチルCoAとなりエネルギー源として利用されることで血糖の消費を節約する[*2]．

b. 血糖値を上げるための栄養素の相互作用：タンパク質の分解

エネルギー摂取量が充足している場合には，食事タンパク質は体タンパク質の合成に優先的に用いられる．一方，エネルギー摂取量が不足している場合には，食事タンパク質はエネルギー源として優先的に利用される（図11.7）．このとき，体内では，体タンパク質の合成は低下し，体タンパク質の分解が優位となる．糖質や脂質で摂取エネルギーを充足させることで，食事タンパク質を体タンパク質合成に有効に利用できる（タンパク質の節約作用）．

[*1] 脂肪組織にはグリセロールキナーゼ活性がないため，グリセロールは代謝されない．

[*2] 絶食が続くと，脳はケトン体をエネルギー源として利用するようになる．ケトン体のうち，アセトンは利用されずに，呼気中に排出される．

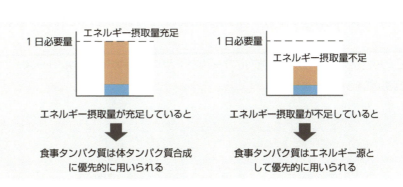

図11.7　エネルギー摂取量とタンパク質代謝の関係
■ 食事中の糖質と脂質　■ 食事中のタンパク質

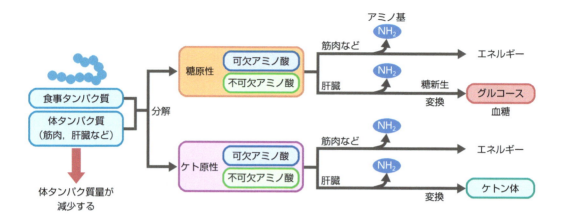

図11.8 血糖値を上げるための栄養素の相互作用（タンパク質の分解）

分枝アミノ酸（ロイシン，イソロイシン，バリン）は肝臓で代謝されず筋肉で代謝されるなど，臓器によって代謝されやすいアミノ酸は異なる．

＊それぞれ，可欠アミノ酸と不可欠アミノ酸を含む．

食事タンパク質や体タンパク質（筋肉や肝臓など）が分解されると，糖原性アミノ酸とケト原性アミノ酸＊が遊離する（図11.8）．エネルギー摂取量が不足し血糖値が低下した状態では，糖原性アミノ酸からアミノ基が取りはずされ，残りの炭素骨格が代替エネルギー源としてクエン酸回路に入り代謝されることで血糖の消費を節約する．さらに，糖原性アミノ酸は，肝臓で糖新生されグルコースになる（血糖の補充）．

ケト原性アミノ酸は，アミノ基が取りはずされたのちに，残りの炭素骨格がクエン酸回路に入ってエネルギーとなるか，クエン酸回路に入れずケトン体となる．ケトン体は肝臓で産生され，肝外組織に輸送されてエネルギー源の代替となることで，血糖の消費を節約する．

(1) アミノ基の処理　アミノ酸の代謝の初期に取りはずされるアミノ基はアンモニアとなり，肝臓では尿素回路によって尿素に変換される．尿素は血中に放出され，腎臓から尿中へ排泄される．筋肉では，アミノ基はアミノ基転移反応によりピルビン酸に転移されアラニンとなり，肝臓へ輸送される．このアミノ基転移反応には，ピリドキサール5-リン酸（ビタミンB_6）が必要である．

空腹時や絶食時の肝臓では，アラニンのアミノ基は取りはずされ，ピルビン酸となった炭素骨格はエネルギー源として利用されるか，糖新生によりグルコースとなる（血糖の補充）．グルコースは筋肉に運ばれ，代謝によりピルビン酸を産生する．

このような肝臓-筋肉間のグルコースとアラニンの循環をグルコース-アラニン回路という（図8.5参照）．

11.3 栄養素の変換の考え方

A. 脂肪酸はグルコースに変換されない

グルコースは，グリセロール3-リン酸や可欠アミノ酸に変換され，グリセロール3-リン酸や糖原性アミノ酸は糖新生によりグルコースに変換される．すなわち，グルコースとグリセロール3-リン酸や一部のアミノ酸の間には相互変換が成立する．一方，グルコースは脂肪酸にも変換されるが，脂肪酸はグルコースには変換されず(糖新生されず)，両者の間には相互変換は成立しない．

栄養素の変換の考え方の基本は，変換前の栄養素の炭素骨格が材料となり，変換後の栄養素の量が増えることである．たとえば，グリセロール（グリセロール3-リン酸）が糖新生される場合は，グリセロールの炭素原子（C）3つすべてがグルコース合成の材料として用いられ，その結果グルコースの量が増加する．

一方，脂肪酸はβ酸化によりアセチルCoA（炭素数は2）を産生するが，アセチルCoAがクエン酸回路に入るとさまざまな反応の中で分解され，その炭素骨格は2分子の二酸化炭素（CO_2）となって回路から失われる（図11.1参照）[*1]．そのためアセチルCoAの炭素骨格は，クエン酸回路を構成する中間代謝産物[*2]の量を増やす材料にはならない．つまり，アセチルCoAは糖新生の材料として用いられない．よって，アセチルCoAのみを産生する脂肪酸は，グルコースには変換されない(糖新生されない)．

*1 実際は，アセチルCoAとしてクエン酸回路に入った2つの炭素原子（C）は，そのサイクル中ではなく，その後のサイクルの中でCO_2として放出されていく．クエン酸回路が次々と回転することで，見かけ上，クエン酸回路の各サイクルにおけるアセチルCoAの収支は0となる．

*2 たとえば糖新生経路へ入るオキサロ酢酸やリンゴ酸．

アミノ酸を摂りすぎたら

大量のタンパク質（アミノ酸）を摂取しても，体タンパク質は必要量を超えて合成されない．体内で余剰となったアミノ酸からはアミノ基が取りはずされるため，アミノ基由来の尿素窒素が血液中に増加する．エネルギー摂取量が過剰であれば，余剰のアミノ酸の炭素骨格部分は，中間代謝産物を経て脂肪酸に変換され体脂肪として蓄積する．

1）エネルギー産生栄養素（糖質，脂質，タンパク質）の代謝は，共通の中間代謝産物を介してつながっている.

2）血糖値を維持するために，エネルギー産生栄養素間で変換などの相互作用が生じる.

3）グルコースは脂肪酸に変換されるが，脂肪酸はグルコースに変換されない.

4）グリセロールや糖原性アミノ酸は，糖新生によりグルコースとなる.

5）脂肪酸の代謝では，グルコースの代謝に比べてビタミン B_1 の消費量を節約できる.

6）エネルギー摂取量は，体タンパク質の合成と分解に影響する.

12. | ビタミンの栄養

ビタミンは成長，生殖，生命維持などに必須であり，微量で生理作用を発揮する有機成分のうち，体内で合成ができない，あるいは合成量が必要量に満たないため，食物から摂取しなければならない栄養素である．

ビタミン欠乏症は，成長，妊娠，授乳などによる生体要求量の増大，飢餓による摂取量の不足，摂取食品の偏り，肝障害，腎疾患によるビタミンの活性化障害，胃・腸切除などによる吸収障害などが原因となり発症する．一方，ビタミン過剰症は，医原性としてサプリメントなどによる過剰投与によるものが多く，まれにビタミンを大量に含む食品の摂取によって生じることがある．

12.1 | ビタミンの分類

ビタミンは化学的性質から脂溶性ビタミン（ビタミンA，D，E，K）と水溶性ビタミン（ビタミンB群，C）に分類される（表12.1）．脂溶性ビタミンは油に溶けやすいので，油で調理すると吸収されやすい．水溶性ビタミンは水に溶けやすいので，長時間の加熱や水洗いで食品から失われやすい．

12.2 | 脂溶性ビタミンの役割と欠乏症および過剰症

A. ビタミンA

a. ビタミンAの役割

ビタミンAはおもに動物性食品に含まれており，末端構造によりレチノール（アルコール），レチナール（アルデヒド），レチノイン酸の3種類に分類される（図12.1）．また，食品中にはビタミンA以外に体内でビタミンAに変換されるプロビタミン

	ビタミン	作用	欠乏症	過剰症
脂溶性ビタミン	ビタミンA	成長，視覚，生殖，皮膚粘膜保持	夜盲症，眼球結膜乾燥症，成長低下，皮膚・粘膜の角化，易感染	頭蓋内圧上昇，頭痛，催奇形成，食欲不振
	ビタミンD	成長，カルシウム・リン代謝，骨強化	骨軟化症（成人），くる病（小児），骨粗鬆症，テタニー	高カルシウム血症，石灰沈着，嘔吐
	ビタミンE	生体内抗酸化作用，過酸化脂質の分解，老化抑制	溶血性貧血，深部感覚障害，小脳失調	頭痛，疲労，吐き気
	ビタミンK	血液凝固因子の合成，骨へのカルシウム沈着	出血傾向，骨粗鬆症	
水溶性ビタミン ビタミンB群	ビタミンB_1	糖代謝，脂肪酸合成に必要な酵素の補酵素	脚気，ウェルニッケ脳症，乳酸アシドーシス	
	ビタミンB_2	脂質代謝酵素などの補酵素	舌炎，口角炎，口内炎，皮膚炎，皮膚乾燥	
	ナイアシン	NAD・NADP の成分	ペラグラ（皮膚炎，下痢，認知症）	消化管・肝臓の障害
	ビタミンB_6	アミノ酸代謝酵素などの補酵素	皮膚炎，貧血，痙攣，多発性神経炎，食欲不振	感覚障害
	ビタミンB_{12}	核酸合成など	巨赤芽球性貧血，舌炎，進行性麻痺	
	葉酸	核酸合成など	巨赤芽球性貧血，神経管欠損症，舌炎，口内炎	
	パントテン酸	エネルギー産生，CoA の成分	疲労，不眠，頭痛，体重減少，脱毛	
	ビオチン	糖代謝，脂肪酸合成に必要な酵素の補酵素	関節リウマチ，シェーグレン症候群，クローン病	
	ビタミンC	抗酸化作用，コラーゲン合成など	壊血病，出血，骨形成不全	

表 12.1 ビタミンの分類と栄養学的機能
空欄は特になしを示す.
NAD：nicotinamide adenine dinucleotide（ニコチンアミドアデニンジヌクレオチド）
NADP：nicotinamide adenine dinucleotide phosphate（還元型NAD）
CoA：coenzyme A（補酵素A）

A（ビタミンAの前駆体，カロテノイドなど）もある．プロビタミンAは，おもに植物性食品に含まれており，赤や黄色の色素として存在している．特にβ-カロテン（図12.1）は，他のカロテノイドに比べ，効率よくビタミンAに変換される．食事からビタミンAを摂取すると，脂質とともに小腸粘膜上皮細胞に吸収される．

吸収されたビタミンAの一定量は肝臓に貯蔵され，残りは血液によって各組織のタンパク質と結合し組織を健全な状態に保護する作用がある．

ビタミンAは，視覚，成長促進，糖タンパク質・糖脂質の生合成，細胞増殖・分化の制御など多様な生理機能をもつ．特に目に関してはレチノイドの名前が網膜（retina）に由来するように網膜細胞の保護作用がある．網膜上にある視細胞のうち薄明視に重要な桿体視細胞において，レチナールはロドプシン（色素タンパク質）と結合して光の刺激を伝達することで薄暗いところでの視力を保つ作用がある．また，β-カロテンは抗酸化作用や免疫賦活化作用がある．

b. ビタミンAの欠乏と過剰

欠乏症は，ビタミンAの不十分な摂取や脂肪吸収障害，肝臓疾患によって起こる．ビタミンAの欠乏により皮膚湿疹や夜盲症，眼球乾燥症を引き起こす．開発

図 12.1 ビタミンA とプロビタミンA（β-カロテン）の構造

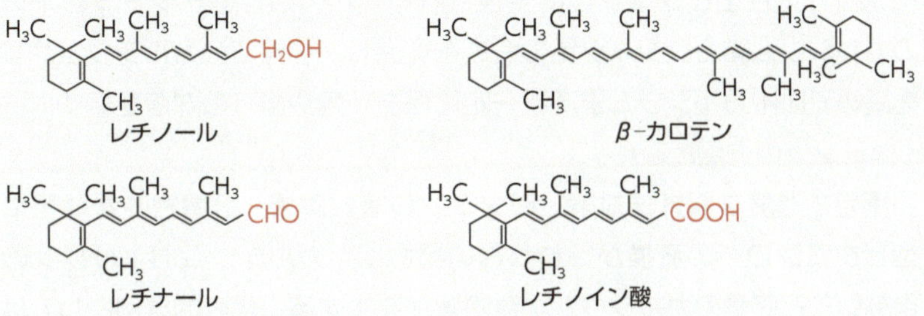

レチノール

β-カロテン

レチナール

レチノイン酸

途上国の子どもたちは動物性食品の摂取不足による長期のビタミンA摂取不足で視力低下や症状の悪化で失明する場合もあるが，治療としてビタミンA投与によって症状は改善する．

脂溶性ビタミンであるビタミンAは体内に蓄積されるので，過剰摂取をすると副作用が出てくる．症状としては脱毛や皮膚の脱落，頭痛，脳圧上昇などが挙げられる．また妊娠中に極めて多量のビタミンAを摂取すると，胎児に奇形が生じるといった先天性異常が起きる可能性が高くなるという報告がある．妊娠3か月以内，および妊娠を希望する婦人はビタミンAを多く含む食品，サプリメントや医薬品によるビタミンAの過剰摂取に注意が必要である．なお，β-カロテンの大量摂取による健康障害は今のところ報告されていない．

B. ビタミンD

a. ビタミンDの役割

ビタミンDとは，ビタミンD_2（エルゴカルシフェロール）とビタミンD_3（コレカルシフェロール）の総称である（図12.2）．ビタミンD_2は紫外線の照射によってキノコ類や海藻などに存在するエルゴステロールから生成される．ビタミンD_3は，アセチルCoAから生合成された7-デヒドロコレステロールが皮膚で紫外線照射されることにより生成される．

ビタミンDは，骨の形成や成長に重要なカルシウムの吸収に深くかかわる．ビタミンDは小腸から脂質と一緒に吸収され，おもに肝臓で貯蔵される．ビタミンD_2とD_3は両者ともそのままでは活性を示さず，どちらの型も肝臓と腎臓の

図 12.2 ビタミンD の構造

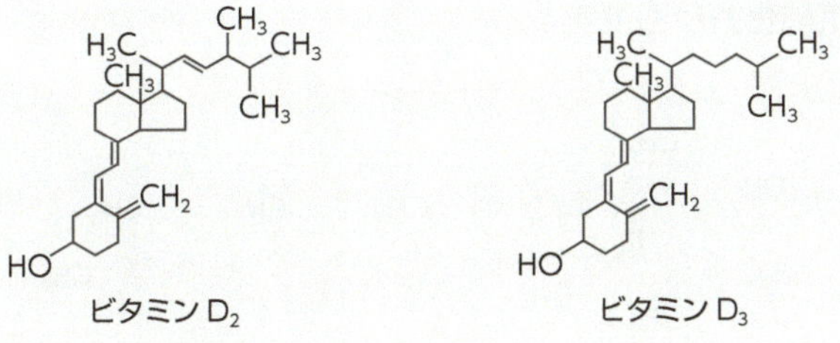

ビタミン D_2

ビタミン D_3

12.2 脂溶性ビタミンの役割と欠乏症および過剰症

酵素によって活性型ビタミンDに変換される．この活性型ビタミンDが，小腸粘膜のカルシウム結合タンパク質の合成を促進し，小腸でのカルシウムやリンの吸収を高めて血中カルシウム濃度を一定に保ち，骨や歯への沈着を促す．

b. ビタミンDの欠乏と過剰

日照不足，過度な紫外線対策，ビタミンD吸収障害，肝障害や腎障害による活性型ビタミンDへの変換が行われない場合に，カルシウムおよびリンの吸収が進まないことで骨のカルシウム沈着障害が発生する．代表的な例としては骨軟化症(小児ではくる病)や骨粗鬆症が挙げられる．

ビタミンDを過剰摂取すると高カルシウム血症となり，全身倦怠感や食欲不振，嘔吐，下痢，脱水症状，体重減少などの症状が起こる．また，血管や内臓，筋肉にカルシウムが沈着して動脈硬化や腎不全などの臓器障害のリスクを高める．

C. ビタミンE

a. ビタミンEの役割

ビタミンEは大きくトコフェロールとトコトリエノールに分けられ，それぞれα, β, γ, σ-トコフェロールとα, β, γ, σ-トコトリエノールの8種類が存在し，これらを総称してビタミンEという．その中でも特に，選択的に体内に貯蔵されるα-トコフェロールが最も強い活性をもつ代表的なビタミンEであり，体内にあるビタミンEの90%を占めている(図12.3)．医薬品や食品，飼料のビタミンE強化目的や食品添加物の酸化防止剤として広く利用されている．特性として熱や酸では壊れにくく，酸素や光により酸化分解される．脂溶性ビタミンは吸収されると肝臓に蓄積されるが，ビタミンEは肝臓を経由するものの，全身の至る所に分布し，貯蔵組織が広範囲であることが特性である．

ビタミンEは生体膜に豊富に存在し，生体膜や血中リポタンパク質に含まれている不飽和脂肪酸の酸化を防ぐ作用がある．赤血球膜は活性酸素によって酸化されると壊れ，赤血球数が減って溶血性貧血となる．ビタミンEはその抗酸化作用で活性酸素から赤血球膜を守り赤血球の破壊や減少を防止する．また，細胞膜の酸化による老化や血液中のLDLコレステロールの酸化による動脈硬化を予防することが期待されている．その他にもホルモン分泌の調節作用を整え，生殖機能を維持する．抗酸化作用を発揮したビタミンEはその効力を失うが，ビタミンCの作用で再び抗酸化力が回復する．

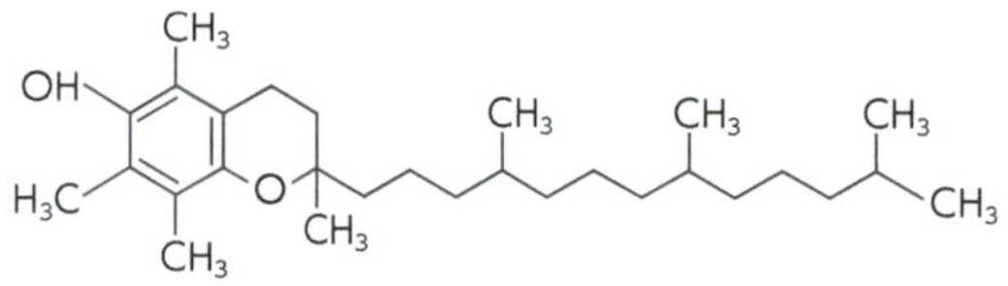

図12.3 ビタミンE（α-トコフェロール）の構造式

b. ビタミンEの欠乏と過剰

ビタミンE欠乏症は，脂質吸収障害がおもな要因である．ビタミンE欠乏では生体膜の機能障害が起こり，おもな症状として溶血性貧血や神経学的欠損が発生する．また，不妊症や筋萎縮症，脳軟化症の原因になると考えられている．しかし，植物油にビタミンEは豊富に含まれているので普通の食生活で欠乏することはほとんどない．

生体内で作用を発揮したビタミンEは他の物質に変換され尿中や胆汁を経て糞便中に排泄され，さらに皮脂腺からも排泄されるので過剰に蓄積することは少ない．しかし，極めて多量のビタミンEを摂取した成人が，筋力低下，疲労，吐き気，下痢を起こすこともある．

D. ビタミンK

a. ビタミンKの役割

天然に存在するビタミンKは3種類あり，緑黄色野菜や海藻類といった植物由来のビタミンK_1（フィロキノン），動物性食品由来のビタミンK_2（メナキノン-4），納豆やチーズなどに多く含まれる微生物由来のメナキノン-7がある（図12.4）．特性として熱には安定であるが，光やアルカリ，アルコールで壊れやすい．

ビタミンKは出血したときに血液を固めて止血する血液凝固に必要な栄養素であり，タンパク質中のグルタミン酸残基をγ-カルボキシ化（Gla化）する反応に必要な補酵素として作用する．また，骨の健康維持にも不可欠で，骨にあるタンパク質を活性化し骨の形成を促す．このため，ビタミンKは骨粗鬆症の治療薬としても使われている．

b. ビタミンKの欠乏と過剰

通常の食生活をしていればビタミンKが欠乏することはほとんどないが，脂質吸収不全や肝臓病などで欠乏症が起こる場合もある．症状としては鼻血，胃腸か

図 12.4　ビタミン K
の構造

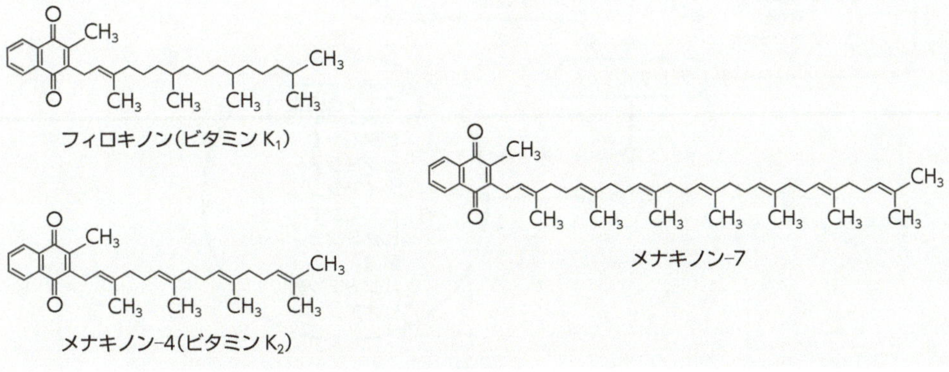

フィロキノン（ビタミンK_1）

メナキノン-4（ビタミンK_2）

メナキノン-7

12.2　脂溶性ビタミンの役割と欠乏症および過剰症　　113

らの出血，月経過多，血尿，血液凝固の遅延などがある．また，慢性的なビタミンK不足は，骨粗鬆症や骨折を引き起こす．乳汁中のビタミンK量が少ないので新生児出血症を起こしやすい．そのため出生直後の新生児にはビタミンKが予防投与されている．ビタミンK_1およびK$_2$には，現在のところ大量に摂取しても毒性がないことが報告されている．

12.3 水溶性ビタミンの役割と欠乏症および過剰症

A. ビタミンB群

　ビタミンB群には，8種類のビタミン（ビタミンB_1，ビタミンB_2，ナイアシン，ビタミンB_6，ビタミンB_{12}，葉酸，パントテン酸，ビオチン）がある（表12.1）．ビタミンB群は補酵素としてエネルギー産生栄養素をはじめ，さまざまな物質代謝にかかわっている（図12.5）．その例として，クエン酸回路周辺におけるビタミンB群の補酵素

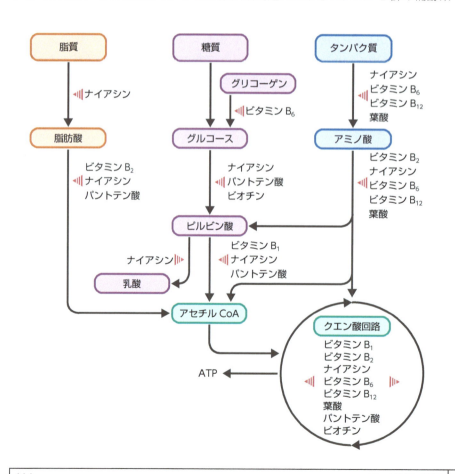

図12.5　エネルギー代謝にかかわるビタミンB群

としての関わりを図12.6に示した．摂取されたビタミンB群は，小腸から吸収されて体内を巡り，体内すべての細胞にエネルギーを供給するためにはたらく．

a. ビタミンB₁

(1) ビタミンB₁の役割　ビタミンB₁活性をもつ化合物の総称をビタミンB₁という．ビタミンB₁（チアミン）は，1910年に鈴木梅太郎によって米糠から発見された水溶性のビタミンである．天然にはチアミンに加えてチアミン一リン酸（TMP），チアミン二リン酸（TDP），チアミン三リン酸（TTP）の3種類のリン酸エステルが存在する．これらは摂取するとチアミンとなって吸収され，生体内で再びリン酸化されたTDPが補酵素として機能する．酸性では安定しているが，アルカリ性，熱に不安定という特性がある．また，チアミン塩酸塩がサプリメントや食品添加物として利用されている（図12.7）．

ビタミンB₁は，クエン酸回路，ペントースリン酸経路，分岐鎖アミノ酸代謝などに関与する．特に糖質からのエネルギー産生に重要な役割を果たし，糖質代謝に必要なビタミンであるため，エネルギー摂取量の増加および糖質摂取量の増加によってビタミンB₁の必要量が増える．

図12.6　クエン酸回路周辺の補酵素としてのはたらき
［乾 博，ビタミンの新栄養学（柴田克己ほか編），p.115，講談社（2012）］

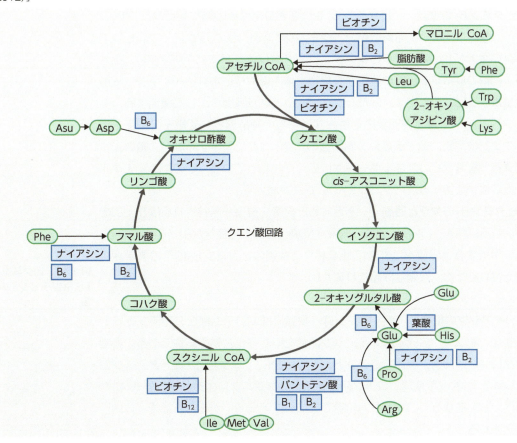

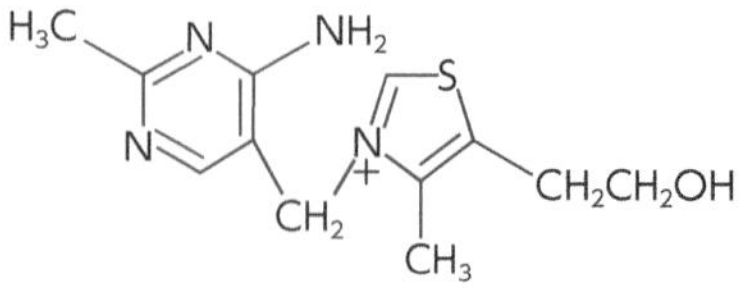

ビタミン B₁（チアミン） 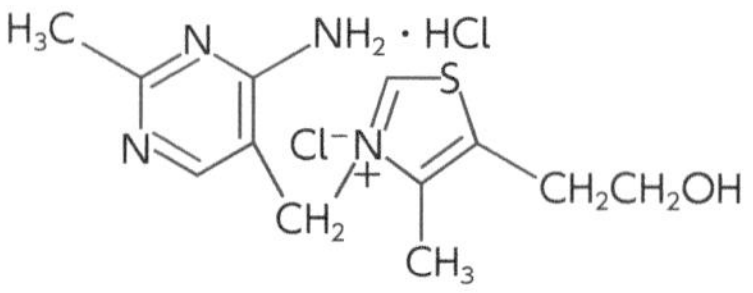　　　　　　ビタミン B₁（チアミン塩酸塩）

図 12.7　ビタミン B₁ の構造

（2）ビタミン B₁ の欠乏と過剰　　ビタミン B₁ が不足すると全身倦怠感や手足の痺れなどが症状として出るが，欠乏症には大きく分けて脚気とウェルニッケ脳症の2種類がある．前者では末梢神経が，後者では中枢神経系が侵されるために起こる．脚気は，以前はビタミン B₁ の欠如した精白米を主食として副食を十分に摂らない軍隊や学生で多くみられたが，最近はインスタント食品の普及により極度の偏食をする人に稀にみられる．重症のビタミン B₁ 欠乏症であるウェルニッケ脳症は，アルコール依存症の人に多発することが知られており，眼球運動の麻痺や歩行運動の失調といった中枢神経系の異常を引き起こす．

　　過剰に摂取してもそのまま尿中に排出されるため，過剰症は起こりにくい．

b.　ビタミン B₂

（1）ビタミン B₂ の役割　　ビタミン B₂ 活性をもつ化合物の総称をビタミン B₂ という．通常の食品には，遊離型ビタミン B₂（リボフラビン）のほかに，フラビンモノヌクレオチド（FMN），フラビンアデニンジヌクレオチド（FAD）が存在し，いずれも消化管でリボフラビンに消化された後，体内に取り込まれる（図12.8）．細胞中のリボフラビンの大半は，FMN または FAD となり補酵素として機能する．

　　ビタミン B₂ は，酸化還元反応を触媒する酵素の補酵素として電子の授受を行い，クエン酸回路，電子伝達系，脂肪酸の β 酸化などに関与するなど，糖質，タンパク質，脂質からのエネルギー産生に広くかかわっている．そのため，エネルギー摂取量が増加するとビタミン B₂ の必要量が増える．

（2）ビタミン B₂ の欠乏と過剰　　不足すると発育・成長が阻害されるほか，口の端が切れる口角炎，口内炎，舌炎，脂漏性皮膚炎といった症状が引き起こされる．過剰に摂取すると吸収率は非常に低くなり，余剰のビタミン B₂ はそのまま尿中に排出されるため，過剰症は起こりにくい．

c.　ナイアシン

（1）ナイアシンの役割　　ナイアシンは、狭義ではニコチン酸とニコチンアミドをさすが（図12.9），広義ではナイアシン活性を有する化合物の総称である．通常の食品には，ニコチン酸とニコチンアミドのほかに，ニコチンアミドアデニンジヌクレオチド（NAD）及びニコチンアミドアデニンジヌクレオチドリン酸（NADP）の形態でも存在する．いずれも消化管でニコチンアミドに消化された後，体内に取り込まれる．

図 12.8　ビタミン B₂（リボフラビン）の構造

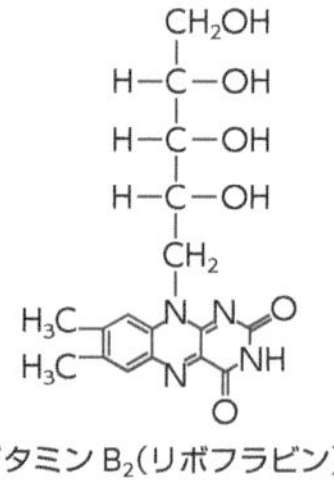

ビタミン B₂（リボフラビン）

図 12.9 ナイアシンとトリプトファンの構造

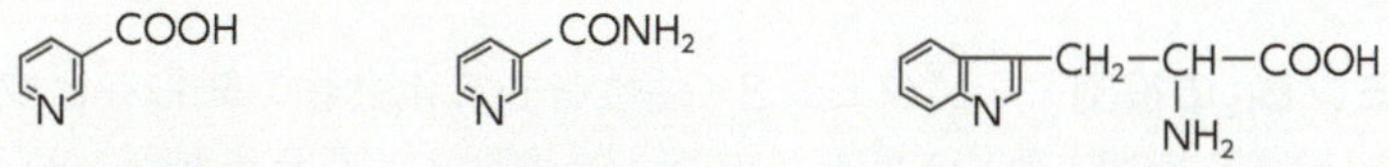

ニコチン酸　　　　ニコチンアミド　　　　トリプトファン

　細胞中のナイアシンはおもにNAD及びNADPとして存在し，酸化還元反応を触媒する酵素の補酵素として機能する．解糖系，クエン酸回路，電子伝達系，脂肪酸のβ酸化，脂肪酸合成経路，糖新生経路などに関与し，特にエネルギー産生において重要な役割を果たす．

(2) ナイアシンの欠乏と過剰　　ナイアシンはタンパク質の構成アミノ酸であるトリプトファンからも合成されるため，タンパク質を十分に摂取していればナイアシン不足は起きにくい．そのため，日本では普通の食事をしている限り欠乏症の心配はほとんどないが，アルコール依存症患者や極度の栄養不良のある者はナイアシンの不足が進むとペラグラという欠乏症になる．

　薬やサプリメントで誤って大量摂取すると，皮膚炎や消化不良，ひどい下痢などの消化器症状，肝臓障害などの過剰症を認めることがある．

d.　ビタミンB$_6$

(1) ビタミンB$_6$の役割　　ビタミンB$_6$活性をもつ化合物の総称をビタミンB$_6$という．遊離型ビタミンB$_6$にはピリドキシン（PN），ピリドキサール（PL），ピリドキサミン（PM）があり（図12.10），これらのリン酸化型としてピリドキシン5−リン酸（PNP），ピリドキサール5−リン酸（PLP），ピリドキサミン5−リン酸（PMP）がある．

　PNP，PLP，PMPは消化管でそれぞれPN，PL，PMにまで消化された後に体内に取り込まれるが，細胞中ではPLPやPMPの形態で補酵素として機能する．特に，タンパク質の代謝にかかわるアミノ基転移反応の補酵素としてはたらくため，タンパク質の摂取量が増加するとビタミンB$_6$の必要量も増加する．

(2) ビタミンB$_6$の欠乏と過剰　　欠乏症では貧血や食欲不振，舌炎や皮膚炎などの症状が起きる．また，ビタミンB$_6$が体内で活性型（PLPやPMP）に変わるにはビタミンB$_2$の助けが必要なので，ビタミンB$_2$の摂取不足に注意が必要である．

　普通の食生活で過剰症は起こりにくいが，長期間多量摂取した場合に感覚障害や骨格筋の脆弱が報告されている．

図 12.10　ビタミンB$_6$誘導体の構造

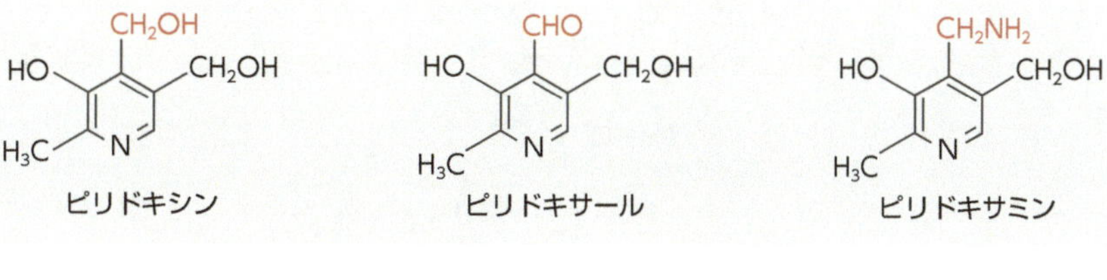

ピリドキシン　　　　ピリドキサール　　　　ピリドキサミン

e. ビタミンB₁₂

(1) ビタミンB₁₂の役割　　ビタミンB₁₂活性をもつ化合物の総称をビタミンB₁₂という．また，ビタミンB₁₂はミネラルの一種のコバルトを含むことからコバラミンともいわれ，アデノシルコバラミン，メチルコバラミン，シアノコバラミンなどがある（図12.11）．食品中のビタミンB₁₂は，胃粘膜から分泌される内因子と結合して回腸から吸収される．

アデノシルコバラミン及びメチルコバラミンが，スクシニル基やメチル基の転移反応の補酵素としてアミノ酸代謝に作用する．ビタミンB₁₂は葉酸とともに一炭素単位代謝反応に関与する．

(2) ビタミンB₁₂の欠乏と過剰　　ビタミンB₁₂が不足すると，赤血球数の減少や巨大な赤血球ができる巨赤芽球性貧血が起こる．極端な偏食でない限り不足は起こりにくいが，胃や腸を切除した場合に起こるビタミンB₁₂の吸収障害や，菜食主義によるビタミンB₁₂の摂取不足によって不足する可能性がある．

ビタミンB₁₂は，胃から分泌される内因子によって小腸からの吸収量が調節されているため，過剰症は起こらない．

f. 葉酸

(1) 葉酸の役割　　葉酸活性をもつ化合物の総称を葉酸といい，体内に存在する葉酸の大半は5-メチルテトラヒドロ葉酸である（図12.12）．その他，5,10-メチレンテトラヒドロ葉酸や10-ホルミルテトラヒドロ葉酸がある．食品中の葉酸は，ほとんどが複数のグルタミン酸が結合したポリグルタミン酸型として存在する．一方，ヒトがサプリメとして摂取する葉酸（プテロイルモノグルタミン酸）は，自然界

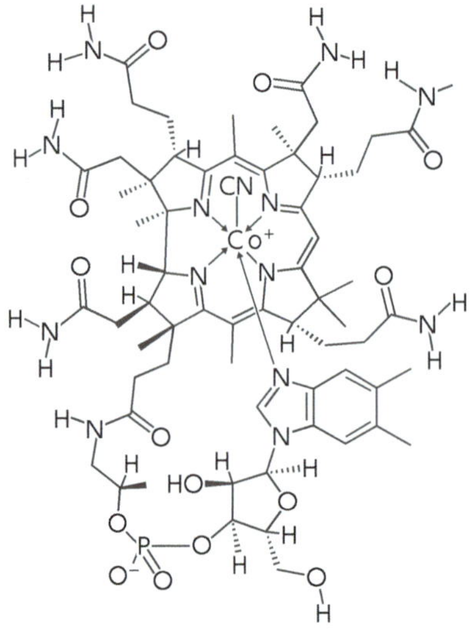

図 12.11　ビタミンB₁₂の構造

ビタミンB₁₂（シアノコバラミン）

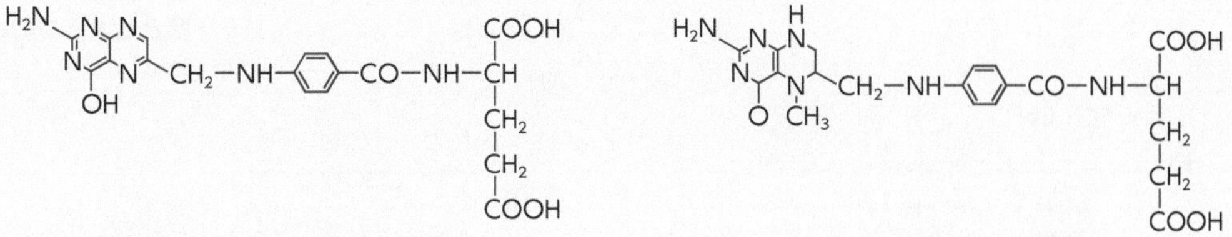

葉酸(プテロイルモノグルタミン酸)　　　　　　　　　5-メチルテトラヒドロ葉酸

図12.12　葉酸の構造

には稀にしか存在せず，人為的に合成されたものである．

　葉酸は，メチル基（-CH₃），メチレン基（-CH₂-），ホルミル基（-CHO）など1つの炭素を有する官能基（一炭素単位）を転移させる一炭素単位代謝反応の酵素の補酵素としての役割がある．エピジェネティクス（17.3節参照）の代表的な現象であるDNAのメチル化も一炭素単位の転移で成立する．また，葉酸は，DNAなどの核酸を合成する役割があるため，赤血球の形成や，細胞分裂が活発である胎児の正常な発育に重要である．

(2) 葉酸の欠乏と過剰　　通常の食生活では摂取不足による欠乏症の心配はないが，欠乏すると巨赤芽球性貧血が起こる．また，葉酸が欠乏すると血中のホモシステイン濃度が高くなって動脈硬化のリスクが高まる＊．妊娠前や妊娠初期では胎児の神経管の先天異常（神経管閉鎖障害）の発症リスクを低下させるために，十分な葉酸の摂取が必要とされている．

＊葉酸やビタミンB₁₂はホモシステインのメチオニンへの変換にかかわる．そのためビタミンB₁₂欠乏でも血中ホモシステイン濃度は高くなる．

　食事由来の葉酸の過剰摂取による健康障害の報告はない．

g.　パントテン酸

(1) パントテン酸の役割　　パントテン酸活性を有する化合物を総称してパントテン酸という（図12.13）．食品中には，パントテン酸のほかに，CoA（補酵素A），アシルCoA，4'-ホスホパンテテインなどの形態でも存在する．パントテン酸の名前は，「広くどこにもある」という意味で命名され，その名前のとおり動植物中に広く含まれている．細胞中のパントテン酸の大半は，CoAの誘導体であるアセチルCoAやアシルCoAとして存在している．

　パントテン酸はCoAとして，クエン酸回路，脂肪酸のβ酸化，脂肪酸合成など，脂質代謝やエネルギー産生に重要な役割を果たしている．私たちはストレスを感じると，それに抵抗するために副腎皮質ホルモンを分泌するが，そのホルモンの合成にもパントテン酸が関与している．

(2) パントテン酸の欠乏と過剰　　パントテン酸が不足すると成長障害，手足の知覚異常，頭痛や疲れなどが起こることが知られているが，広く食品に含まれることから，通常の食生活で欠乏症は起こらない．パントテン酸を摂り過ぎた場合の有害な影響は，ほとんど報告されていない．

12.3　水溶性ビタミンの役割と欠乏症および過剰症　　**119**

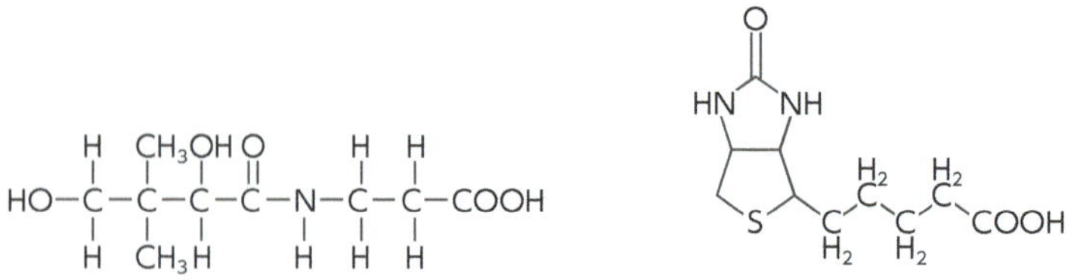

図 12.13　パントテン酸とビオチンの構造

パントテン酸

ビオチン

h.　ビオチン

(1) ビオチンの役割　ビオチンの構造を図 12.13 に示す．ビオチンは，カルボキシ化を触媒するカルボキシラーゼの補酵素として機能し，糖新生や脂肪酸合成などの反応に関与している．卵白に含まれるアビジンというタンパク質は，腸内でビオチンと結合してビオチンの吸収を阻害することが知られている．

(2) ビオチンの欠乏と過剰　ビオチン欠乏症は，関節リウマチ，シェーグレン症候群，クローン病などの免疫不全症に関わる．また，ビオチンの欠乏によって糖新生や脂肪酸の合成，アミノ酸の代謝が滞るため，血液中に有機酸が蓄積することによるケトアシドーシスや，脱毛・白髪などの髪に関する症状，湿疹などの皮膚症状が現れる．他には，疲労感や憂鬱，脱力感などとも関連している．ビオチンの過剰摂取による健康障害の報告はない．

B.　ビタミンC

a.　ビタミンCの役割

　ビタミンCは，食品中ではタンパク質などと結合せず，還元型のL-アスコルビン酸または酸化型のL-デヒドロアスコルビン酸として遊離の形で存在している（図 12.14）．

　ビタミンCはコラーゲンの合成に不可欠で，皮膚や粘膜，血管や骨の健康維持に役立つ．副腎皮質ホルモンの合成にも必要である．また，抗酸化作用もあり，L-アスコルビン酸はラジカル*を捕捉して自らが酸化されたL-デヒドロアスコルビン酸になることで活性酸素を消去する．このように，ビタミンCは有害な活性酸素から体を守ることから，動脈硬化や心疾患を予防することが期待できる．鉄には肉や魚などに含まれるヘム鉄（2価鉄）と海藻や野菜に含まれる非ヘム鉄（3価鉄）の2種類があり，ビタミンCは3価鉄を吸収率の高い2価鉄に変換（還元）することにより鉄の吸収を高めることができる．

b.　ビタミンCの欠乏と過剰

　ビタミンCの欠乏症で知られる壊血病は，コラーゲンが作られないために結合組織の強度が低下することで起こる．血管や関節が弱くなることから，歯茎など身体の各所での出血や関節が痛むといった症状が現れる．

＊ラジカルとは，不対電子をもつ原子や分子のこと．非常に不安定で，反応性が高い．活性酸素の中には，ラジカルとそうでないもの（非ラジカル）がある．

図 12.14　ビタミンCの構造

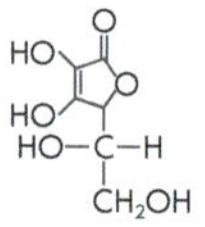

ビタミンC（アスコルビン酸）

ビタミンCを大量に摂取すると吸収率が低下し，過剰に取り込まれたビタミンCは速やかに尿へ排出されるため，一般的に有害な過剰症はないとされている．ただし，サプリメントや薬では吐き気や下痢が生じるという報告もされている．

12.4 腸内細菌とビタミン

腸内細菌叢は，ビタミンK，ビタミンB$_1$，ビタミンB$_2$，ビタミンB$_6$，ビタミンB$_{12}$，パントテン酸，葉酸，ビオチンなどの多くのビタミンを産生している．ヒトは腸内細菌叢が産生したビタミンの一部を吸収し，利用していると考えられる．しかし，どの程度の量を吸収しているのか，生体が利用している量に対してどの程度寄与しているのかについては不明な点が多い．このため，現時点では，ビタミン栄養を考えるうえで，腸内細菌叢が産生したビタミンを考慮せず，食事から摂取したビタミンが扱われている．

12.5 ビタミンの摂取状況と食事摂取基準

A. ビタミンの食事摂取基準

「日本人の食事摂取基準（2025年版）」では，全13種のビタミンについて食事摂取基準が策定された．成人におけるビタミンの食事摂取基準の一覧を表12.2に

表12.2 ビタミンの食事摂取基準（18〜29歳）

かっこ内は女性の値．ビタミンには目標量は設定されていない．＊1 プロビタミンAカロテノイドを含む．＊2 プロビタミンAカロテノイドを含まない．＊3 ピリドキシンの量．＊4 ニコチンアミドのmg量．[ ]内はニコチン酸のmg量．＊5 葉酸（プテロイルモノグルタミン酸）の量．

		推定平均必要量	推奨量	目安量	耐容上限量
脂溶性ビタミン	ビタミンA（µgRAE/日）	600（450）*1	850（650）*1	—	2,700（2,700）*2
	ビタミンD（µg/日）	—	—	9.0（9.0）	100（100）
	ビタミンE（mg/日）	—	—	6.5（5.0）	800（650）
	ビタミンK（µg/日）	—	—	150（150）	—
水溶性ビタミン	ビタミンB$_1$（mg/日）	0.8（0.6）	1.1（0.8）	—	—
	ビタミンB$_2$（mg/日）	1.3（1.0）	1.6（1.2）	—	—
	ビタミンB$_6$（mg/日）	1.2（1.0）	1.5（1.2）	—	55（45）*3
	ビタミンB$_{12}$（µg/日）	—	—	4.0（4.0）	—
	ナイアシン（mgNE/日）	13（9）	15（11）	—	300（250）[80（65）]*4
	パントテン酸（mg/日）	—	—	6（5）	—
	葉酸（µg/日）	200（200）	240（240）	—	900（900）*5
	ビオチン（µg/日）	—	—	50（50）	—
	ビタミンC（mg/日）	80（80）	100（100）	—	—

ビタミン	研究方法	推定平均必要量の定義
ビタミンA	要因加算法	欠乏症を発症しない肝臓内ビタミンA貯蔵量（20 μg/g）を維持できる摂取量
ビタミンB$_1$	ヒト試験	ビタミンB$_1$の不足・欠乏の指標となる赤血球トランスケトラーゼ活性係数を15%以下に維持できる摂取量
ビタミンB$_2$	ヒト試験	尿中排泄量が増大し始める最小摂取量
ビタミンB$_6$	ヒト試験	神経障害が観察されない血漿PLP濃度（> 30 nmol/L）を維持できる摂取量
ナイアシン	ヒト試験	ペラグラ症状の顕在化を指標とするニコチンアミド代謝産物の尿中排泄量を1 mg/日に維持できる最小摂取量
葉酸	ヒト試験	赤血球中葉酸濃度（> 300 nmol/L）を維持できる摂取量
ビタミンC	ヒト試験	良好なビタミンCの栄養状態を反映する血漿アスコルビン酸濃度（50 μmol/L）を与える摂取量

表12.3　日本人の食事摂取基準（2025年版）において推定平均必要量を決めるために用いた研究方法と推定平均必要量の定義

ビタミン	目安量の決め方
ビタミンD	一定量の日光曝露を考慮した北欧諸国の食事摂取基準における推奨量と現在の摂取量の中央値
ビタミンE	平成30年・令和元年国民健康・栄養調査における性別および年齢階級ごとの摂取量の中央値
ビタミンK	明らかな健康障害は認められていない納豆非摂取者の平均ビタミンK摂取量
ビタミンB$_{12}$	ビタミンB$_{12}$に関する生体指標4種類を満たす集団における平均摂取量および平成30年・令和元年国民健康・栄養調査における摂取量の中央値
パントテン酸	平成30年・令和元年国民健康・栄養調査における性別および年齢階級ごとの摂取量の中央値
ビオチン	欠乏のない集団を対象としたトータルダイエット法による食事調査報告

表12.4　日本人の食事摂取基準（2025年版）における目安量の決め方

示した.

a. 推定平均必要量，推奨量，目安量

　ビタミンA，ビタミンB$_1$，ビタミンB$_2$，ビタミンB$_6$，ナイアシン，葉酸，ビタミンCの7種類について，推定平均必要量と推奨量が策定された．ビタミンD，ビタミンE，ビタミンK，ビタミンB$_{12}$，パントテン酸，ビオチンの6種類については，推定平均必要量を策定するための科学的根拠が十分ではないため，目安量が策定された．エネルギー代謝に関与するビタミンB$_1$，ビタミンB$_2$，ナイアシンの参照値は，エネルギーあたりの摂取量として示された．必要量がタンパク質摂取量の影響を受けるビタミンB$_6$の参照値は，タンパク質あたりの摂取量として示された．推定平均必要量，推奨量，目安量の策定根拠を表12.3，表12.4に示した.

b. 耐容上限量

　ビタミンA，ビタミンD，ビタミンE，ビタミンB$_6$，ナイアシン，葉酸の6種類について，耐容上限量が策定された．その策定根拠を表12.5に示した.

表 12.5　日本人の食事摂取基準（2025 年版）における耐容上限量の策定根拠

ビタミン	策定	策定根拠
ビタミン A	○	ビタミン A の過剰蓄積による肝臓障害を指標
ビタミン D	○	高カルシウム血症を指標
ビタミン E	○	出血作用があるかもしれないため，最低健康障害非発現量から算出
ビタミン K	―	フィロキノンとメナキノンの大量摂取による毒性が認められない
ビタミン B$_1$	―	慢性的な大量摂取による臨床症状が報告されているが，十分なデータがない
ビタミン B$_2$	―	多量摂取による過剰の影響を受けにくい
ビタミン B$_6$	○	感覚性ニューロパシーを指標
ビタミン B$_{12}$	―	過剰摂取が健康障害を示す科学的根拠がない
ナイアシン	○	ニコチンアミド，ニコチン酸の大量投与による消化器系や肝臓の障害を指標
パントテン酸	―	十分な報告がない
葉酸	○	プテロイルモノグルタミン酸投与による神経症状の発現または悪化
ビオチン	―	十分な報告がない
ビタミン C	―	過剰摂取による影響は認められるが，広い摂取範囲で安全と考えられている

表 12.6　日本人（20 〜 29 歳）のビタミン摂取状況

食事摂取基準の値は，18 〜 29 歳の値で示した．目安量と記載のないものは，推定平均必要量の値．［令和 5 年国民健康・栄養調査］

	男 性		女 性	
	中央値	食事摂取基準 2025	中央値	食事摂取基準 2025
ビタミン A（μgRAE/日）	339	600	292	450
ビタミン D（μg/日）	4.7	9.0（目安量）	2.3	9.0（目安量）
ビタミン E（mg/日）	6.4	6.5（目安量）	5.0	5.0（目安量）
ビタミン K（μg/日）	199	150　（目安量）	145	150　（目安量）
ビタミン B$_1$（mg/日）	1.07	0.8	0.73	0.6
ビタミン B$_2$（mg/日）	1.14	1.3	0.92	1.0
ビタミン B$_6$（mg/日）	1.17	1.2	0.87	1.0
ビタミン B$_{12}$（μg/日）	4.4	4.0（目安量）	2.9	4.0（目安量）
ナイアシン当量（mgNE/日）	33.3	13	24.6	9
パントテン酸（mg/日）	5.66	6　（目安量）	4.58	5　（目安量）
葉酸（μg/日）	240	200	209	200
ビタミン C（mg/日）	66	80	51	80

B.　ビタミンの摂取状況

　「令和 5 年国民健康栄養調査」における 20 〜 29 歳の各ビタミン摂取量の中央値を表 12.6 に示した．成人の各年齢階級における各ビタミンの摂取量は類似した値である．また，最近 10 年間の各ビタミンの摂取量に大きな変動はない．20 〜 29 歳の各ビタミン摂取量の中央値と「日本人の食事摂取基準（2025年版）」の推定平均必要量を比較すると，ビタミン A，ビタミン C の摂取量の中央値は推定平均必要量の 50 〜 70% である．ビタミン B$_1$，ビタミン B$_2$，ビタミン B$_6$，葉酸の摂取量の中央値は推定平均必要量程度，ナイアシンの摂取量の中央値は推定平均

必要量の約2.5倍である.

---

1) ビタミンは必須栄養素である.

2) ビタミンは脂溶性ビタミンと水溶性ビタミンに分類される.

3) ビタミンB群とビタミンKは補酵素として生理作用を発揮する.

4) ビタミンA（β-カロテン）, ビタミンE, ビタミンCは抗酸化作用をもつ.

5) ビタミンD, ビタミンK₂, ビタミンB群は生体内で合成される.

13. ミネラル（無機質）の栄養

　ミネラル（無機質）とは，有機化合物を構成する炭素（C），水素（H），酸素（O），窒素（N）の4元素を除く元素のことをいう．ヒトの体内には，非常に多くの種類の元素が存在している．「日本人の食事摂取基準（2025年版）」では，13種類のミネラルについて摂取基準が定められている（表13.1）．これらは欠乏症や過剰症が報告されており，生理学的重要性が高いものと考えられる．その他，硫黄（S）やコバルト（Co）も重要なミネラルである．

　生体を構成するミネラルを分析すると，その他のミネラルも極めて微量に検出されるが，生理学的役割およびその必要性は未だ明らかではない．

表 13.1　ミネラル

| 多量ミネラル | ナトリウム，カリウム，カルシウム，マグネシウム，リン |
| 微量ミネラル | 鉄，亜鉛，銅，マンガン，ヨウ素，セレン，クロム，モリブデン |

13.1　ミネラルの分類と栄養学的機能

A.　ミネラルは多量ミネラルと微量ミネラルに分類される

　人体に多く含まれるミネラルを多量ミネラルという．ナトリウム（Na），カリウム（K），カルシウム（Ca），マグネシウム（Mg），リン（P）がこれにあたる．硫黄（S）や塩素（Cl）も比較的多く存在することから，多量ミネラルに含む場合があるが，硫黄はタンパク質（含硫アミノ酸の成分），塩素はおもに食塩（NaCl）として摂取されるので「日本人の食事摂取基準」では特にその摂取基準を定めてはいない．これら多量ミネラルは生体内では電解質（イオン）としても存在し，浸透圧やさまざまな化学反応に寄与している．

　体内含量が鉄よりも少ないものを一般的に微量ミネラルという．食事摂取基準が示されているのは，鉄（Fe），亜鉛（Zn），銅（Cu），マンガン（Mn），ヨウ素（I），

セレン(Se)，クロム(Cr)，モリブデン(Mo)である．

一方で，国民健康・栄養調査では平成13年以降，ナトリウム，カリウム，カルシウム，マグネシウム，リン，鉄，亜鉛，銅までを対象としている．

B.　ミネラルの栄養学的機能

各ミネラルのおもな機能と欠乏症，過剰症を表13.2に示す．

健康を維持するためにはミネラル摂取は必須である．ミネラルには拮抗作用（互いにその効果を打ち消しあう作用）があり，ナトリウムとカリウム，カルシウムとリンなど，摂取する量や割合が互いの吸収や排泄に影響している．これらの詳細なメカニズムは十分に解明されていない．

また過剰摂取により毒性を示すものが多くあり，各々のミネラルの適切な摂取を心がけることが重要である．食事摂取基準に載っていないものであっても，水銀(Hg)，ヒ素(As)やカドミウム(Cd)などの誤飲摂取は，著しい健康障害が起こることに注意しなければならない．

表13.2　ミネラルの欠乏症と過剰症

		おもなはたらき	欠乏症	過剰症
多量ミネラル	ナトリウム	浸透圧調整，酸塩基平衡，細胞膜電位調節，体液量の調節，筋肉・神経の興奮，栄養素（グルコースやアミノ酸）の吸収	脳機能障害，けいれん	高血圧
	カリウム	浸透圧調整，酸塩基平衡，細胞膜電位調節	筋力低下，不整脈	不整脈，心拍停止
	カルシウム	骨・歯の形成，筋肉・心筋の収縮，細胞内情報伝達，神経刺激の伝達	骨粗鬆症，テタニー	尿路結石，ミルクアルカリ症候群（カルシウムアルカリ症候群）
	マグネシウム	骨形成，筋肉・神経の興奮，体温調節	神経障害，虚血性心疾患	軟便，下痢
	リン	骨・歯の形成，ATP産生，細胞内情報伝達，核酸合成	くる病，骨軟化症	カルシウム吸収阻害，副甲状腺機能亢進
微量ミネラル	鉄	酸素の運搬，酸化還元反応	貧血，食欲不振	鉄沈着症，ヘモクロマトーシス（血色素症）
	亜鉛	細胞分裂，核酸代謝，酵素補因子	味覚障害，皮膚炎，創傷治癒障害	銅吸収阻害，貧血，胃の不快感，免疫能低下
	銅	ヘモグロビン代謝，酵素補因子	貧血，メンケス病	ウイルソン病
	マンガン	酵素補因子	骨形成異常，成長遅延	神経障害
	ヨウ素	甲状腺ホルモンの構成成分	甲状腺腫	甲状腺腫（重度），甲状腺機能低下（軽度）
	セレン	活性酸素種の分解，グルタチオンの酸化	克山病，心機能低下	毛髪爪の脱落，皮疹，神経障害
	クロム	糖代謝に関与	不明	インスリン感受性低下（3価），臓器毒性（6価）
	モリブデン	フラビン酵素の成分，キサンチン・ヒポキサンチン代謝	頻脈，頻呼吸，昏睡	昏睡（急性），高尿酸血症（慢性）
	コバルト	ビタミンB_{12}の構成成分	巨赤芽球性貧血	不明

13.2 | ミネラルの代謝とはたらき

A. ナトリウム

ナトリウムはナトリウムイオン(Na^+)として，細胞外液（血液，細胞間質液など）に多く含まれ，生体内の細胞外液量を維持している．血圧調節や酸・塩基平衡の調節にも重要である．

食事から摂取されたナトリウムは，小腸で大部分が能動輸送で吸収される．

排泄には，腎臓からの尿中排泄，皮膚（汗）からの損失，便中への排泄があるが，90%以上は腎臓での尿中排泄によるものである．糸球体を通過したナトリウムはそのほとんど（80%）が近位尿細管を通る間に再吸収される．遠位尿細管・集合管での再吸収の割合は少ないが，ホルモンの調節を受ける．副腎皮質から分泌されるアルドステロンは集合管でのナトリウム再吸収を促進する．一方，心房性ナトリウム利尿ペプチドは，集合管での再吸収を抑制し，ナトリウム排泄を増加させる．

食塩摂取による血圧上昇は，ナトリウムの排泄が追いつかず体内に貯留することで血液浸透圧の上昇に伴い水分量も増えること，つまり血液量増大のためであると考えられる．ナトリウムの摂取量が多いと尿中排泄も増大するが比較的時間を要するため，特に慢性的な摂取が体液量の増大を引き起こすと考えられる．またナトリウムが交感神経を活性化し，血管を収縮させるメカニズムも存在する．

B. カリウム

カリウムはカリウムイオン（K^+）として98%が細胞内に存在する．体内の浸透圧や酸・塩基平衡を維持している．また，細胞内外のK^+比が細胞膜の静止電位を決めているため，神経や筋肉の興奮伝導に関与している．

カリウムはナトリウムの尿中排泄を促すため，高血圧関連疾患を予防するためにも腎機能が正常であればカリウムの摂取を心がけることが重要である．摂取されたカリウムの90%は尿中へ，10%は便中に排泄される．重度の下痢ではカリウムの喪失が大きく低カリウム血症が起こる場合がある．

CaR：calcium-sensing receptor
PTH：parathyroid hormone

C. カルシウム

血中のカルシウム濃度は狭い範囲に維持されており，副甲状腺に存在するカルシウム受容体(CaR)が血中カルシウムをモニターしている（図13.1）．カルシウム濃度が低下するとCaRによって感知され，副甲状腺ホルモン（PTH）の分泌が促進さ

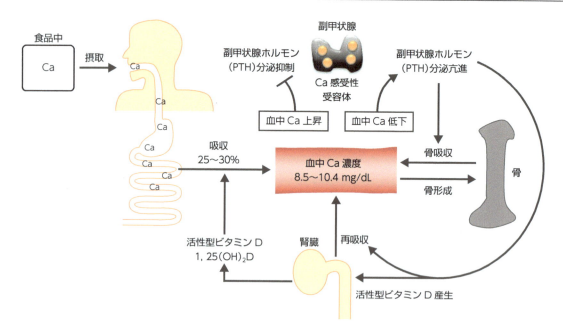

図 13.1 カルシウムの吸収と代謝

れる．PTHは骨吸収の亢進を介してカルシウムを遊離させる．

また，腎臓でカルシウムの再吸収を促進，ビタミンDの活性化を刺激し，小腸でのカルシウムの吸収を促進することで，血中カルシウム濃度の低下を防ぐ．逆に血中カルシウム濃度が高まると甲状腺からカルシトニンが分泌され，骨吸収を抑制することで血液中へのカルシウム流入を抑える．

食事からのカルシウムは，小腸上部における経細胞輸送および細胞間隙輸送によって吸収される．成人では，カルシウムの吸収率は25〜30%程度であるが，成長期や妊娠・授乳期には吸収率が増加する．活性型ビタミンDは，カルシウムの経細胞輸送にかかわるカルシウムチャネル（TRPV6）やカルシウム結合性タンパク質（S100G）の遺伝子発現を誘導することでカルシウムの吸収を高める．

カルシウムの99%は，ヒドロキシアパタイトとして，硬組織（骨や歯）に貯蔵され，骨格を形成している．また，カルシウムは細胞内外の濃度差があり，神経細胞や筋細胞の興奮性にも関与している．

TRPV6：transient receptor potential vanilloid subfamily member 6

D. マグネシウム

マグネシウムは，骨や歯の形成および多くの酵素反応やエネルギー産生に必要である．体内のマグネシウムの50〜60%は骨に存在すると考えられている．骨以外では，脳，心臓，筋肉に多く含まれる．通常の食事では，小腸からマグネシウム含量の40〜60%程度が吸収されると考えられ，摂取量が少ないと吸収

率は上昇する．小腸において，ほとんどのマグネシウムは，ナトリウム輸送によって生じる細胞間電位差によって傍細胞的に吸収される（細胞間隙輸送）．

腎臓糸球体を通過したMgは，最終的に5%が尿中に排泄される．近位曲尿細管で10〜20%（細胞間隙輸送），太い上行脚で65〜75%（細胞間隙輸送），遠位曲尿細管で5〜10%（TRPM6による経細胞輸送）が再吸収され，残りが尿中に排泄される．サプリメントによる過剰摂取により下痢が引き起こされる場合がある．

TRPM6 : transient receptor potential cation channel subfamily M member 6

E. リン

リンは，有機リン酸と無機リン酸として生体内に広く分布しており，生体内エネルギー源であるアデノシン三リン酸（ATP）の構成成分として，また核酸の構成や種々のタンパク質の機能に不可欠なミネラルである．

体内でリンの85%は骨にヒドロキシアパタイトとして蓄えられ，石灰化基質として生体力学支持に貢献している．リンは幅広い食品に含まれており，特にタンパク質と結合する形で多く存在することからタンパク質の摂取とリンの摂取には相関関係がある．また，食品添加物にも使用されていることから，日本食品標準成分表では把握できない過剰摂取の懸念が考えられる．

小腸からのリン吸収は，経細胞輸送（担体を利用した能動輸送）と細胞間隙輸送（受動輸送）の総和によって決定される．現代人におけるリン摂取量から考えると大部分は細胞間隙輸送によって吸収されているものと推測される．

生体内リン恒常性を規定する最も重要な機構は，腎臓からの尿中排泄である．副甲状腺ホルモン（PTH）や骨で産生される線維芽細胞増殖因子（FGF23）は，近位尿細管でのリン再吸収を抑制することで尿中排泄を増加させる．

FGF : fibroblast growth factor

F. 鉄

鉄は赤血球中のヘモグロビン，筋組織中のミオグロビンや各種酵素の構成成分である．食品中の鉄は，ヘム（鉄とポルフィリンからなる）に含まれるヘム鉄と非ヘム鉄（無機鉄；Fe^{2+}，Fe^{3+}）に分けられる．ヘム鉄は動物性食品に多く，非ヘム鉄は植物性食品に多い．日本人では，鉄のおもな供給源は植物性食品であり，非ヘム鉄の摂取量のほうが多い．

小腸ではヘムを取り込む輸送体タンパク質が存在し，ヘム鉄のまま吸収される（図13.2）．ヘムは，小腸上皮細胞内でヘムオキシゲナーゼの作用により，ポルフィリンとFe^{2+}に分離する．食品中の非ヘム鉄のほとんどはFe^{3+}である．Fe^{3+}は，そのままではほとんど吸収されないため，鉄還元酵素やアスコルビン酸などの還元物質によってFe^{2+}に変換されDMT1を介して小腸上皮細胞から吸収される．DMT1によるFe^{2+}の吸収はMn^{2+}と競合する．最近の鉄同位体を用いた研究では，ヘム鉄の吸収率は約50%，非ヘム鉄の吸収率は約15%である．クエン酸，アス

DMT1 : divalent metal transporter 1

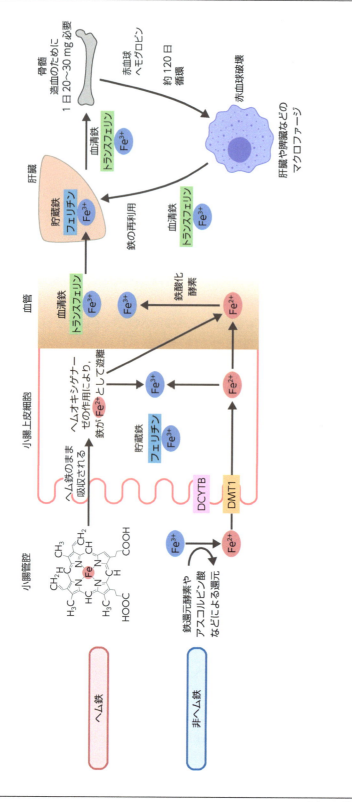

図 13.2 鉄の代謝
血清鉄は全身に運ばれ、骨髄中の赤芽球にトランスフェリンレセプターを介して取り込まれ、赤血球中へモグロビン鉄として利用される。全身の鉄総量は、成人で3〜4gであり、その約70%はヘモグロビン鉄である。

コルビン酸は鉄の吸収を促進する．フィチン酸，タンニン，シュウ酸は鉄の吸収を阻害することが知られている．

鉄の恒常性は厳密に調節されており，生体内の鉄が不足すると吸収率が上昇し，排泄量も減る．肝臓や小腸上皮細胞内で，鉄はフェリチンに結合し蓄えられている．血液中の鉄はトランスフェリンと結合し循環している．赤芽球ではトランスフェリンレセプターを介して取り込まれ，赤血球の産生に必要な鉄を供給している．赤血球は，血液中をおおよそ120日循環した後マクロファージにて貪食される．その際に放出された鉄はトランスフェリンに再度結合し，ヘモグロビンの合成に再利用される．出血がない限り，体外への鉄の損失は少ない．鉄の充足時には小腸上皮細胞にフェリチンと結合して留まり，細胞の剥離によって消化管に排泄される．

赤血球では，ヘモグロビン中の鉄に酸素が結合することで全身の細胞への酸素運搬を担っている．鉄の欠乏は貧血だけでなく運動能力低下，認知機能の低下などを招く．

G. 亜鉛

亜鉛は，亜鉛トランスポーター（ZIP_4，ZNT_1）を介して吸収される．小腸では食物由来の2価の亜鉛イオンが吸収される．尿中への亜鉛排泄は少量で，かつ摂取量にかかわらずほぼ一定である．体内の亜鉛はおもに，腸管粘膜の脱落や膵液分泌によって糞便中に排泄されるほか，発汗と皮膚の脱落，精液や月経血への逸脱により排泄される．細胞内外への亜鉛の移動は，亜鉛トランスポーターによって行われ，細胞内ではメタロチオネインに結合して貯蔵される．おもに骨格筋，骨，皮膚，肝臓，脳，腎臓に分布している．

亜鉛は，種々の亜鉛含有酵素（DNAポリメラーゼ，アルコール脱水素酵素など）の触媒作用，タンパク質構造の維持に必要である．亜鉛不足によって味覚障害や皮膚炎が引き起こされること，また免疫機能が低下することが知られている．

H. 銅

体内で，銅の約65%は筋肉や骨に，約10%は肝臓に分布している．

食事由来銅は胃で可溶化される．生じた2価の銅イオンは，小腸で還元され1価の銅イオンとしての形でCTR1によって吸収される．肝臓に運ばれた銅は輸送タンパク質であるセルロプラスミンと結合し，血液中を循環する．吸収された銅の約85%は肝臓から胆汁を介して糞便中へ排泄され，5%以下が尿中に排泄される．

CTR1：copper transporter 1

銅は，銅含有酵素（スーパーオキシドジスムターゼ，チロシナーゼなど）の酵素活性に重要である．エネルギー産生や鉄代謝，細胞外マトリックスの成熟，神経伝達物

質の産生，活性酸素除去に関与している.

I.　マンガン

　マンガンは多くの酵素反応にかかわっており，マンガンスーパーオキシドジスムターゼ，アルギニン分解酵素や乳酸脱炭素酵素の構成成分である．食事からのマンガンは，胃で可溶化され，小腸において2価イオンの状態でDMT1，ZIP8，ZIP14などによって吸収される．吸収効率は1〜5%程度で，鉄と同様のDMT1によって輸送されるため，マンガンの吸収量は食事中鉄含有量と反比例する.

　体内のマンガンは，胆汁を介してその大部分（90%以上）が糞便中へ排泄される.

J.　ヨウ素

　生体内のヨウ素の70〜80%は甲状腺に存在し，甲状腺ホルモンの構成成分として重要である．血液中のヨウ素は，能動的に甲状腺に取り込まれ，酸化，チログロブリン（サイログロブリン）のチロシン残基への付加，プロテアーゼによる遊離，ペルオキシダーゼによる重合を経て甲状腺ホルモンとなる．甲状腺ホルモンから遊離したヨウ素は最終的に90%以上が尿中に排泄される.

　海藻や昆布を多く消費する日本人は欧米人に比べるとヨウ素の摂取量が多い．しかし，甲状腺へのヨウ素輸送が低下する脱出現象が起こっていると考えられ，甲状腺ホルモン産生は正常範囲に維持される．この脱出現象が長期にわたるとヨウ素が不足してしまうため，甲状腺機能低下や甲状腺腫が発生する可能性がある.

K.　セレン

　セレンは，グルタチオンペルオキシダーゼやヨードチロニン脱ヨウ素酵素と結合して，抗酸化反応や甲状腺ホルモン代謝に関して生理機能を有している．食品中のセレンは，おもにセレノメチオニン，セレノシスチンなどのアミノ酸に結合した形態で存在し，90%以上が吸収される．摂取量が増えれば尿中排泄も増えるため，セレンの恒常性は吸収ではなく尿中排泄によって維持されている.

L.　クロム

　通常の食事から摂取されるクロムは3価であると考えられる．小腸での吸収率は，摂取形態などのさまざまな要因によって変動するが，1%未満が受動拡散によって吸収される．血液中では，トランスフェリンに結合した状態で輸送され，おもな排泄経路は尿であると考えられている．したがって，クロムがインスリン作用を増強すると考えられるが，動物実験では低クロム飼料で飼育しても糖代謝異常は観察できない．糖尿病患者への3価クロム投与による症状の改善が認められるが，薬理作用である.

M. モリブデン

モリブデンは，亜硫酸オキシダーゼなどの各種酵素の補酵素として機能している．モリブデンの吸収効率は比較的高く，88〜93%である．摂取量が増えれば尿中排泄も増えるため，モリブデンの恒常性は吸収ではなく尿中排泄によって維持されている．

13.3 ミネラルの食事摂取基準と摂取状況

A. 成人における食事摂取基準

それぞれのミネラルで，策定の考え方および方法が異なる（表13.3，表13.4，表13.5，表13.6）．生活習慣病重症化予防のための値は食塩のみ設定された（高血圧および慢性腎臓病の重症化予防）．

表13.3 日本人の食事摂取基準（2025年版）における推定平均必要量の策定方法

	推定平均必要量の策定方法
ナトリウム	尿，便，皮膚などから失われる不可避損失量を補う摂取量
カルシウム	骨量を維持するための量を要因加算法により算定
マグネシウム	出納が0になるマグネシウム摂取量（出納試験）
鉄	要因加算法により算定
亜鉛	要因加算法により算定
銅	銅の平衡維持量と血液中銅濃度を指標
ヨウ素	甲状腺へのヨウ素蓄積量から算定
セレン	血漿グルタチオンペルオキシダーゼ活性値が飽和値の2/3となるセレン摂取量から算定
モリブデン	平衡状態が維持され欠乏症状が観察されない摂取量

表13.4 日本人の食事摂取基準（2025年版）における目安量の決め方

	目安量の決め方
カリウム	平成30・令和元年国民健康・栄養調査における摂取量の中央値
リン	平成30・令和元年国民健康・栄養調査における摂取量の中央値（男女別・各年齢区分の摂取量の中央値の中で最も少ない摂取量）
マンガン	8日間の食事記録に基づいたマンガン摂取量の中央値
クロム	献立から日本食品標準成分表2020年版（八訂）を用いて算出した値

	目標量の考え方
食塩	実施可能性の観点から，WHO ガイドライン（5 g/日）と平成30・令和元年国民健康・栄養調査における摂取量の中央値（10.1 g/日）との中間値未満
カリウム	実施可能性の観点から，WHO ガイドライン（3510 mg/日）と平成30・令和元年国民健康・栄養調査における摂取量の中央値（2211 mg/日）との中間値

表 13.5　日本人の食事摂取基準（2025年版）における目標量の考え方

	策定	耐容上限量の考え方
ナトリウム	－	過剰摂取の前に目標量が重要であるため設定しない
カリウム	－	腎機能が正常であり，特にカリウムのサプリメントなどを使用しない限りは，過剰摂取になるリスクは低い
カルシウム	○	高カルシウム血症を指標
マグネシウム	○	サプリメント等の通常の食品以外からの摂取において，下痢の発症を指標として算出 （通常の食品からの摂取量に対して耐容上限量は設定されていない）
リン	○	血清無機リン値が基準上限を超える摂取量から算定
鉄	－	遺伝的素因がなく，アルコール多飲でもない健常者に関して，食事などから過剰症を引き起こすという明確な証拠は見当たらない
亜鉛	○	赤血球スーパーオキシドジスムターゼ活性の低下などを指標とした最低健康障害発現量から算出
銅	○	健康障害非発現量から算出 血漿・血清銅濃度の上昇を起こさないようにすること
マンガン	○	健康障害非発現量から算出
ヨウ素	○	健康障害非発現量，最低健康障害発現量（甲状腺機能低下や甲状腺腫）から算出
セレン	○	毛髪と爪の脆弱化・脱落を慢性セレン中毒の指標とした場合の健康障害非発現量から算出
クロム	○	インスリン感受性低下を指標とした最低健康障害発現量から算出（3価クロム）
モリブデン	○	平衡が維持される健康障害非発現量から算出

表 13.6　日本人の食事摂取基準（2025年版）における耐容上限量の考え方

B.　日本人の摂取状況

「令和5年国民健康・栄養調査」（20歳以上の中央値）を表13.7に示す．ナトリウム（食塩）の摂取は，男女ともに目標量（日本人の食事摂取基準（2025年版））を大きく上回っている．

食塩摂取は日本人の食習慣を反映し，摂取を控えることが難しいが，近年の健康志向や普及活動の効果によってこの10年間，男女ともに有意に減少している（図13.3）．

カリウムは男性で目安量を下回り，女性は目安量を上回っているが，いずれも目標量には到達していない．

カルシウムは男女ともに食事摂取基準の推定平均必要量を大きく下回っている．年次的にも改善がほとんどみられず，カルシウム不足は，日本人の食事の特

表 13.7 日本人のミネラル摂取状況
食事摂取基準の値は，18～29歳の値で示した（女性の鉄の推定平均必要量は月経ありの女性の値を用いた）．目安量や目標量と記載のないものは，推定平均必要量の値．
［令和5年国民健康・栄養調査］

20 歳以上	男性 中央値	男性 食事摂取基準 2025	女性 中央値	女性 食事摂取基準 2025
ナトリウム（食塩相当量）(g/日)	10.7	7.5 未満（目標量）	9.1	6.5 未満（目標量）
カリウム (mg/日)	2,370	2,500 （目安量）	2,190	2,000 （目安量）
カルシウム (mg/日)	490	680	476	580
マグネシウム (mg/日)	261	280	234	230
リン (mg/日)	1,062	1,000 （目安量）	930	800 （目安量）
鉄 (mg/日)	8.0	5.5	7.2	7.0
亜鉛 (mg/日)	9.0	7.5	7.6	6.0

徴とも考えられる．

　マグネシウムも男女ともに推定平均必要量を下回っている．

　リン摂取は，男性では目安量付近であり，女性では目安量より多い傾向がみられる．添加物としてのリン摂取量は不明である．

　鉄は，男性では推定平均必要量を超えている．女性では，月経ありの推定平均必要量付近である．

　亜鉛は，男女ともに推定平均必要量を超えている．

図 13.3 食塩摂取の状況
2020 年および 2021 年は調査中止．
［令和5年国民健康・栄養調査の結果の概要］

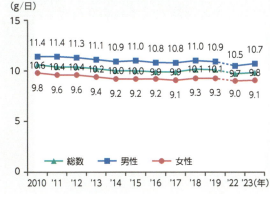
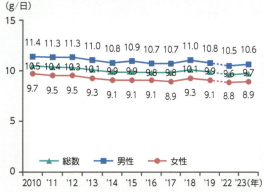

13.3 ミネラルの食事摂取基準と摂取状況

1) ミネラル（無機質）とは，炭素，水素，酸素，窒素の 4 元素を除く元素であり，「日本人の食事摂取基準（2025 年版）」では，13 種類について摂取基準が定められている.

2) ミネラルは，多量ミネラルと微量ミネラルに分類される.

3) ナトリウムは細胞外液に，カリウムは細胞内に多く含まれており，浸透圧の調節や酸・塩基平衡の調節などにかかわっている.

4) 成人では，カルシウムの吸収率は 25 〜 30% 程度であるが，成長期や妊娠・授乳期には吸収率が増加する.

5) ヘム鉄の吸収率は，非ヘム鉄の吸収率よりも高い.

6) 日本人のナトリウム（食塩相当量）の摂取量（20 歳以上の中央値）は，男女ともに目標量（日本人の食事摂取基準（2025 年版））を上回っている.

7) 日本人のカルシウムの摂取量（20 歳以上の中央値）は，男女ともに推定平均必要量（日本人の食事摂取基準（2025 年版））を下回っている.

14. 水分・電解質の代謝

14.1 水分代謝

A. 人体の水の分布

　水はヒトの体内の構成成分に占める比率が最も高く，酸素とともに生命を維持するためには欠かすことのできない物質である．その比率は，物質代謝のさかんな胎児・新生児期には体重の80％以上，乳児期には70〜75％，成人では約60％を占める．健常者では年齢の上昇に伴って低下する傾向がみられる．性別では男性に比して女性のほうが低く，やせた人よりも太った人のほうが低い．

　生体内の水の約2/3は細胞内にあり，残りの約1/3は細胞外にある．前者は細胞内液として，後者は血液などの細胞外液として存在している（図14.1）．

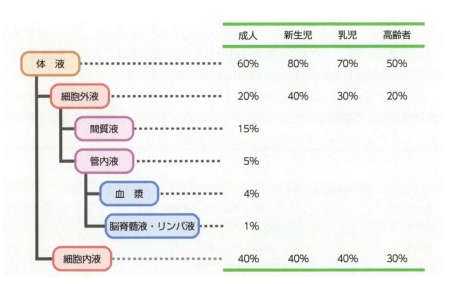

図14.1　健常者の水の分布

B. 水の機能

　水はさまざまな物質を溶かすことができる．その特徴を生かして，生体内では各種物質の溶媒としてはたらくとともに，生化学反応にとっても円滑な環境を提供している．また，体内で発生した熱の放散にも水分が利用されており，特に高温環境下の体温降雪では重要な役割を担っている．

C. 水の出納

　体内に取り入れる水と，失われる水が平衡を保てば，体内の水分量を一定に保つことができる（表14.1）．しかし，摂取水分量と排泄水分量のバランスが崩れると，体液量が変動する．たとえば，ひどい嘔吐や下痢・発熱があるときに水を補給しなければ脱水となり，生命に危険が生じる．乳児や高齢者は特に脱水を起こしやすいので注意が必要である．

a. 成人の水分出納

(1) 水の摂取　　生体への水分の最大の補給ルートは，飲料水や食品に含まれている水分からの水であるが，代謝水を忘れてはならない．代謝水とは，栄養素が代謝されることにより得られる水のことである．この量は，代謝される栄養素の種類によって異なる．糖質が1 g燃焼すると0.56 g，脂質が1 g燃焼すると1.07 g，タンパク質が1 g燃焼すると0.41 gの水がそれぞれ生じる．1 gあたりの代謝水量が最も多いのは脂質であるが，日常の食事に占める割合では糖質が最も多いので，おもな代謝水源は糖質である．

　生命維持のために最低限摂取しなければならない水分必要量を不可避水分摂取量といい，成人では不可避尿（400～500 mL/日）と糞便水分，不感蒸泄（不感蒸散）量の合計から代謝水量を差し引いた1,000 mL/日程度である．

(2) 水の排泄　　最大の排泄ルートは尿排泄と不感蒸泄である．体内の水分量を一定に保つために，尿への排泄量は摂取した水分量によって大きく変動するが，平均で1日あたり約1,000～1,500 mLの尿が排泄される．

　尿への排泄量は水分摂取量を少なくすると減少するが，体内で産生される代謝産物を尿として溶解するためには最低1日400～500 mLの尿の排泄は不可避であり，このような最低限の尿の排泄を不可避尿という．

表14.1　水分出納（成人）

水分摂取量（mL/量）		水分摂取量（mL/量）	
食物中の水	600～750	尿（不可避尿含む）	1,200～2,000
飲料水	1,400～1,750	不感蒸泄	700～800
代謝水	250～350	糞便	100～300
合計	2,250～2,850	合計	2,000～3,100

不感蒸泄は，通常の環境下で皮膚表面や呼気から失われる水分で，汗は含まれない．1日あたり800〜1,000 mL程度の水分が，皮膚や肺から失われる．

b. 乳幼児の水分出納

乳幼児の水分出納は年齢体重により大きく異なるが，最小必要水分量は，体重10 kgの幼児の場合，体重あたり成人の約2倍の水を必要とする．また，一度にたくさん飲水することができないので，水分排泄量が増加した場合には，脱水症になりやすい．

D. 水の欠乏と過剰

a. 水の欠乏

(1) 脱水症　一般には生体内で水分が不足した状態を脱水と考えるが，厳密には体液が不足した状態を脱水という．体液には水分はもちろんのこと，各種電解質も溶け込んでいる．したがって，脱水症には，その主因により，高張性脱水症（水欠乏），低張性脱水症（Na欠乏）および等張性脱水症（水およびNa欠乏）に分類される．

高張性脱水症は，何らかの理由で水分の摂取が制限されるか，大量の水分が喪失したときに生じる．このとき，細胞外液は濃縮され細胞内液に対して高張液になるため，水は細胞内から細胞外へと移行する．その結果，脱水症が生じることになる．症状としては，激しい口渇，吐き気，嘔吐，運動失調，濃縮尿などがみられる．

低張性脱水症は，電解質を含まない溶液を大量に与えたときや，電解質と水分の両方が喪失したにもかかわらず水分のみ補給したときに生じる．このとき，細胞外液のナトリウムが欠乏し低張状態になるため，高張な細胞内へ水が入っていく．その結果，通常の状態よりも細胞内が低張になり細胞内浮腫の状態になる．腎臓では尿細管からの水の再吸収が抑制され，尿への水の排泄が増加する．症状としては，口渇はなく，倦怠感，立ちくらみが強く，乏尿は著しくない．嘔吐，けいれん，低血圧，血清ナトリウム低下などがみられる．

(2) 嘔吐と下痢　正常の場合には消化管からの水の喪失は少ないが，時には非常に多くの水を失う場合がある．それが，嘔吐や下痢である．嘔吐では，体内の胃の分泌液を失うことで，電解質および酸・塩基の異常を起こす．下痢では1時間あたり1 Lもの液体の喪失が生じ，その結果，かなりの量のカリウムと炭酸水素イオンの損失が起こる．

(3) 熱中症　熱中症とは暑熱環境における身体適応の障害によって起こる症候群のことで，従来，熱失神，熱痙攣，熱疲労，熱射病と表現されてきた諸症状・病態を総称したものであり，身体の体温調節機能がうまくはたらかなくなり，体内に熱がこもることで発症する．体内で発生した熱を体外に逃がす方法には，血

液を介した皮膚表面における熱放散（輻射）や，発汗による気化熱を利用した熱放散があるが，いずれの方法においても体内の水分が重要な役割を担っているため，脱水状態は熱中症のリスクを高める．

b. 水の過剰

(1) 浮腫　生体内で水分が過剰になった場合には，より影響の少ない部分の水分量を増加させることで代償しようとするため，組織間液量が増える．このように組織間液が過剰になった状態を浮腫という．

　内科領域における頻度の高い浮腫では，程度の差はあっても全身的に生じるものが多く，体液量が約3L過剰になって初めて臨床症状としてとらえられる．浮腫がかなり高度となっても，血漿の電解質組成は著しい変動を示さないのは，浮腫液の主成分は水と塩化ナトリウムであり，正常な組織間液と極めて類似しているからである．また，増加するのが細胞外液であり，細胞内液が増加して細胞の代謝を乱したり，血漿量が増加しないような代償が行われているからである．

　浮腫性疾患として最も多い心疾患では，浮腫は体の下部に発生する．腎疾患では，顔面，特に上まぶたに発生する．肝疾患では腹水というかたちで認められることが多い．

　浮腫が発生する際には，摂取するナトリウムと水に比べ，排泄されるナトリウムと水が少なく，正のバランスとなっている．

14.2 | 電解質の代謝

A.　電解質の分布と組成

　体液（細胞外液と細胞内液）は，電解質（ナトリウムイオン，カリウムイオンなど）や非電解質（グルコース，尿素，クレアチニンなど）が溶け込んだ溶液である（図14.2）．

　海水および体液の電解質濃度を図14.2に示した．細胞外液（組織間液や血漿）の陽イオンはNa^+が主要成分で，ほかにK^+，Ca^{2+}，Mg^{2+}が含まれる．陰イオンはCl^-が主要成分で，ほかにHCO_3^-，HPO_4^{2-}，SO_4^{2-}，有機酸，タンパク質などが含まれる．有機酸とタンパク質を除けば，この組成は海水と非常によく似ている．違いは総イオン濃度で，海水のほうが約3.5倍高い．

　組織間液と血漿の違いはタンパク質の含有量で，血漿のほうがタンパク質を多く含んでいる．これは，毛細血管壁が分子量の大きいタンパク質をほとんど通さないためである．

　細胞内液の陽イオンはK^+が主要成分で，ほかにMg^{2+}，Na^+が含まれている．陰イオンはHPO_4^{2-}などの有機酸が主要成分で，ほかにHCO_3^-やタンパク質が

図14.2 海水および体液の電解質濃度

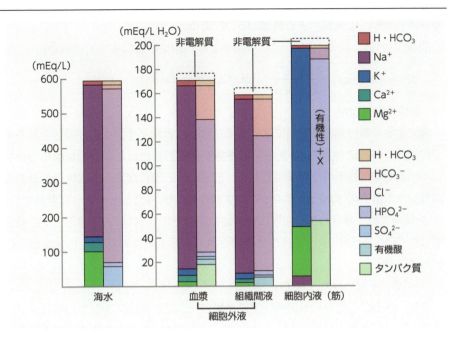

含まれる．

B. 電解質の機能

電解質の生体内での役割は，生命の維持に欠かすことのできない，(1)体液量の調節，(2)体液の浸透圧の維持，(3)酸塩基平衡の維持，(4)神経・筋の機能発現などがある．

(1)体液量の調節 14.1D項を参照．

(2)体液の浸透圧の維持 血液の浸透圧の変化は，間脳の視床下部にある浸透圧受容細胞によって感知される．浸透圧が高い場合には，脳下垂体からADH（バソプレシン）を分泌させ，腎臓の集合管から水の再吸収を促進して体液の浸透圧を低下させる．また，浸透圧受容細胞から視索上核にある口渇中枢を刺激して飲水行動を誘発させる．

(3)酸塩基平衡の維持 血液および間質液の水素イオン濃度（pH）を一定に保つことは，細胞内での種々の反応を正常に行うために極めて重要である．

(4)神経・筋の機能発現 カリウムは細胞内に最も多い陽イオンで，神経系や心臓において活動電位や興奮伝達に，カルシウムは神経や筋接合部において重要であり，マグネシウムは筋の収縮に関与している．

C. 酸塩基平衡の調節

血液および組織液ではpHを7.40±0.05の範囲で一定に保つように調節されている（酸塩基平衡）．酸塩基平衡の調節機構には，①血漿の緩衝作用，②肺によ

ADH：antidiuretic hormon，抗利尿ホルモン

る呼吸性調節，③腎臓による調節の3つがある．

血液のpHは，次のヘンダーソン–ハッセルバルヒの式によって決まる．

$$pH = pK + \log \frac{[HCO_3^-]}{[H_2CO_3]} \quad (pKは定数で，pK = 6.1)$$

a. 血漿の緩衝作用

肺による呼吸性調節や腎臓による調節によって水素イオン（H^+）が排泄されるまでの間，一時的に体液のpHを一定に維持する調節系として中心的なはたらきをしているものが血漿の緩衝作用である．血液中の二酸化炭素（CO_2）は赤血球内の炭酸脱水素酵素のはたらきによって炭酸水素（重炭酸）イオン（HCO_3^-）に変換され，H^+を緩衝する．すなわち，血漿に酸が加わると反応式（1）は右に進み，その結果生じたCO_2は呼吸によって肺から排泄される．呼吸も含めてCO_2は全緩衝系の65%を占める．

$$HCO_3^- + H^+ \ \rightleftarrows \ H_2CO_3 \ \rightleftarrows \ H_2O + CO_2 \quad \cdots\cdots \ (1)$$

また，ヘモグロビン（Hb）の構成アミノ酸の一つであるヒスチジンのイミダゾール基も有効な塩基としてはたらき，HCO_3^-と同様にH^+を緩衝する．この反応は全緩衝系の30%を占める．そのほか，タンパク質，リン酸イオンも緩衝作用を行うが，全緩衝系に占める貢献度は小さい．

b. 肺による呼吸性調節

組織で産生されたCO_2は，反応式（1）にしたがい赤血球内でH^+とHCO_3^-とになる．肺で再びCO_2とH_2Oとなり，CO_2は肺胞から外へ出される．その結果H^+が処理されて血漿pHは上昇する．呼吸機能に応じて血漿中の炭酸は変動する．

c. 腎臓による調節

尿細管においてNa^+とK^+との交換，Na^+とNH_4^+との交換，Na^+とH^+，K^+との交換などが行われ，酸の負荷時にこれが排泄され，$NaHCO_3$が吸収されて酸塩基平衡が調節される．

D. 酸塩基平衡の異常

血液のpHを酸性に傾ける力のことをアシドーシスといい，代謝性アシドーシスと呼吸性アシドーシスがある．一方，血液のpHをアルカリ性に傾ける力のことをアルカローシスといい，代謝性アルカローシスと呼吸性アルカローシスがある．アシドーシスとアルカローシスの力の差し引きによって，血液のpHが7.35未満になるとアシデミア（酸血症），7.45を超えるとアルカレミア（アルカリ血症）となる．

a. 代謝性アシドーシス

腎疾患では，Na^+が低下あるいはCl^-が増加するために，血中の［HCO_3^-］量に変化が生じ，アシドーシスが起こる．腎不全では，リン酸や硫酸イオンなどの

酸性イオンが血中に増加し，$[HCO_3^-]$が減少するために起こる．糖尿病では，大量に産生されたケトン体が血中に増加するために起こる．

b. 呼吸性アシドーシス

換気不全によって，CO_2とH_2CO_3が体内に蓄積するためにアシドーシスが起こる．急性呼吸性アシドーシスは急性の呼吸器疾患や麻薬中毒などで，慢性呼吸性アシドーシスは慢性呼吸器疾患や極度の肥満などで起こる．

c. 代謝性アルカローシス

激しい嘔吐により，血中のCl^-が大量に失われ，血漿のCl^-が減少する．そのCl^-減少分を$[HCO_3^-]$で補うためにアルカローシスが起こる．

d. 呼吸性アルカローシス

呼吸が促進し過換気のためにCO_2が過度に消失し，H_2CO_3が欠乏するためにアルカローシスが起こる．

---

1) 水は物質を溶かす力が強く，生体溶媒としてはたらく．
2) 代謝水は，栄養素が代謝されることにより得られる水である．
3) 不感蒸泄は，通常の環境下で皮膚表面や呼気から失われる水分である．
4) 成人の不可避水分摂取量は 1,000 mL/日程度である．
5) 成人の不可避尿量は，400 ～ 500 mL/日である．
6) 水分出納異常によって，脱水や浮腫となる．
7) 体液には，さまざまな電解質が溶け込んでいる．
8) 細胞外液の主要陽イオンは Na^+，細胞内液の主要陽イオンは K^+ である．
9) 電解質は，体液量の調節，細胞内外の浸透圧の平衡維持，酸塩基平衡維持などの機能を有している．
10) 酸塩基平衡の異常には，アシドーシスとアルカローシスがある．

15. 食物繊維と難消化性糖質

15.1 食物繊維

　食物繊維の定義や測定方法は国際的には統一されていない．日本では，「日本食品標準成分表」で用いられている"ヒトの消化酵素で消化されない食品中の難消化性成分の総体"という定義が一般的に使われている．日本で用いられる定義に従えば，食物繊維はセルロース，ヘミセルロース，ペクチンなどの植物由来の成分，カニやエビなどの甲殻類に含まれるキチン，キトサンなどの動物由来の成分，およびレジスタントスターチや難消化性デキストリン，難消化性オリゴ糖，リグニンなど，消化酵素で消化されない食品中の成分をすべて含む．

　食物繊維は食品中の消化されない成分であることから，過去には栄養学的に不要な成分として扱われていた．食物繊維が注目されたのは，1971年にバーキットが「食物繊維仮説」*を発表し食物繊維が人の健康に重要な役割を果たしていることを提唱したころからである．それ以来，多くの研究者により食物繊維の物理化学的性質や生理機能が明らかにされてきた．さらに疫学的研究からも生活習慣病の予防因子としての重要性が認められてきた．

*「食物繊維の摂取量が少ないと大腸がんが増える」という仮説．

　しかし，1955年では1日あたり20gを超えていた日本人の食物繊維摂取量は，1960年代に急減し，その後も減少傾向が続いた．そのため，1995年から使用された「第五次改定 日本人の栄養所要量」で初めて食物繊維の目標摂取量が策定された．

A. 食物繊維の種類

　食物繊維の種類は多岐にわたるが，大別すると水に溶ける水溶性食物繊維と水に溶けない不溶性食物繊維に分類される（表15.1）．

　水溶性食物繊維はおもに穀類，植物のガム質や粘質物，海藻類などに含まれる．

溶解性	名称	所在	含有するおもな食材・食品
水溶性	ペクチン質 β-グルカン グアーガム（ガラクトマンナン） コンニャクマンナン（グルコマンナン） アルギン酸 寒天（アガロース） カラギーナン カルボキシメチルセルロース ポリデキストロース 難消化性デキストリン	植物の非構造成分 穀類ガム質 植物ガム質 粘質物 海藻粘質多糖類 海藻粘質多糖類 海藻粘質多糖類 化学修飾多糖類 化学修飾多糖類 加工多糖類	果実，野菜 大麦，オーツ麦 グアー種子 コンニャク 褐藻類（コンブ，ワカメ，ヒジキ） 紅藻類（テングサ属，オゴノリ属） 紅藻類（ツノマタ属，スギノリ属） 増粘剤 飲料や加工食品 飲料や加工食品
不溶性	セルロース ヘミセルロース（非セルロース多糖類） ペクチン質 キチン イヌリン リグニン	植物細胞壁成分 植物細胞壁成分 植物細胞壁成分 甲殻類外皮成分，菌類細胞壁 植物の非構造成分 芳香族炭水化物	植物性食品一般 植物性食品一般 未熟果実，野菜 エビやカニなどの甲殻，きのこ類 キクイモ，ニンジン 植物性食品一般

表15.1 食物繊維の分類とおもな成分

ペクチン質は，未熟な果実では不溶性を示す構造をもつが，成熟すると部分的に分解されて水溶性となる．水溶性食物繊維には，大麦やオーツ麦に含まれる*β*-グルカン，コンニャクの成分であるコンニャクマンナン，海藻類に含まれるアルギン酸や寒天などがある．これらの天然由来の食物繊維は，水に溶解すると非常に高い粘性を示すという特性をもっている．一方，ポリデキストロースや難消化性デキストリン，酵素処理により低分子化されたグアーガムやアルギン酸ナトリウムなどは，水に溶けやすく非常に粘性の低い特性をもっている．

不溶性食物繊維はおもに植物の細胞壁成分などに含まれる．セルロースは，天然にもっとも多く存在する不溶性食物繊維である．ヘミセルロースは，セルロースとペクチン質を除いた植物の細胞壁成分である．リグニンは多糖類ではないが，細胞壁を構成する芳香族高分子化合物であり，食物繊維の定量で不溶性食物繊維の一部として測定される．

B. 食物繊維の定量法

食品中の食物繊維の定量法には，非酵素-重量法（酸性洗剤法，中性洗剤法など），酵素-重量法（プロスキー法，プロスキー変法など），酵素-重量法と高速液体クロマトグラフ法を組合せた複合法（AOAC.2011.25法など）がある．「日本食品標準成分表2020年版（八訂）」の本表に収載されている食物繊維総量の分析方法は，「日本食品標準成分表2015年版（七訂）」で採用されていた「高分子量水溶性食物繊維」と「不溶性食物繊維」のみ定量するプロスキー変法から，この方法では定量されない「低分子量水溶性食物繊維」と「難消化性デンプン」などを含めて定量できるAOAC.2011.25法に更新されている．なお，各食品の食物繊維量の内訳は，炭水化物表の食物繊維成分表に収載されている．

AOAC：Association of Official Analytical Chemists

食品分類	食品名	食物繊維総量 (g/100 g)	1回の目安量 (g)	食物繊維総量(g)/目安量	食品分類	食品名	食物繊維総量 (g/100 g)	1回の目安量 (g)	食物繊維総量(g)/目安量
穀類	中華めん（生）	5.4	160	8.6	野菜類	グリンピース（冷凍）	9.3	50	4.7
	干しソバ（乾）	3.7	100	3.7		モロヘイヤ（生）	5.9	70	4.1
	ライ麦パン	5.6	60	3.4		西洋カボチャ（ゆで）	4.1	80	3.3
	そうめん（乾）	2.5	130	3.3		スイートコーン（ゆで）	3.1	105	3.3
	赤飯	1.6	180	2.9		切干しダイコン（乾）	21.3	15	3.2
いもおよびデンプン類	サツマイモ（焼き）	4.5	100	4.5	果実類	プルーン（乾）	7.1	40	2.8
	フライドポテト	3.1	100	3.1		アボガド（生）	5.6	50	2.8
	ジャガイモ（水煮）	3.1	100	3.1		キウイフルーツ（生）	2.6	80	2.1
	ヤマトイモ（生）	2.5	60	1.5		ハッサク（生）	1.5	100	1.5
	しらたき	2.9	50	1.5		リンゴ（生）	1.4	100	1.4
豆類	インゲン豆（ゆで）	13.6	50	6.8	きのこ類	エリンギ（生）	3.4	50	1.7
	ヒヨコ豆（ゆで）	11.6	50	5.8		キクラゲ（乾）	79.5	2	1.6
	アズキ（乾）	24.8	20	5.0		乾シイタケ（乾）	46.7	3	1.4
	黄大豆（乾）	21.5	20	4.3		エノキダケ（生）	3.9	30	1.2
	糸引き納豆	9.5	50	4.8		ブナシメジ（生）	3.0	30	0.9
種実類	日本グリ（ゆで）	6.6	50	3.3	藻類	ヒジキ（乾）	51.8	5	2.6
	落花生（いり）	7.2	30	2.2		寒天（ゼリー状）	1.5	80	1.2
	バターピーナッツ	9.5	20	1.9		カットワカメ（乾）	39.2	3	1.2
	ピスタチオ（いり）	9.2	20	1.8		マコンブ（素干し）	32.1	3	1.0
	クルミ（いり）	7.5	20	1.5		つくだ煮（コンブ）	6.8	10	0.7

表 15.2　1回目安量あたりの食物繊維を多く含む食品
［資料：日本食品標準成分表 2020 年版（八訂増補 2023 年）］

C.　食物繊維を多く含む食品

　1回目安量（1サービング）あたりの食物繊維を多く含む食品を表 15.2 に示した．日本人の主要な食物繊維供給源は，穀類，豆類および野菜類などである．しかし，近年穀類の摂取量は低下しているため，少量で食物繊維を多く摂取することができるきのこ類や藻類は，食物繊維の供給源として重要である．

D.　食物繊維の生理機能

　食物繊維の消化管内でのはたらきと，おもな生理作用について図 15.1 に示した．食物繊維の生理作用は，食物繊維がもつ物理化学的な性質（保水性，嵩（かさ），粘性，吸着性，発酵性など）が消化管内で作用することによって生じる．保水性の高い食物繊維は水を含むと消化管内容物の嵩や水分含量を増加させる．この嵩効果や水分保持能は，蠕動運動を活発にし，排便状態を改善する．

　粘性のある水溶性食物繊維は，胃内容物の滞留時間の延長や，小腸での栄養素の拡散を阻害することにより，糖やコレステロールの吸収を抑制し，血糖値や血清コレステロールの上昇を抑制する．食物繊維には，分子内にマイナスあるいはプラスの荷電を保つ成分があり，各種金属イオンや胆汁酸を吸着する性質を有するものもある．また，腸の組織や機能の維持，消化管免疫機能の刺激，発がん物質抑制などの作用も報告されている．

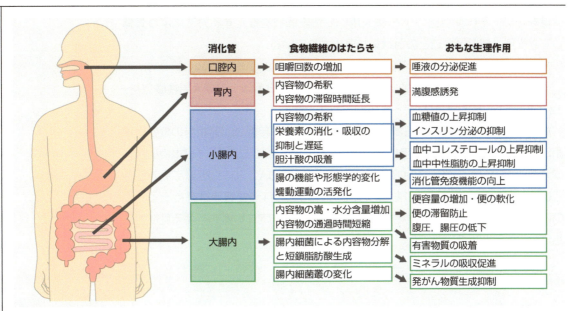

図 15.1 食物繊維の消化管内でのはたらきとおもな生理作用

食物繊維は，大腸では腸内細菌により分解され，短鎖脂肪酸（酢酸，プロピオン酸，酪酸）を生成する．ただし，腸内細菌による分解の程度は，各食物繊維によって異なる．短鎖脂肪酸は，大腸内のpHを低下させる．pHの低下は有害菌の増殖を抑制し，カルシウムや亜鉛などのミネラルの吸収を促進させる．短鎖脂肪酸は吸収されてエネルギー源にもなる．

食物繊維は，数多くの疫学研究により，心筋梗塞，脳卒中，循環器疾患，2型糖尿病，乳がん，胃がん，大腸がんなどで有意な負の関連が報告されている．食物繊維の摂取量を増やすことは，これら生活習慣病の発症率や死亡率を低減させると考えられる．

E. 食物繊維の食事摂取基準

「日本人の食事摂取基準（2025年版）」では，食物繊維の摂取不足が生活習慣病の発症に関連するという報告が多いことから，生活習慣病の発症や重症化予防のための目標量が3歳以上で定められている．健康への利益を考えた場合の食物繊維の理想的な摂取量は，「少なくとも1日当たり25 g」とされている．しかし，平成30・令和元年国民健康・栄養調査に基づく日本人の食物繊維摂取量の中央値は，すべての年齢区分でこの数値よりかなり低く実施可能性が低いため，目標量が算定されている．

実際には，下記の式のように現在の18歳以上の日本人成人の食物繊維摂取量の中央値（13.3 g/日）と理想値（25 g/日）との中間値（19.2 g/日）をもって目標量を算出するための参照値とし，成人の参照体重（58.6 kg）と性別・年齢区分ごとの参照

体重を用い，その体重比の0.75乗を用いて体表面積を推定する方法により外挿して，性別・年齢区分ごとの目標量が算出されている.

19.2（g/日）×［性別および年齢区分ごとの参照体重(kg)÷58.6（kg)］$^{0.75}$

「日本人の食事摂取基準（2025年版）」の目標量は，18歳以上の成人男性は20〜22 g/日以上，成人女性は17〜18 g/日以上となっている.

ただし，この目標量は，「日本食品標準成分表2015年版（七訂）」相当の食物繊維測定法（プロスキー変法）を使用した調査研究に基づくものである.「日本食品標準成分表2020年版（八訂）」では食物繊維の分析法がAOAC.2011.25法に更新されている.プロスキー変法よりもAOAC2011.25法のほうが数値は高く出る.このような測定法の変更は，食物繊維の今後の目標量策定に影響を与える可能性がある.

15.2 難消化性糖質

A. 難消化性デンプン（レジスタントスターチ）

従来，摂取したデンプンは小腸で完全に消化されるものと考えられてきたが，一部は消化されずに大腸に達することが明らかになり，レジスタントスターチ（RS）と名付けられ，「健常人の小腸管腔内において消化吸収されることのないデンプンおよびデンプンの部分水解物の総称」と定義されている.

RSは，4タイプ（RS1〜RS4）に分類されている.RS1は粉砕が不十分な穀類や全粒粉，豆類のように細胞壁内に包み込まれているため物理的に消化酵素が作用できないものである.RS2は生のジャガイモや未完熟バナナのデンプン，ハイアミロースコーンスターチ＊，RS3は冷ごはんなどに含まれる調理後に再結晶化した老化デンプン，RS4は老化防止などデンプンの物性改良を目的に人工的に化学処理（置換基を付ける，架橋をつくる）した加工デンプンなどであり，RS2〜RS4は消化酵素が作用しにくいものである.大腸に達したRSは，腸内細菌による発酵を受けると短鎖脂肪酸（酢酸，プロピオン酸，酪酸）などの有機酸を生成する.

＊アミロース含量が多いトウモロコシからつくられたデンプン.

B. 難消化性オリゴ糖および糖アルコール

オリゴ糖はブドウ糖などの単糖が数個つながったものの総称である.一般的にはおおよそ3糖〜9糖のものをオリゴ糖という.オリゴ糖のうち小腸で消化・吸収されずに大腸に達するものを難消化性オリゴ糖という.植物・動物に含まれるオリゴ糖やスクロース，ラクトース，デンプンなどを原料として工業的につくられたオリゴ糖がある.糖アルコールは，単糖類のカルボニル基を還元して得られ

由来	名称	構成糖	甘味度	その他
植物	大豆オリゴ糖*	混合物（ラフィノース，スタキオース，スクロース，単糖）	70〜75	機能成分は難消化性
	キシロオリゴ糖*	キシロースがβ-1,4結合	25〜40	
	キシリトール*	五炭糖・単糖アルコール	100	
	セロビオース*，セロオリゴ糖*	グルコースがβ-1,4結合	30	
	ラフィノース*	ガラクトース，グルコース，フルクトースからなる三糖類	21	
	マンニトール*	六単糖・単糖アルコール	60〜70	
スクロース	フラクトオリゴ糖*	混合物（1-ケストース，ニストース，フルクトフラノシルニストース，ショ糖,単糖）	30〜60	別名ネオシュガー
	ガラクトシルスクロース*	ガラクトース，グルコース，フルクトースからなる三糖類	55〜79	わずかに消化される．別名ラクトスクロース，乳菓オリゴ糖
	パラチノース，パラチノースオリゴ糖	グルコースとフルクトースがα-1,6結合	30〜42	
	パラチニット*	等量混合物（イソマルチトール，グルコピラノシル-マンニトール），糖アルコール	45	別名イソマルト
	トレハルロース	グルコースとフルクトースがα-1,1結合	50	
	カップリングシュガー	混合物（グルコシルスクロース，マルトシルスクロース，単糖）	50〜60	
ラクトース	4′ガラクトオリゴ糖*	ガラクトース-ガラクトース-グルコースの構成糖が1〜3個	25	
	6′ガラクトオリゴ糖*	ガラクトース-ガラクトース-グルコースの構成糖が1〜5個	20〜40	
	ラクチュロース*	ガラクトースとフルクトースの二糖類	40〜50	
	ラクチトール*	ガラクトースとソルビトールの二糖アルコール	30〜40	
デンプン	イソマルトオリゴ糖	混合物（イソマルトトリオース，パノース，イソマルトース，マルトース，グルコース）	40〜50	
	マルトオリゴ糖	グルコースを構成糖とする	20〜25	
	ゲンチオリゴ糖	混合物（グルコテトラオース，グリコトリオース，グルコビオース，グルコース）	苦味	部分的に消化される
	ニゲロオリゴ糖	混合物（ニゲロシルマルトース，ニゲロシルグルコース，ニゲロース，グルコース）	45	
	トレハロース	グルコースを構成糖とする二糖類	45	
	テアンデロース*	グルコース-グルコース-フルクトースからなる三糖類	50	

（つづく）

表15.3 オリゴ糖・糖アルコールの種類と甘味度（スクロース＝100）および代謝の特徴
＊難消化性の成分

由来	名称	構成糖	甘味度	その他
デンプン	サイクロデキストリン*	環状オリゴ糖（グルコース6個以上がα-1,4結合）	25	αおよびβ-サイクロデキストリンは難消化性，γ-サイクロデキストリンは消化性
	マルチトール*	グルコースとソルビトールの二糖アルコール	70〜80	非常にわずかに消化される
	エリスリトール	四炭糖・単糖アルコール	80	易消化性・非代謝性
	ソルビトール*	六炭糖・単糖アルコール	60〜70	
	ライカシン*	デンプン分解物の水素添加物	50〜60	
動物	キチンオリゴ糖*	N-アセチルグルコサミンを構成糖とする	30	
	キトサンオリゴ糖*	グルコサミンを構成糖とする	苦味	

表15.3 （つづき）
[資料：食物繊維基礎と応用（日本食物線維学会監修）. p.75. 第一出版（2008）]

る小腸で吸収されにくい糖の一種である．難消化性オリゴ糖や糖アルコールは，プレバイオティクス*としてビフィズス菌や乳酸菌の増殖作用による腸内環境の改善作用や抗う蝕作用を有しており，テーブルシュガーやチューインガム，キャンディー，チョコレートなどの菓子類，飲料などの食品に広く利用されている．糖アルコールを過剰に摂取すると鼓腸（腹腔内のガス）や下痢の原因となる．

オリゴ糖・糖アルコールの種類と甘味度および代謝の特徴を表15.3に示した．

*プレバイオティクスは「大腸に常在する有用菌を増殖させるか，あるいは有害な細菌の増殖を抑制することで宿主に有益な効果をもたらす難消化性食品成分」として定義されている．

15.3 栄養表示基準による食物繊維と難消化性オリゴ糖のエネルギー換算

食物繊維や難消化性オリゴ糖は，先に述べたように小腸の消化酵素では分解されないが，大腸において腸内細菌により一部またはほとんどが分解され，短鎖脂肪酸を生成する．短鎖脂肪酸は大腸より吸収され，肝臓や筋肉などの臓器においてさらに代謝されてエネルギーを産生する．そのため，食物繊維や難消化性オリゴ糖は，エネルギー価を有するものがある．

日本の栄養表示基準では，食物繊維については2 kcal/gまたは適切なエネル

食物繊維素材名	エネルギー換算係数（kcal/g）
寒天，キサンタンガム，サイリウム種皮，ジェランガム，セルロース，低分子化アルギン酸ナトリウム，ポリデキストロース，高架橋度リン酸架橋デンプン，難消化性グルカン，ヒドロキシプロピルメチルセルロース，メチルセルロース	0
アラビアガム，難消化性デキストリン，ビートファイバー，還元難消化性デキストリン，グルコマンナン	1
グアーガム（グアーフラワー，グアルガム）グアーガム酵素分解物，小麦胚芽，湿熱処理デンプン（難消化性デンプン），水溶性大豆食物繊維（WSSF），タマリンドシードガム，プルラン，イヌリン	2

表15.4 食物繊維素材のエネルギー換算係数
WSSF：water-soluble soybean dietary fiber
[「食品表示基準について（平成27年3月30日消食表第139号）」の一部改正について，消費者庁（令和2年3月27日）]

15. 食物繊維と難消化性糖質

ギー換算係数を用いてエネルギーを算出している．エネルギー換算係数は，大腸における発酵性を考慮して策定される．大腸で完全に発酵される場合は約2 kcal/g，発酵されない場合もしくは発酵されづらい場合は，それぞれ0 kcal/gないし1 kcal/gに区分される（表15.4）．「日本食品標準成分表2020年版（八訂）」における食物繊維総量に対するエネルギー換算係数は2 kcal/gである．

　難消化性オリゴ糖の栄養表示基準についても一部エネルギー換算係数が公表されているが，エリスリトール，スクラロース，1,5-アンヒドログルシトール，D-プシコースは0 kcal/gとなっている．その他の難消化性オリゴ糖はおおむね2 kcal/gであり，ソルビトール，テアンデオリゴ，マルトテトライトール，キシリトールは3 kcal/gである．

1）食物繊維とは，ヒトの消化酵素で消化されない食品中の難消化性成分である．
2）食物繊維には，水溶性食物繊維と不溶性食物繊維がある．
3）食物繊維には，血糖値や血中コレステロール値の上昇抑制作用，排便状態の改善作用がある．
4）食物繊維を含む難消化性糖質は，大腸内で腸内細菌による発酵を受けて短鎖脂肪酸を生成しエネルギー源となる．
5）難消化性オリゴ糖は，プレバイオティクスとして腸内環境を改善する作用や抗う蝕作用をもつ．
6）食物繊維のエネルギー換算係数は腸内細菌による発酵性の違いによって異なり0〜2 kcal/gである．

16. アルコールと栄養

　ヒトが摂取するアルコールはエチルアルコール，つまりエタノールである．エタノールは常温で液体の無色の物質である．水に溶解しやすいだけでなく，油脂類にも溶けやすい．エタノールは糖類やデンプンの発酵で生成される．エタノールのエネルギー換算係数は1gあたり7kcal（29kJ）であり，単位重量あたりでは炭水化物やタンパク質よりも大きい．つまり，飲酒によるアルコール摂取は体内に大量のエネルギーを取り込むことになる．また，アルコールには麻酔作用もあり，飲酒時のいわゆる"酔う"という状態になる．そのため，アルコールの体内における代謝や生体におよぼす影響を正しく理解することは大切である．

　本章ではアルコールについて，ヒトが摂取したときの消化・吸収，代謝，さらに栄養素や疾病などのかかわりについて述べる．

16.1　アルコールの吸収と代謝

A.　アルコールの吸収

　アルコールは他の食品と異なり，消化を受けることなく，そのまま吸収される．摂取したアルコールは約20～30%が胃で，残りの約70～80%が小腸で吸収される．また，アルコールは水と油の中間の性質をもっているため，水にも油脂類にも容易に溶け，胃や小腸だけではなく口腔や食道などを含めた他の消化管でもごく少量ずつ吸収される．アルコールは単純拡散により吸収される．

　吸収されたアルコールは水には極めてよく溶けるため，血管内に取り込まれると血流に乗って速やかに全身へ運ばれていく．また，細胞膜を容易に通過するため組織にも短時間のうちに浸透する．特に血管が密である脳や腎臓には容易に行きわたる．

B. アルコールの代謝

吸収されたアルコール（エタノール）のうち，約10%が尿，汗，呼気としてそのままの形で体外に排出されるが，残りのほとんどは肝臓で代謝される．

吸収後，門脈を通って肝臓に運ばれたエタノールは，おもに細胞質にあるアルコール脱水素酵素による反応系で代謝され，一部はミクロソーム・エタノール酸化系とカタラーゼを介した経路で代謝される．これらの3つの経路ではいずれも酸化反応によりエタノールがアセトアルデヒドに代謝される．

アセトアルデヒドは毒性があるため，速やかにミトコンドリア内でアルデヒド脱水素酵素*により酸化されて酢酸に代謝される．生成された酢酸のほとんどは，肝臓で代謝されることなく血液を通じて骨格筋などの肝外組織に運ばれる．そこで酢酸はアセチルCoAに代謝されてクエン酸回路に入り，最終的に二酸化炭素と水となる（図16.1）．

なお，アルコール脱水素酵素とアルデヒド脱水素酵素によるエタノールから酢酸までの代謝過程においては，$NADH + H^+$が大量に生じる．

*2型アルデヒド脱水素酵素（ALDH2）

C. アルコール摂取による生体への影響

お酒に対して"強い体質"や"弱い体質"というのは摂取したアルコールを分解するアルコール脱水素酵素とアルデヒド脱水素酵素の活性が関係している．この2つの酵素活性がいずれも高い場合はお酒に強い体質，いずれも弱い場合はお酒に弱い体質となる．特にアルデヒド脱水素酵素の活性が弱いとアルコールから生成したアセトアルデヒドが体内に蓄積しやすい．アセトアルデヒドは皮膚血管を拡張させる作用があり，酒に酔ったときに顔が赤くなる要因となる．このほかにも飲酒をしたときの頭痛，吐き気・嘔吐，眠気などの症状はアセトアルデヒドによ

図16.1 アルコールの代謝

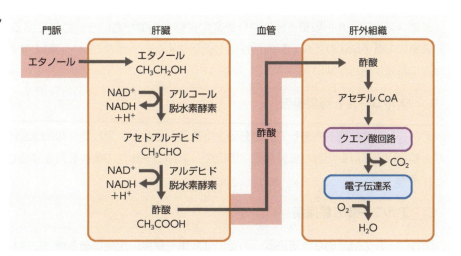

るものである.

　日本人をはじめとするアジア系の人々には他の民族に比べて2型アルデヒド脱水素酵素活性が低い人が多く，酒に対して弱い体質といえる.

16.2　アルコール摂取による栄養素摂取への影響

　飲酒するとき，高脂肪な料理や塩辛い料理などの食事を一緒に摂ることが多い. そのため，脂肪や食塩は一時的に摂取量が高まる. しかし，飲酒により食事摂取量は相対的に抑制されることが多いため，アルコール摂取時は栄養素の摂取量が抑制されることが多い. 特にビタミン類やミネラル類などの微量栄養素摂取量は大量のアルコール摂取により低下する場合がある. 一方，飲酒によりアルコールを摂取しているためエネルギー摂取量は栄養素摂取量ほど低下せず，エネルギーのみ過剰摂取となりやすい.

16.3　アルコール摂取と疾患

A.　アルコールと肝臓疾患

　摂取したアルコールの大部分を代謝する肝臓では，アルコールが存在すると最優先に代謝を行うため，大量の飲酒では肝臓への負担が大きくなる. アルコールからアセトアルデヒドさらに酢酸に代謝される一連の反応では$NADH＋H^+$が大量に生成され脂肪産生が高まる. 一方，アルコールが脂肪酸化を抑制するため，肝臓では脂肪が大量に蓄積する脂肪肝を発症することがある.

　また，アルコール摂取量と肝炎や肝硬変の発症も相関が高いといわれている. 肝臓機能の低下によりビタミンの活性化も低下するため，ビタミンを必要とする代謝に影響が生じやすい.

B.　アルコールと膵臓疾患

　アルコールは膵臓を刺激して膵液分泌を高める. しかし，アルコールの継続的な大量摂取では膵臓細胞が傷害を受けるため，アルコール性の膵炎を発症することがある.

C.　アルコールと糖尿病

　アルコールの継続的な大量摂取，あるいは肝臓や膵臓に疾病がある場合には糖

尿病を発症しやすい．また，アルコールの代謝過程で生じるNADH＋H⁺は糖新生を妨げるため低血糖になることがある．特に糖尿病でインスリンや経口血糖降下剤による薬物治療中の場合，大量のアルコール摂取により顕著なアルコール性低血糖を引き起こすことがある．

D. アルコールと高血圧

アルコールから生成したアセトアルデヒドは交感神経や血圧上昇にはたらくホルモンを刺激するため，収縮期血圧と拡張期血圧のいずれも高くなり，高血圧症を発症することがある．

E. アルコールと脳・神経障害

アルコールは血液により運ばれて血液脳関門を容易に通過して脳に到達する．アルコールには麻酔性があり，大脳が麻痺されると認知能力，理性，知性のはたらきが弱まり，小脳が麻痺されると平衡感覚が失われ，正常に歩くことが困難になる．これが"酔う"という状態である．さらに飲酒を続けてアルコールの吸収が継続されると会話や行動が正常ではなくなり，さらに症状が進行すると意識が不

図 16.2 血中アルコール濃度と酔いの程度
血中アルコール濃度（％）を 5 倍した値がほぼ呼気中濃度（mg/L）となる．
［渡邊智之，健康管理概論第 4 版（東あかねほか編），P.157，講談社（2023）］

血中アルコール濃度（％）	酔いの程度	日本酒（180 mL：1合）	ビール（500 mL：中びん 1 本）	ウイスキー（30 mL：シングル）		
0.02〜0.05	爽快期	1 合未満	1 本未満	2 杯未満	肌が赤らむ，陽気になる，判断力がやや鈍る，抑えられていた大脳辺縁系（本能や感情をつかさどる）の活動が活発になる	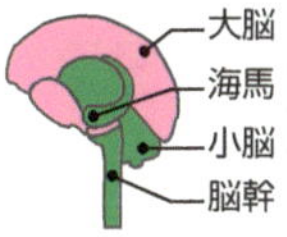 大脳 海馬 小脳 脳幹
0.05〜0.11	ほろ酔い期	1〜2 合	1〜2 本	3 杯	手の動きが活発になる，脈拍が速くなる，体温が上がる，理性が失われる	理性をつかさどる大脳皮質の活動が低下
0.11〜0.16	酩酊初期	3 合	3 本	6 杯	立つとふらつく，声が大きくなる，気が大きくなる	
0.16〜0.31	酩酊期	4〜6 合	4〜6 本	10 杯	千鳥足になる，同じことを何度も話す，呼吸が速くなる，吐き気・嘔吐	小脳に麻痺が広がる 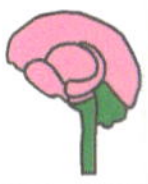
0.31〜0.41	泥酔期	7 合〜1 升（1.8 L）	7〜8 本	ボトル 1 本（700 mL）	まともに立てない，歩けない，ろれつが回らない，意識がはっきりしない，今起きていることを記憶できない（ブラックアウト）状態	記憶をつかさどる海馬が麻痺する 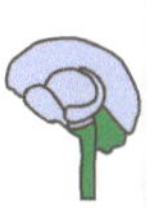
0.41〜0.50	昏睡期	1 升（1.8 L）以上	10 本（5 L）以上	ボトル 1 本（700 mL）以上	排泄物の失禁，呼吸がゆっくりと深い，揺り動かしても起きない，呼吸をつかさどる延髄に影響が及ぶと死に至ることもある	麻痺が脳全体に広がる 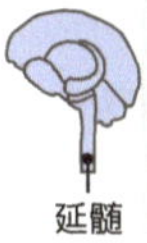 延髄

■ 働いているところ
■ 少し麻痺したところ
■ 完全に麻痺したところ

明瞭になることがある（図16.2）.

F.　急性アルコール中毒

　大量のアルコール飲料を急激に摂取した場合，体全身がアルコールにより麻痺したような状態となり，昏睡，体温の低下，血圧の低下が生じる急性アルコール中毒になることがある.

16.4 | アルコール摂取と女性・未成年者への影響

A.　妊産婦・授乳婦の飲酒

　妊娠中の女性が飲酒をすると，摂取したアルコールは血液を介して胎盤を通り胎児に送られる. 過剰なアルコール摂取では，胎児の成長遅延，中枢神経機能障害などが起きることがある.

　授乳中の女性が飲酒をすると，血液から生成される母乳にもアルコールが含まれることがある. したがって，乳幼児を母乳で育てている間は，飲酒を避けたほうがよい.

B.　未成年者の飲酒

　20歳未満の者にはアルコールの摂取が認められていない. これはアルコールを代謝する種々の酵素活性が成人に比べて未成年者で低いためである. 未成年者では成人に比べてアルコール代謝が十分に行われず，肝臓や中枢神経系に影響することがある.

16.5 | 食事摂取基準におけるアルコール

　「日本人の食事摂取基準（2025年版）」では，エネルギー産生栄養バランスの章において，アルコールはエネルギーを産生するためエネルギー産生栄養バランスを算出する上で含める必要があるものの，人にとって必須の栄養素ではなく，また摂取を勧めるものでのではないと記されている.

　なお，厚生労働省では，「健康日本21（第三次）」において生活習慣病のリスクを高める飲酒量を1日に平均純アルコール摂取量が男性で40g，女性で20g以上と定義している.

　また同省が作成した「健康に配慮した飲酒に関するガイドライン」では，単にお

表 16.1　お酒の度数と純アルコール量 20 g 相当量

種類	度数	量
ビール	5%	500 mL（ロング缶）
チューハイ	7%	350 mL
ワイン	12%	200 mL（小グラス2杯）
日本酒	14%	180 mL（1合）
焼酎	25%	100 mL
ウイスキー	43%	60 mL（ダブル）

酒の量（mL）だけでなく，お酒に含まれる純アルコール量（g）に着目することが重要とし，自分に合った飲酒量を決めて，健康に配慮した飲酒を心がけることが大切としている．お酒に含まれる純アルコール量は，摂取量（mL）×アルコール濃度（度数/100）×0.8（アルコールの比重）で計算することができ，例えばビール500 mL（5%）の場合の純アルコール量は，500（mL）×0.05×0.8＝20（g）となる．表16.1にお酒の種類別の度数と純アルコール量20 g相当量を示した．飲酒による影響には個人差があり，年齢，性別，体質などによって，その影響が異なることを考慮しておく必要がある．

1）ヒトが摂取するアルコールはエタノールである．
2）エタノールは1 gあたり7 kcal（29 kJ）のエネルギー量がある．
3）アルコールは胃と小腸から吸収され，肝臓で代謝される．
4）肝臓でアルコールはアセトアルデヒドを介して酢酸に代謝される．
5）アルコールはさまざまな生活習慣病のリスクを高める．

17. 分子栄養学

　分子栄養学とは，食事から摂取した栄養素がヒト体内の代謝調節系にどのように作用し，健康と栄養状態の維持や増進に影響を与えるのか，という疑問を分子生物学の観点から論理的に理解する学問である．染色体上の遺伝子の位置や塩基配列の大部分は同一だが，個々人間の0.1％の塩基配列の違いによって，転写，翻訳およびタンパク質の機能に差異が生じ，生体の応答を変化させる場合があり，これを遺伝的要因という．一方，栄養素は転写因子，核受容体との相互作用によって遺伝子転写を調節するだけでなく，翻訳後修飾を介したエピジェネティクスによる発現制御も行う．このはたらきを環境要因という．遺伝要因と環境要因が相互に影響し合うことで，個人ごとの栄養状態や疾患の発症リスクに違いが生じる．

17.1 遺伝形質と栄養の相互作用

　ゲノムDNA上のどの遺伝子を，いつ，どのくらい機能的なタンパク質まで合成するかを厳密に制御し，健常な生命活動が維持される．さまざまな環境に対応

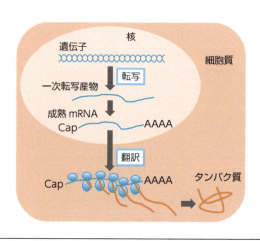

図17.1　遺伝子発現とタンパク質合成
Cap：キャップ構造，AAAA：ポリA尾部

するために，DNAからRNA，RNAからタンパク質，そして合成後のタンパク質の翻訳後修飾の各段階の調節機構を介して，遺伝子発現と機能制御を行う．

A. 遺伝子発現とタンパク質合成

各遺伝子からセントラルドグマ（DNA→mRNA→タンパク質）に則り，タンパク質の発現調節が行われる．第一段階の転写では，核内でゲノムDNAを鋳型とし，RNA合成がなされる．続く翻訳では，mRNAが細胞質に移行し，リボソームによって翻訳領域の情報をもとに，ポリペプチド合成が行われる．細胞内小器官のミトコンドリアは数種のrRNAと転移RNA，酸化的リン酸化で重要なはたらきする遺伝子をコードするミトコンドリア（mt）DNAを保有し，核DNAとは独立して，転写や翻訳が行われる．本稿では核内および細胞質で進む反応について記述する．

a. 転写調節

DNAは2本鎖からなり，一方をセンス鎖，他方をアンチセンス鎖という．転写では，II型DNA依存性RNAポリメラーゼ（RNA polymerase II）がアンチセンス鎖を鋳型とし，相補的なRNA鎖を5'側から3'側方向へ合成（伸長）する反応が進む．遺伝子の転写開始には，転写開始位置の近辺と上流の塩基配列からなるプロモーターという領域が必須であり，多くの遺伝子において，TATAボックス（転写開始点の目印）や，基礎的発現を制御する基本転写因子の結合配列が保存されている．

転写因子とは，DNA上の特定の塩基配列（応答配列）を認識して結合するタンパク質である．1つの応答配列に，転写因子とコアクチベーターなどからなる複合体が結合し，さらには基本転写因子とRNAポリメラーゼIIが呼びよせられ，転写が活性化または不活性化される（図17.2）．転写因子は，脂溶性ビタミン，脂肪酸代謝産物，コレステロール代謝産物などの栄養素（代謝産物）に直接結合し，活性化する分子も含まれる．また，栄養状態によって，転写因子の翻訳後修飾（リン酸化）や細胞内局在（核内輸送）が変化し，転写の活性制御がなされる例もある．また，DNA塩基やヒストンタンパク質へのメチル化やアセチル化などの翻訳後修飾は，栄養状態によるエピジェネティックな転写制御に影響する．

図17.2 プロモーター（転写調節領域）

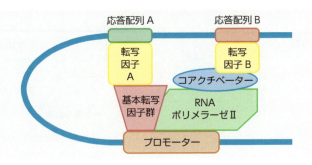

RNAポリメラーゼによって合成された一次転写産物には，5'側末端にキャップ構造，3'側末端にポリA尾部が付加される．続いて，スプライシング反応によって，イントロン（介在配列）は除去され，エクソンがつなぎ合わされた成熟mRNAとなる．成熟mRNAは核膜孔を通って，細胞質（核外）へと輸送される．

b. 翻訳調節

mRNAの3個の連続した塩基の組み合わせをコドンといい，1つのアミノ酸を指定する．5'側の開始コドン（AUG）から3'側の終止コドン（UAA, UAG, UGA）までのmRNA配列が，タンパク質に合成される翻訳領域となる．mRNAからの翻訳開始，伸長，終了段階には，いくつかのタンパク質複合体（翻訳開始因子，伸長因子，遊離因子），アミノアシルtRNA，リボソームなどが関与し，ポリペプチド鎖への合成が進行する．栄養状態やストレスは，翻訳開始因子2α（eIF2α）のリン酸化，eIF4E結合タンパク質（4E-BPs）のリン酸化などを調節し，翻訳開始段階において合成活性を制御する．また，相補的なmRNAに結合する短いRNA（miRNA）やRNA結合タンパク質を介したmRNA分解機構によっても，最終的なタンパク質合成量は変化し，ここにも栄養状態の変化に応じた調節が影響する．

eIF2α : eukaryotic initiation factor 2α

B. 遺伝形質と栄養素

ビタミンAであるAll-trans-レチノイン酸および9-cis-レチノイン酸はそれぞれが異なる核内受容体に結合し，生理活性を持つ．前者はレチノイン酸受容体（RAR），後者はRARおよびレチノイドX受容体（RXR）と結合し，リガンド－受容体の複合体を形成して核内移行する．これらはホモまたはヘテロ二量体（ダイマー）として，遺伝子発現調節領域のレチノイン酸応答配列（RARE）といわれる特定の塩基配列に結合し，標的遺伝子の転写活性を調節する．標的遺伝子には細胞増殖・細胞分化，細胞死に関与する遺伝子が含まれる．

RXRはビタミンD受容体，甲状腺ホルモン受容体，肝臓X受容体およびペルオキシソーム増殖薬応答性受容体（PPAR）γなどとヘテロダイマーをつくることで，

RAR : retinoic acid receptor
RXR : retinoid X receptor
RARE : retinoic acid response element

PPAR : peroxisome proliferator-activated receptor

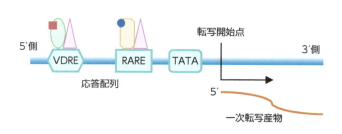

図17.3 ビタミンAおよびビタミンD応答配列を介した転写調節
○：ビタミンD受容体
□：レチノイン酸受容体
△：レチノイドX受容体
■：$1,25(OH)_2D_3$
●：All-trans-レチノイン酸

それぞれの栄養素，ホルモンが作用する遺伝子発現制御にも関与する．

b．ビタミンD

ビタミンDは，肝臓で25位，腎臓で1位が水酸化され，生体内で機能する1,25(OH)$_2$D$_3$（活性型ビタミンD）へと合成される．1,25(OH)$_2$D$_3$はビタミンD受容体（VDR）と結合し，VDR複合体とRXRがヘテロダイマーを形成することで，標的遺伝子の転写調節領域にみられるビタミンD応答配列（VDRE）へと結合し，転写活性を調節する（図17.3）．ビタミンDはさまざまな組織において，ミネラル・骨代謝制御に関わる遺伝子の発現制御を行うため，小腸のカルシウム吸収，骨代謝に関連するさまざまな遺伝子の転写調節領域内にVDREも多く存在する．

VDR：vitamin D receptor
VDRE：vitamin D response element

c．コレステロール

コレステロール代謝に関わる転写因子SREBPは，まず不活性型の2回膜貫通領域を持つ小胞体膜タンパク質として合成される．小胞体膜上のコレステロールが欠乏すると，SREBPと結合タンパク質SCAPの複合体はゴルジ体へと輸送され，Site-1プロテアーゼ（S1P）により内腔側のドメインが切断をうけ，さらにN末端側の膜貫通領域がSite-2プロテアーゼにより切断されることで，SREBPのN末端が遊離し活性型となる．切断されたSREBPは核内移行し，標的遺伝子のステロール応答配列（SRE）に結合し，遺伝子の転写活性を調節する（図17.4）．SREBP-1およびSREBP-2は脂肪酸やコレステロール合成，細胞への脂肪酸取り込みと代謝に関わる遺伝子群の転写調節に関与し，生体内の脂質恒常性を制御する．

SREBP：sterol regulatory element-binding protein
SRE：sterol regulatory element

d．鉄

生体内の鉄濃度恒常性には，肝臓での鉄濃度感知と小腸の鉄吸収機構をつなぐ調節系が関わる．肝臓ではトランスフェリン受容体，ヘモジュベリンなどから成る複合体が生体内鉄濃度を感知し，鉄過剰ではヘプシジン合成が促進される．ヘプシジンは，腸上皮細胞の血中側（基底膜）などで細胞内の鉄を細胞外へと輸送するフェロポーチンに結合し，細胞内から血中への鉄排出活性が阻害されることで，腸管を介した鉄吸収は抑制される．対して鉄欠乏では，ヘプシジン合成の抑制に

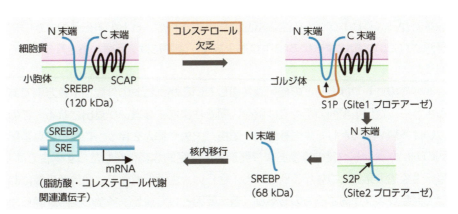

図17.4 SREBPの活性化機構
SCAP：SREBP cleavage activating protein

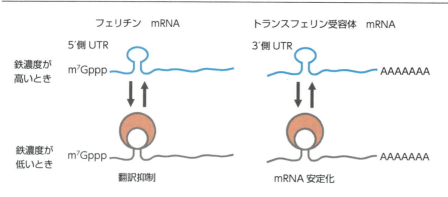

図17.5 鉄と遺伝子転写後調節
IRP：
IRE：

よって，鉄吸収は活性化される．

トランスフェリン受容体1とフェリチン発現量は，鉄応答配列(IRE)，鉄調節タンパク質(IRP)を介し，細胞内鉄濃度に相関した転写後段階での調節を受ける（図17.5）．フェリチンmRNAは5'側非翻訳領域（UTR）にIREを有しており，鉄欠乏時にはIRPが結合し翻訳阻害される．一方で，トランスフェリン1 mRNAには3'側UTRにIREが存在し，鉄欠乏時にはIRPが結合することでmRNA分解機構から保護され，トランスフェリン受容体の合成が促進する．

IRP : iron regulatory protein
IRE : iron responsive element
UTR : untranslated region

e. その他

グルコースおよび脂肪酸などの栄養素および代謝産物に応答する転写因子も存在し，対応する栄養素に関連して，細胞・生体レベルでの取り込み・吸収や代謝反応に関わる標的遺伝子群の発現が調節される．近年では，特定のアミノ酸が転写調節因子，あるいは翻訳後調節を制御する機構の存在も明らかになってきた．

17.2 生活習慣病と遺伝子多型

1953年にワトソンとクリックがDNAの2重らせん構造を発見し，2003年には国際チームで取り組まれていたヒトゲノム計画の完了宣言がなされ，約30億塩基対からなるヒトゲノムの全塩基配列が解読された．ヒトの遺伝子数はかつて予想されていた数（およそ10万個）よりも少なく，実際には2万個から2万5千個であった．

すべてのヒトでほとんどの配列は共通しているが，ヒトの外観が千差万別であるように，遺伝子配列の所々では個々人間でさまざまな違いが見出される．この違いは多型や変異として，塩基配列の置換，欠失や挿入を伴う．これらの塩基配列の違いがタンパク質の機能および発現量に決定的な変化をもたらす場合では，遺伝性疾患の発症につながる例もある．さらに，生活習慣病では血縁者の間において発症リスクが高まるものもあり，遺伝要因として遺伝子多型の関与が明らか

にされている.そのため,ヒト個々人のゲノムの差異と疾患発症の関連を解き明かす研究が進められている.

A. 遺伝子多型

正常に機能する遺伝子においても塩基配列には多様性がある.血縁者でないヒト集団内で1%以上の頻度で存在する塩基配列の違いを遺伝子多型という.遺伝子多型は,遺伝子機能にほとんど変化がないもの,合成されるタンパク質の機能や発現量が変化するものなど,その影響の現れ方はさまざまである.遺伝子多型の種類によっては,疾患の発症リスクに影響することが明らかにされており,個々人に合わせた最適な栄養管理を行うために重要な情報であるといえる.ただし,遺伝学的検査および遺伝子情報の取り扱いには十分に注意を払う必要がある.

a. 一塩基多型(SNP)

SNP：single nucleotide polymorphism

SNP(スニップ)は配列中の1つの塩基が他の塩基に置き換わる多型である(図17.6).SNPは500〜1,000塩基対に1か所の割合で存在すると推測されており,ヒトゲノム中には総数にして約500〜1,000万ものSNPが存在すると考えられる.

B. 生活習慣病

生活習慣病は,食習慣,運動習慣,休養(睡眠含む),飲酒や喫煙などの環境要因が発症と進行に関与する病気である.遺伝子多型は,同じ生活習慣を過ごしていても,ヒトによっては生活習慣病を発症する,あるいは発症しにくい,という遺伝要因による違いを生む(図17.7).生活習慣病の発症リスクを高めるさまざまなSNPが報告されているが,一方で,いくつかの多型は疾患に対しての食事・運動療法や薬などの効果にも影響することが明らかにされつつある.

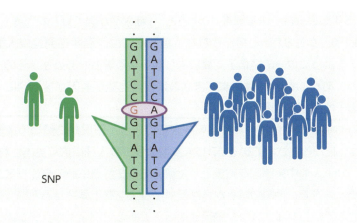

図17.6 一塩基多型(SNP)
全員に血縁関係はない.

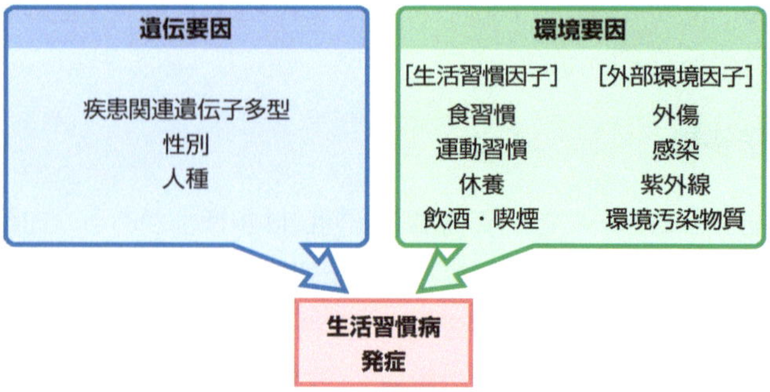

図 17.7　生活習慣病の発症要因

a. 高血圧症

　高血圧症は食習慣，運動習慣，嗜好品やストレスなどの環境要因とさまざまな遺伝要因が影響する多因子病である．近年ではゲノム技術が高速化し，ヒトの全ゲノム配列を対象としたゲノムワイド関連解析（GWAS）が可能となったことから，高血圧関連遺伝子座位は 1,000 以上もの数が発見されており，これらの相互作用が遺伝要因として病態に影響すると考えられる．過去の報告からは，レニン−アンギオテンシン系調節に関与する遺伝子，交感神経系に関与する遺伝子，脂質・糖代謝に関わる遺伝子などの多型が，高血圧の発症リスクを高めることが分かっている．

GWAS：genome-wide association study

　アンギオテンシノーゲン遺伝子における頻度の高い遺伝子多型として，M235T および T174M が知られており，どちらもアンギオテンシノーゲン濃度の増加，高血圧と有意に相関することが報告されている．米国の M235T 多型を対象とした介入研究では，減塩食と減量による高血圧予防効果が T235 ホモ型の対象者で高いことが示された．T235 ホモ型のヒトは高血圧の発症リスクが高まる一方で，食・運動習慣による環境要因の改善効果も大きいと考えられる．

b. 糖尿病

　「令和 5 年国民健康・栄養調査」によると，「糖尿病が強く疑われる者」の割合は男性 16.1％，女性 8.9％と報告された．糖尿病には，若年性発症成人型糖尿病（MODY）のように単一の遺伝子変異により発症する場合もあるが，その割合はごくわずかであり，約 95％はさまざまな環境要因と遺伝要因が複合的に相互作用する多因子性疾患と考えられる．

MODY：maturity-onset diabetes of the young

　PPARγ は脂肪細胞分化に関わる転写因子であり，糖尿病に関わる多型として P12A の SNP が報告されている．P12A 多型は多様な人種に広く見出されており，日本人，欧米人や中東諸国を対象とした研究では 2 型糖尿病の発症リスクが低下していた．一方で，他国の解析からは反対にリスクを上昇させるという研究結果も報告されている．インスリン感受性遺伝子であるアディポネクチンの遺伝子解析からは，第 2 イントロンの SNP276 が同定されている．SNP276GG 型は TT

型に比較して優位に血中アディポネクチン濃度が低値を示すことから，エネルギー消費が低下し，インスリン抵抗性が生じる．なお，PPARγ，アディポネクチンの糖尿病を発症しやすいSNPの頻度は，日本人に多いことが知られる.

また，食欲を調節するホルモンであるグレリン遺伝子において，L72Mの多型が2型糖尿病発症に関与し，日本人では18歳以上の男性で体重とBMIが高くなる傾向が報告されている.

c. 脂質異常症

LDLR : low density lipoprotein receptor

家族性高コレステロール血症は，LDL受容体（LDLR）または関連する遺伝子の変異を原因とした遺伝性疾患である．我が国においては，重症例は数百人ほどであるが，軽症例を含めると25万人以上と推定され，最も高頻度でみられる遺伝性疾患といえる.

我が国における他施設共同研究の結果から，アポリポタンパク質A5（APOA5）遺伝子のSNPによるC185G多型が脂質異常症の発症リスクを高めることが示された．さらに食事中の脂肪エネルギー比率が25%を超える集団に限定した場合には，APOA5遺伝子多型のCホモ型に対し，ヘテロ型やGホモ型のヒトは脂質異常症の発症リスクが約3倍に上昇することが示されている.

d. その他

肥満に関する遺伝子座位は，ゲノムワイド関連解析から100を超える数が見つかっているが，中でもレプチンやその受容体は肥満との関連が広く研究されてきた．食欲調節抑制作用を持つレプチンとレプチン受容体の変異は，視床下部での食欲抑制がはたらかず，過食となり，結果として肥満を生じる.

FTO : fat mass and obesity-associated gene

FTOは，BMIや肥満に相関する遺伝子として見いだされている．FTOのSNPによっては，食事からのエネルギー・脂質量または飽和脂肪酸の摂取量が過多である，あるいは運動習慣が少ない場合，肥満の発症やBMIの値に影響する可能性が報告されている.

C. 倹約（節約）遺伝子仮説

倹約遺伝子仮説は，1962年に米国の遺伝学者ジェームズ・ニールによって提唱された学説である．人類はその誕生以来，食糧不足による飢餓への対応が生きるために必要であった．つまりは，食事からの栄養吸収効率，エネルギー消費の節約，栄養素の体内貯蔵に関与する能力を高めることが生存に有利であった．倹約遺伝子はその遺伝子多型や変異によって，これらの能力が高まる遺伝子群を指す．一方で，現代の飽食の時代において，倹約遺伝子は，肥満や糖尿病などの生活習慣病の予防にはむしろ不利にはたらき，発症リスクを高める遺伝要因となると考えられている．以下に，その例を挙げる.

a. アドレナリンβ3受容体

アドレナリンβ3受容体はおもに褐色脂肪細胞などの脂肪組織の細胞表面に発現し，交感神経系刺激による熱産生調節と脂肪分解に関与するタンパク質である．米国のピマインディアンや日本人などのモンゴロイドでは，アドレナリンβ3受容体遺伝子のW64R多型が高頻度で検出される．この多型を有するヒトでは，基礎代謝が約150 kcal低下することが報告されており，肥満や糖尿病の発症リスクに関与する．

b. 脱共役タンパク質-1

脱共役タンパク質（UCP）は，褐色脂肪細胞などのミトコンドリアにおいて，酸化的リン酸化を脱共役*させ，脂肪酸やグルコースなどの分解エネルギーを熱産生に消費する機能をもつタンパク質である．UCP1遺伝子上流の転写調節領域に位置する－3826 A＞G型多型は，UCP1の転写発現量が低下することで機能的なタンパク質が減少し，UCP1依存的な熱産生機能が低下する．UCP1遺伝子の－3826 GG型のヒトでは，－3826 AA型と比較して，体重増加，体脂肪増加，2型糖尿病の発症リスクが高まることが報告されている．

UCP：uncoupling protein
*電子伝達反応は進んでも ATP は合成されない．

17.3 タンパク質翻訳後修飾を介した遺伝子発現調節機構と栄養素・非栄養素成分

ヒトは両親から受け継いだ遺伝子をすべての細胞のDNA塩基配列に保有しており，生涯DNA塩基配列が変化することはない．しかしながら，生体はDNAの塩基およびヒストンタンパク質への翻訳後修飾を介して，遺伝子発現活性を調節する「エピジェネティクス」という制御機構をもつ．また食物アレルギー応答では，食物由来アレルゲンに対しての特異的抗体産生能を後天的に獲得することで，マスト細胞を介した過剰な免疫反応を誘発し，アレルギー症状の発症や悪化が起こる．

A. エピジェネティクスによる遺伝子調節

ヒトのゲノムDNAの塩基配列は，リンパ球や生殖細胞など一部の細胞を除き同一であるものの，臓器や細胞ごとにDNA塩基やクロマチンを構成するヒストンタンパク質への化学修飾が異なっており，これが臓器や細胞に特有の遺伝子発現パターンを生み出している．このように塩基配列を変化させることなく，遺伝子発現活性を可逆的に調節する機構を「エピジェネティクス」という．

エピジェネティクスでは，DNA塩基のメチル化修飾や，ヒストンタンパク質のアルギニンおよびリシン残基に対するメチル化(リシン残基では最大3つ)，リシン

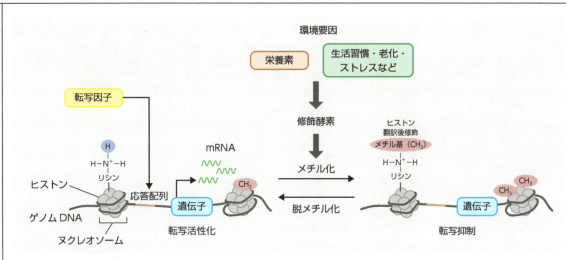

図17.8 ヒストンタンパク質メチル化修飾によるエピジェネティクス調節

残基へのアセチル化といった翻訳後修飾が行われる．これらの化学修飾により，クロマチンおよびヌクレオソームの構造変化が起こり，ゲノムDNAの巻き付きが緩むことで転写因子が標的配列へと結合しやすくなる場合は転写が活性化され，あるいは巻き付きが強まると転写が抑制される（図17.8）．ただし，同じメチル化修飾であっても，翻訳後修飾されるヒストンタンパク質リシン残基の位置やメチル化の数によって，転写の活性化や不活性化への影響は異なる．

　エピジェネティクスの状態は老化やストレス応答，栄養素の摂取量などの要因に影響を受け，これらに伴う遺伝子発現変化が生体の環境適応に寄与する．エピジェネティクスは数時間という短期的な応答だけでなく，数年から数十年単位の長期的な発現変化，さらには親から子へと世代を経た遺伝子制御にも関与すると考えられている．

B.　IgE抗体依存性食物アレルギー

　食物アレルギーは，食事から摂取した特定の「アレルゲン」に対して特異的抗体産生に関する免疫系が過剰に活性化し，生体に悪影響をもたらす免疫応答である．食物アレルギーの中でも特に免疫グロブリンE（IgE）抗体依存性アレルギーの頻度が高く，即時型の反応に関与する（図17.9）．

　発症のメカニズムは「感作」と呼ばれる段階から始まる．初めてアレルゲンを摂取した際，アレルギー症状は起こらないが，体内に侵入したアレルゲンが樹状細胞などに異物として認識され，その情報がヘルパーT細胞（Th2細胞）へ伝えられる（抗原提示）．抗原情報がB細胞へ伝達されると，B細胞はアレルゲン特異的IgEを産生する形質細胞へと分化する．このIgE抗体は皮膚・腸管などに分布するマスト細胞の表面Fcε（イプシロン）受容体に結合し，感作が成立する．再びアレル

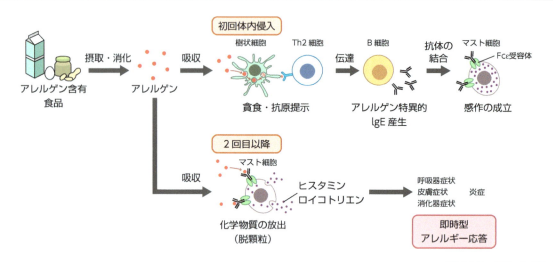

図17.9 アレルゲン特異的IgE抗体依存性の食物アレルギー発症メカニズム

ゲンを摂取し，アレルゲンが抗原特異的IgEに結合することでマスト細胞が活性化し，ヒスタミン，ロイコトリエンなどの化学伝達物質が放出され（脱顆粒），アレルギー反応が起こる．さらにサイトカイン及びケモカイン産生と分泌が亢進することで炎症反応が増幅し，症状が悪化する．

食物アレルギー検査方法には，血中のアレルゲン特異的IgE濃度の測定，抗原を皮膚に貼り付けるパッチテストなどが用いられる．しかしながら，血中のアレルゲン特異的IgE抗体が高い場合でもアレルギー反応が出にくい場合があり，ピーナッツアレルギー患者と健常者由来IgEタンパク質の糖鎖修飾研究からは，IgEのシアル酸が多くなることがアレルギー応答の強さに関与することが報告されている．

---

1) 遺伝子発現やタンパク質合成の活性を直接的に調節する栄養素がある．
2) 遺伝子多型は，疾病発症の遺伝要因となりうる．
3) 生活習慣病は遺伝要因と環境要因の相互作用により発症する．
4) エピジェネティクスによる遺伝子発現調節は，短期的から長期的，世代を超えて影響する．
5) 食物アレルギーの発症には，アレルゲン特異的IgE抗体の産生が関与する．

付録　日本人の食事摂取基準（2025年版）

使用期間：2025（令和7）年度から2029（令和11）年度の5年間

策定の目的

食事摂取基準は，健康増進法第16条の2に基づき厚生労働大臣が定めるものとして，国民の健康の保持・増進，生活習慣病の発症予防を目的として，食事によるエネルギー及び各栄養素の摂取量について，「食事による栄養摂取量の基準」（平成27年厚生労働省告示第199号）として示すものである．

策定方針

令和6年度から開始した健康日本21（第三次）では，その方針として，生活習慣の改善，主要な生活習慣病の発症予防・重症化予防の徹底を図るとともに，社会生活を営むために必要な機能の維持・向上等の観点も踏まえた取組を推進することが掲げられている（付図1）．今回の食事摂取基準は，こうした健康・栄養政策の動向を踏まえた内容としており，この一環として，「生活習慣病及び生活機能の維持・向上に係る疾患等とエネルギー・栄養素との関連」の節では，生活機能の維持・向上の観点から，生活習慣病に加えて，新たに骨粗鬆症とエネルギー・栄養素との関連も整理した．

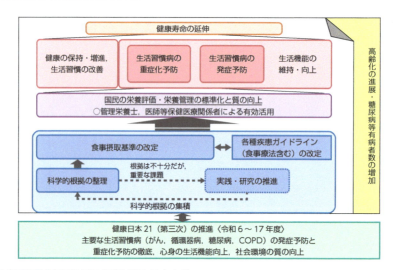

付図1　日本人の食事摂取基準（2025年版）策定の方向性

策定の基本的事項

1．エネルギーの指標と概要

エネルギーについては，エネルギーの摂取量及び消費量のバランス（エネルギー収支バランス）の維持を示す指標として，BMIを用いた．このため，成人における観察疫学研究において報告された総死亡率及び身体機能障

付表1　目標とするBMIの範囲（18歳以上）[1,2]

年齢（歳）	目標とするBMI（kg/m²）
18〜49	18.5〜24.9
50〜64	20.0〜24.9
65〜74[3]	21.5〜24.9
75以上[3]	21.5〜24.9

*1　男女共通．あくまでも参考として使用すべきである．
*2　上限は総死亡率の低減に加え，主な生活習慣病の有病率，医療費，高齢者及び労働者の身体機能低下との関連を考慮して定めた．
*3　総死亡率をできるだけ低く抑えるためには下限は20.0から21.0付近となるが，その他の考慮すべき健康障害等を勘案して21.5とした．

害の発生が最も低かったBMIの範囲，日本人のBMIの実態などを総合的に検証し，目標とするBMIの範囲を提示した．なお，BMIは，健康の保持・増進，生活習慣病の発症予防，さらには，加齢によるフレイルや身体機能障害を回避するための複数ある要素のうちの1つとして扱うことに留めるべきである．

付表2 体重1kg当たりの推定エネルギー必要量（kcal/kg/日）

性　別	男　性			女　性		
身体活動レベル*1	低い	ふつう	高い	低い	ふつう	高い
1〜 2（歳）	—	82.4	—	—	80.6	—
3〜 5（歳）	—	79.5	—	—	75.7	—
6〜 7（歳）	59.8	68.7	77.5	56.6	64.9	73.3
8〜 9（歳）	57.1	65.3	73.4	53.6	61.3	68.9
10〜11（歳）	54.2	61.7	69.2	50.5	57.4	64.4
12〜14（歳）	46.5	52.7	58.9	44.4	50.3	56.2
15〜17（歳）	41.9	47.3	52.7	39.2	44.3	49.3
18〜29（歳）	35.6	41.5	47.4	33.2	38.7	44.2
30〜49（歳）	33.8	39.4	45.0	32.9	38.3	43.8
50〜64（歳）	32.7	38.2	43.6	31.1	36.2	41.4
65〜74（歳）	32.4	36.7	41.0	31.1	35.2	39.3
75 以上（歳）*2	30.1	36.6	—	29.0	35.2	—

＊1　身体活動レベルは，「低い」，「ふつう」，「高い」の3つのカテゴリーとした．＊2　「ふつう」は自立している者，「低い」は自宅にいてほとんど外出しない者に相当する．「低い」は高齢者施設で自立に近い状態で過ごしている者にも適用できる値である．注：理論的には，参照体重よりも体重が少ない個人又は集団では推定エネルギー必要量はこれよりも多く，参照体重よりも体重が多い個人又は集団ではこれよりも少ないことに注意すること．

付表3　推定エネルギー必要量（kcal/日）

性　別	男　性			女　性		
身体活動レベル*1	低い	ふつう	高い	低い	ふつう	高い
0〜 5（月）	—	550	—	—	500	—
6〜 8（月）	—	650	—	—	600	—
9〜11（月）	—	700	—	—	650	—
1〜 2（歳）	—	950	—	—	900	—
3〜 5（歳）	—	1,300	—	—	1,250	—
6〜 7（歳）	1,350	1,550	1,750	1,250	1,450	1,650
8〜 9（歳）	1,600	1,850	2,100	1,500	1,700	1,900
10〜11（歳）	1,950	2,250	2,500	1,850	2,100	2,350
12〜14（歳）	2,300	2,600	2,900	2,150	2,400	2,700
15〜17（歳）	2,500	2,850	3,150	2,050	2,300	2,550
18〜29（歳）	2,250	2,600	3,000	1,700	1,950	2,250
30〜49（歳）	2,350	2,750	3,150	1,750	2,050	2,350
50〜64（歳）	2,250	2,650	3,000	1,700	1,950	2,250
65〜74（歳）	2,100	2,350	2,650	1,650	1,850	2,050
75 以上（歳）*2	1,850	2,250	—	1,450	1,750	—
妊婦（付加量）*3 初期				+50	+50	+50
中期				+250	+250	+250
後期				+450	+450	+450
授乳婦（付加量）				+350	+350	+350

＊1　身体活動レベルは，低い，ふつう，高いの3つのレベルとした．＊2　「ふつう」は自立している者，「低い」は自宅にいてほとんど外出しない者に相当する．「低い」は高齢者施設で自立に近い状態で過ごしている者にも適用できる値である．＊3　妊婦個々の格格や妊娠中の体重増加量及び胎児の発育状況の評価を行うことが必要である．注1：活用に当たっては，食事評価，体重及びBMIの把握を行い，エネルギーの過不足は体重の変化又はBMIを用いて評価すること．注2：身体活動レベル「低い」に該当する場合，少ないエネルギー消費量に見合った少ないエネルギー摂取量を維持することになるため，健康の保持・増進の観点からは，身体活動量を増加させる必要がある．

2. 栄養素の指標の目的と種類（付表 4）

付表 4　栄養素の指標の目的と種類

目　的	指　標
摂取不足の回避	推定平均必要量，推奨量　＊これらを推定できない場合の代替指標：目安量
過剰摂取による健康障害の回避	耐容上限量
生活習慣病の発症予防	目標量

＊十分な科学的根拠がある栄養素については，上記の指標とは別に，生活習慣病の重症化予防及びフレイル予防を目的とした量を設定．

3. 対象とする個人及び集団の範囲

　食事摂取基準の対象は，健康な個人及び健康な者を中心として構成されている集団とし，生活習慣病等に関する危険因子を有していたり，また，高齢者においてはフレイル＊に関する危険因子を有していたりしても，おおむね自立した日常生活を営んでいる者及びこのような者を中心として構成されている集団は含むものとする．疾患を有していたり，疾患に関する高いリスクを有していたりする個人及び集団に対して治療を目的とする場合は，食事摂取基準におけるエネルギー及び栄養素の摂取に関する基本的な考え方を必ず理解した上で，その疾患に関連する治療ガイドライン等の栄養管理指針を用いることになる．

＊フレイルについては，健常状態と要介護状態の中間的な段階に位置づける考え方を採用する．

4. 年齢区分（付表 5）

付表 5　年齢区分

0 ～　5（月）＊	1 ～ 2（歳）	6 ～ 7（歳）	10 ～ 11（歳）	15 ～ 17（歳）	30 ～ 49（歳）	65 ～ 74（歳）
6 ～ 11（月）＊	3 ～ 5（歳）	8 ～ 9（歳）	12 ～ 14（歳）	18 ～ 29（歳）	50 ～ 64（歳）	75 以上（歳）

＊エネルギー及びたんぱく質については，「0 ～ 5 か月」，「6 ～ 8 か月」，「9 ～ 11 か月」の 3 区分で表した．

5. 参照体位（身長・体重）

　性及び年齢に応じ，日本人として平均的な体位を持った者を想定し，健全な発育及び健康の保持・増進，生活習慣病の予防を考える上での参照値として提示した（付表 5）．

付表 6　参照体位（参照身長，参照体重）＊1

性　別	男　性		女　性＊2	
年齢等	参照身長（cm）	参照体重（kg）	参照身長（cm）	参照体重（kg）
0 ～　5（月）	61.5	6.3	60.1	5.9
6 ～ 11（月）	71.6	8.8	70.2	8.1
6 ～　8（月）	69.8	8.4	68.3	7.8
9 ～ 11（月）	73.2	9.1	71.9	8.4
1 ～　2（歳）	85.8	11.5	84.6	11.0
3 ～　5（歳）	103.6	16.5	103.2	16.1
6 ～　7（歳）	119.5	22.2	118.3	21.9
8 ～　9（歳）	130.4	28.0	130.4	27.4
10 ～ 11（歳）	142.0	35.6	144.0	36.3
12 ～ 14（歳）	160.5	49.0	155.1	47.5
15 ～ 17（歳）	170.1	59.7	157.7	51.9
18 ～ 29（歳）	172.0	63.0	158.0	51.0
30 ～ 49（歳）	171.8	70.0	158.5	53.3
50 ～ 64（歳）	169.7	69.1	156.4	54.0
65 ～ 74（歳）	165.3	64.4	152.2	52.6
75 以上（歳）	162.0	61.0	148.3	49.3
18 以上（歳）＊3	（男女計）参照身長 161.0cm，参照体重 58.6kg			

＊1　0 ～ 17 歳は，日本小児内分泌学会・日本成長学会合同標準値委員会による小児の体格評価に用いる身長，体重の標準値を基に，年齢区分に応じて，当該月齢及び年齢区分の中央時点における中央値を引用した．ただし，公表数値が年齢区分と合致しない場合は，同様の方法で算出した値を用いた．18 歳以上は，平成 30・令和元年国民健康・栄養調査の 2 か年における当該の性及び年齢区分における身長・体重の中央値を用いた．

＊2　妊婦，授乳婦を除く．

＊3　18 歳以上成人，男女合わせた参照身長及び参照体重として，平成 30・令和元年の 2 か年分の人口推計を用い，「地域ブロック・性・年齢階級別人口÷地域ブロック・性・年齢階級別 国民健康・栄養調査解析対象者数」で重み付けをして，地域ブロック・性・年齢区分を調整した身長・体重の中央値を算出した．

食事摂取基準

基準を策定した栄養素と指標[1]（1 歳以上）

		栄養素	推定平均必要量 （EAR）	推奨量 （RDA）	目安量 （AI）	耐容上限量 （UL）	目標量 （DG）
たんぱく質[2]			○b	○b	—	—	○[3]
脂　質		脂質	—	—	—	—	○[3]
		飽和脂肪酸[4]	—	—	—	—	○[3]
		n-6 系脂肪酸	—	—	○	—	—
		n-3 系脂肪酸	—	—	○	—	—
		コレステロール[5]	—	—	—	—	—
炭水化物		炭水化物	—	—	—	—	○[3]
		食物繊維	—	—	—	—	○
		糖類	—	—	—	—	—
エネルギー産生栄養素バランス[2]			—	—	—	—	○[3]
ビタミン	脂溶性	ビタミン A	○a	○a	—	○	—
		ビタミン D[2]	—	—	○	○	—
		ビタミン E	—	—	○	○	—
		ビタミン K	—	—	○	—	—
	水溶性	ビタミン B₁	○a	○a	—	—	—
		ビタミン B₂	○c	○c	—	—	—
		ナイアシン	○a	○a	—	○	—
		ビタミン B₆	○b	○b	—	○	—
		ビタミン B₁₂	—	—	○	—	—
		葉酸	○a	○a	—	○[7]	—
		パントテン酸	—	—	○	—	—
		ビオチン	—	—	○	—	—
		ビタミン C	○b	○b	—	—	—
ミネラル	多量	ナトリウム[6]	○a	—	—	—	○
		カリウム	—	—	○	—	○
		カルシウム	○b	○b	—	○	—
		マグネシウム	○b	○b	—	○[7]	—
		リン	—	—	○	○	—
	微量	鉄	○b	○b	—	○	—
		亜鉛	○b	○b	—	○	—
		銅	○b	○b	—	○	—
		マンガン	—	—	○	○	—
		ヨウ素	○b	○b	—	○	—
		セレン	○a	○a	—	○	—
		クロム	—	—	○	○	—
		モリブデン	○b	○b	—	○	—

1　一部の年齢区分についてのみ設定した場合も含む．2　フレイル予防を図る上での留意事項を表の脚注として記載．
3　総エネルギー摂取量に占めるべき割合（％エネルギー）．4　脂質異常症の重症化予防を目的としたコレステロールの量と，トランス脂肪酸の摂取に関する参考情報を表の脚注として記載．5　脂質異常症の重症化予防を目的とした量を飽和脂肪酸の表の脚注に記載．6　高血圧及び慢性腎臓病（CKD）の重症化予防を目的とした量を表の脚注として記載．7　通常の食品以外の食品からの摂取について定めた．
a　集団内の半数の者に不足又は欠乏の症状が現れ得る摂取量をもって推定平均必要量とした栄養素．b　集団内の半数の者で体内量が維持される摂取量をもって推定平均必要量とした栄養素．c　集団内の半数の者で体内量が飽和している摂取量をもって推定平均必要量とした栄養素．

付録　日本人の食事摂取基準（2025 年版）

たんぱく質の食事摂取基準 （推定平均必要量，推奨量，目安量：g／日，目標量：%エネルギー）

性　別	男　性				女　性			
年齢等	推定平均 必要量	推奨量	目安量	目標量[1]	推定平均 必要量	推奨量	目安量	目標量[1]
0 ～ 5（月）	—	—	10	—	—	—	10	—
6 ～ 8（月）	—	—	15	—	—	—	15	—
9 ～ 11（月）	—	—	25	—	—	—	25	—
1 ～ 2（歳）	15	20	—	13 ～ 20	15	20	—	13 ～ 20
3 ～ 5（歳）	20	25	—	13 ～ 20	20	25	—	13 ～ 20
6 ～ 7（歳）	25	30	—	13 ～ 20	25	30	—	13 ～ 20
8 ～ 9（歳）	30	40	—	13 ～ 20	30	40	—	13 ～ 20
10 ～ 11（歳）	40	45	—	13 ～ 20	40	50	—	13 ～ 20
12 ～ 14（歳）	50	60	—	13 ～ 20	45	55	—	13 ～ 20
15 ～ 17（歳）	50	65	—	13 ～ 20	45	55	—	13 ～ 20
18 ～ 29（歳）	50	65	—	13 ～ 20	40	50	—	13 ～ 20
30 ～ 49（歳）	50	65	—	13 ～ 20	40	50	—	13 ～ 20
50 ～ 64（歳）	50	65	—	14 ～ 20	40	50	—	14 ～ 20
65 ～ 74（歳）[2]	50	60	—	15 ～ 20	40	50	—	15 ～ 20
75 以上（歳）[2]	50	60	—	15 ～ 20	40	50	—	15 ～ 20
妊　婦（付加量）　初期					+0	+0	—	—[3]
中期					+5	+5	—	—[3]
後期					+20	+25	—	—[4]
授乳婦（付加量）					+15	+20	—	—[4]

1 範囲に関しては，おおむねの値を示したものであり，弾力的に運用すること． 2 65 歳以上の高齢者について，フレイル予防を目的とした量を定めることは難しいが，身長・体重が参照体位に比べて小さい者や，特に 75 歳以上であって加齢に伴い身体活動量が大きく低下した者など，必要エネルギー摂取量が低い者では，下限が推奨量を下回る場合があり得る．この場合でも，下限は推奨量以上とすることが望ましい． 3 妊婦（初期・中期）の目標量は，13 ～ 20%エネルギーとした． 4 妊婦（後期）及び授乳婦の目標量は，15 ～ 20%エネルギーとした．

脂質の食事摂取基準 （%エネルギー）

性　別	男　性		女　性	
年齢等	目安量	目標量[1]	目安量	目標量[1]
0 ～ 5（月）	50	—	50	—
6 ～ 11（月）	40	—	40	—
1 ～ 2（歳）	—	20 ～ 30	—	20 ～ 30
3 ～ 5（歳）	—	20 ～ 30	—	20 ～ 30
6 ～ 7（歳）	—	20 ～ 30	—	20 ～ 30
8 ～ 9（歳）	—	20 ～ 30	—	20 ～ 30
10 ～ 11（歳）	—	20 ～ 30	—	20 ～ 30
12 ～ 14（歳）	—	20 ～ 30	—	20 ～ 30
15 ～ 17（歳）	—	20 ～ 30	—	20 ～ 30
18 ～ 29（歳）	—	20 ～ 30	—	20 ～ 30
30 ～ 49（歳）	—	20 ～ 30	—	20 ～ 30
50 ～ 64（歳）	—	20 ～ 30	—	20 ～ 30
65 ～ 74（歳）	—	20 ～ 30	—	20 ～ 30
75 以上（歳）	—	20 ～ 30	—	20 ～ 30
妊　婦			—	20 ～ 30
授乳婦			—	20 ～ 30

1 範囲に関しては，おおむねの値を示したものである．

飽和脂肪酸の食事摂取基準 （%エネルギー）[1,2]

性　別	男性	女性
年齢等	目標量	目標量
0 〜 5（月）	—	—
6 〜 11（月）	—	—
1 〜 2（歳）	—	—
3 〜 5（歳）	10 以下	10 以下
6 〜 7（歳）	10 以下	10 以下
8 〜 9（歳）	10 以下	10 以下
10 〜 11（歳）	10 以下	10 以下
12 〜 14（歳）	10 以下	10 以下
15 〜 17（歳）	9 以下	9 以下
18 〜 29（歳）	7 以下	7 以下
30 〜 49（歳）	7 以下	7 以下
50 〜 64（歳）	7 以下	7 以下
65 〜 74（歳）	7 以下	7 以下
75 以上（歳）	7 以下	7 以下
妊　婦		7 以下
授乳婦		7 以下

1　飽和脂肪酸と同じく，脂質異常症及び循環器疾患に関与する栄養素としてコレステロールがある．コレステロールに目標量は設定しないが，これは許容される摂取量に上限が存在しないことを保証するものではない．また，脂質異常症の重症化予防の目的からは，200 mg／日未満に留めることが望ましい．

2　飽和脂肪酸と同じく，冠動脈疾患に関与する栄養素としてトランス脂肪酸がある．日本人の大多数は，トランス脂肪酸に関する世界保健機関（WHO）の目標（1％エネルギー未満）を下回っており，トランス脂肪酸の摂取による健康への影響は，飽和脂肪酸の摂取によるものと比べて小さいと考えられる．ただし，脂質に偏った食事をしている者では，留意する必要がある．トランス脂肪酸は人体にとって不可欠な栄養素ではなく，健康の保持・増進を図る上で積極的な摂取は勧められないことから，その摂取量は1％エネルギー未満に留めることが望ましく，1％エネルギー未満でもできるだけ低く留めることが望ましい．

n-6 系脂肪酸の食事摂取基準 （g／日）

性　別	男　性	女　性
年齢等	目安量	目安量
0 〜 5（月）	4	4
6 〜 11（月）	4	4
1 〜 2（歳）	4	4
3 〜 5（歳）	6	6
6 〜 7（歳）	8	7
8 〜 9（歳）	8	8
10 〜 11（歳）	9	9
12 〜 14（歳）	11	11
15 〜 17（歳）	13	11
18 〜 29（歳）	12	9
30 〜 49（歳）	11	9
50 〜 64（歳）	11	9
65 〜 74（歳）	10	9
75 以上（歳）	9	8
妊　婦		9
授乳婦		9

n-3 系脂肪酸の食事摂取基準 （g／日）

性　別	男　性	女　性
年齢等	目安量	目安量
0 〜 5（月）	0.9	0.9
6 〜 11（月）	0.8	0.8
1 〜 2（歳）	0.7	0.7
3 〜 5（歳）	1.2	1.0
6 〜 7（歳）	1.4	1.2
8 〜 9（歳）	1.5	1.4
10 〜 11（歳）	1.7	1.7
12 〜 14（歳）	2.2	1.7
15 〜 17（歳）	2.2	1.7
18 〜 29（歳）	2.2	1.7
30 〜 49（歳）	2.2	1.7
50 〜 64（歳）	2.3	1.9
65 〜 74（歳）	2.3	2.0
75 以上（歳）	2.3	2.0
妊　婦		1.7
授乳婦		1.7

炭水化物の食事摂取基準 （%エネルギー）

性　別	男　性	女　性
年齢等	目標量[1,2]	目標量[1,2]
0 〜 5（月）	—	—
6 〜 11（月）	—	—
1 〜 2（歳）	50 〜 65	50 〜 65
3 〜 5（歳）	50 〜 65	50 〜 65
6 〜 7（歳）	50 〜 65	50 〜 65
8 〜 9（歳）	50 〜 65	50 〜 65
10 〜 11（歳）	50 〜 65	50 〜 65
12 〜 14（歳）	50 〜 65	50 〜 65
15 〜 17（歳）	50 〜 65	50 〜 65
18 〜 29（歳）	50 〜 65	50 〜 65
30 〜 49（歳）	50 〜 65	50 〜 65
50 〜 64（歳）	50 〜 65	50 〜 65
65 〜 74（歳）	50 〜 65	50 〜 65
75 以上（歳）	50 〜 65	50 〜 65
妊　婦		50 〜 65
授乳婦		50 〜 65

1　範囲に関しては，おおむねの値を示したものである.
2　エネルギー計算上，アルコールを含む. ただし，アルコールの摂取を勧めるものではない.

食物繊維の食事摂取基準 （g/日）

性　別	男　性	女　性
年齢等	目標量	目標量
0 〜 5（月）	—	—
6 〜 11（月）	—	—
1 〜 2（歳）	—	—
3 〜 5（歳）	8 以上	8 以上
6 〜 7（歳）	10 以上	9 以上
8 〜 9（歳）	11 以上	11 以上
10 〜 11（歳）	13 以上	13 以上
12 〜 14（歳）	17 以上	16 以上
15 〜 17（歳）	19 以上	18 以上
18 〜 29（歳）	20 以上	18 以上
30 〜 49（歳）	22 以上	18 以上
50 〜 64（歳）	22 以上	18 以上
65 〜 74（歳）	21 以上	18 以上
75 以上（歳）	20 以上	17 以上
妊　婦		18 以上
授乳婦		18 以上

エネルギー産生栄養素バランス （%エネルギー）

性　別	男　性				女　性			
	目標量[1,2]				目標量[1,2]			
年齢等	たんぱく質[3]	脂　質[4]		炭水化物[5,6]	たんぱく質[3]	脂　質[4]		炭水化物[5,6]
		脂　質	飽和脂肪酸			脂　質	飽和脂肪酸	
0 〜 11（月）	—	—	—	—	—	—	—	—
1 〜 2（歳）	13 〜 20	20 〜 30	—	50 〜 65	13 〜 20	20 〜 30	—	50 〜 65
3 〜 5（歳）	13 〜 20	20 〜 30	10 以下	50 〜 65	13 〜 20	20 〜 30	10 以下	50 〜 65
6 〜 7（歳）	13 〜 20	20 〜 30	10 以下	50 〜 65	13 〜 20	20 〜 30	10 以下	50 〜 65
8 〜 9（歳）	13 〜 20	20 〜 30	10 以下	50 〜 65	13 〜 20	20 〜 30	10 以下	50 〜 65
10 〜 11（歳）	13 〜 20	20 〜 30	10 以下	50 〜 65	13 〜 20	20 〜 30	10 以下	50 〜 65
12 〜 14（歳）	13 〜 20	20 〜 30	10 以下	50 〜 65	13 〜 20	20 〜 30	10 以下	50 〜 65
15 〜 17（歳）	13 〜 20	20 〜 30	9 以下	50 〜 65	13 〜 20	20 〜 30	9 以下	50 〜 65
18 〜 29（歳）	13 〜 20	20 〜 30	7 以下	50 〜 65	13 〜 20	20 〜 30	7 以下	50 〜 65
30 〜 49（歳）	13 〜 20	20 〜 30	7 以下	50 〜 65	13 〜 20	20 〜 30	7 以下	50 〜 65
50 〜 64（歳）	14 〜 20	20 〜 30	7 以下	50 〜 65	14 〜 20	20 〜 30	7 以下	50 〜 65
65 〜 74（歳）	15 〜 20	20 〜 30	7 以下	50 〜 65	15 〜 20	20 〜 30	7 以下	50 〜 65
75 以上（歳）	15 〜 20	20 〜 30	7 以下	50 〜 65	15 〜 20	20 〜 30	7 以下	50 〜 65
妊　婦　初期					13 〜 20			
中期					13 〜 20	20 〜 30	7 以下	50 〜 65
後期					15 〜 20			
授乳婦					15 〜 20			

1　必要なエネルギー量を確保した上でのバランスとすること. 2　範囲に関しては，おおむねの値を示したものであり，弾力的に運用すること. 3　65歳以上の高齢者について，フレイル予防を目的とした量を定めることは難しいが，身長・体重が参照体位に比べて小さい者や，特に75歳以上であって加齢に伴い身体活動量が大きく低下した者など，必要エネルギー摂取量が低い者では，下限が推奨量を下回る場合があり得る. この場合でも，下限は推奨量以上とすることが望ましい. 4　脂質については，その構成成分である飽和脂肪酸など，質への配慮を十分に行う必要がある. 5　アルコールを含む. ただし，アルコールの摂取を勧めるものではない. 6　食物繊維の目標量を十分に注意すること.

ビタミン A の食事摂取基準

(μgRAE／日)[1]

性 別	男 性				女 性			
年齢等	推定平均必要量[2]	推奨量[2]	目安量[3]	耐容上限量[3]	推定平均必要量[2]	推奨量[2]	目安量[3]	耐容上限量[3]
0 〜 5（月）	—	—	300	600	—	—	300	600
6 〜 11（月）	—	—	400	600	—	—	400	600
1 〜 2（歳）	300	400	—	600	250	350	—	600
3 〜 5（歳）	350	500	—	700	350	500	—	700
6 〜 7（歳）	350	500	—	950	350	500	—	950
8 〜 9（歳）	350	500	—	1,200	350	500	—	1,200
10 〜 11（歳）	450	600	—	1,500	400	600	—	1,500
12 〜 14（歳）	550	800	—	2,100	500	700	—	2,100
15 〜 17（歳）	650	900	—	2,600	500	650	—	2,600
18 〜 29（歳）	600	850	—	2,700	450	650	—	2,700
30 〜 49（歳）	650	900	—	2,700	500	700	—	2,700
50 〜 64（歳）	650	900	—	2,700	500	700	—	2,700
65 〜 74（歳）	600	850	—	2,700	500	700	—	2,700
75 以上（歳）	550	800	—	2,700	450	650	—	2,700
妊 婦（付加量） 初期					+0	+0	—	—
中期					+0	+0	—	—
後期					+60	+80	—	—
授乳婦（付加量）					+300	+450	—	—

1 レチノール活性当量（μgRAE）＝レチノール（μg）＋ β-カロテン（μg）× 1/12 ＋ α-カロテン（μg）× 1/24 ＋ β-クリプトキサンチン（μg）× 1/24 ＋その他のプロビタミン A カロテノイド（μg）× 1/24
2 プロビタミン A カロテノイドを含む.
3 プロビタミン A カロテノイドを含まない.

ビタミン D の食事摂取基準

(μg／日)[1]

性 別	男 性		女 性	
年齢等	目安量	耐容上限量	目安量	耐容上限量
0 〜 5（月）	5.0	25	5.0	25
6 〜 11（月）	5.0	25	5.0	25
1 〜 2（歳）	3.5	25	3.5	25
3 〜 5（歳）	4.5	30	4.5	30
6 〜 7（歳）	5.5	40	5.5	40
8 〜 9（歳）	6.5	40	6.5	40
10 〜 11（歳）	8.0	60	8.0	60
12 〜 14（歳）	9.0	80	9.0	80
15 〜 17（歳）	9.0	90	9.0	90
18 〜 29（歳）	9.0	100	9.0	100
30 〜 49（歳）	9.0	100	9.0	100
50 〜 64（歳）	9.0	100	9.0	100
65 〜 74（歳）	9.0	100	9.0	100
75 以上（歳）	9.0	100	9.0	100
妊 婦			9.0	—
授乳婦			9.0	—

1 日照により皮膚でビタミン D が産生されることを踏まえ，フレイル予防を図る者はもとより，全年齢区分を通じて，日常生活において可能な範囲内での適度な日光浴を心掛けるとともに，ビタミン D の摂取については，日照時間を考慮に入れることが重要である.

ビタミン E の食事摂取基準 （mg/日）[1]

性　別	男　性		女　性	
年齢等	目安量	耐容上限量	目安量	耐容上限量
0～ 5（月）	3.0	—	3.0	—
6～11（月）	4.0	—	4.0	—
1～ 2（歳）	3.0	150	3.0	150
3～ 5（歳）	4.0	200	4.0	200
6～ 7（歳）	4.5	300	4.0	300
8～ 9（歳）	5.0	350	5.0	350
10～11（歳）	5.0	450	5.5	450
12～14（歳）	6.5	650	6.0	600
15～17（歳）	7.0	750	6.0	650
18～29（歳）	6.5	800	5.0	650
30～49（歳）	6.5	800	6.0	700
50～64（歳）	6.5	800	6.0	700
65～74（歳）	7.5	800	7.0	700
75 以上（歳）	7.0	800	6.0	650
妊　婦			5.5	—
授乳婦			5.5	—

1　α-トコフェロールについて算定した．α-トコフェロール以外のビタミン E は含まない．

ビタミン K の食事摂取基準 （μg/日）

性　別	男　性	女　性
年齢等	目安量	目安量
0～ 5（月）	4	4
6～11（月）	7	7
1～ 2（歳）	50	60
3～ 5（歳）	60	70
6～ 7（歳）	80	90
8～ 9（歳）	90	110
10～11（歳）	110	130
12～14（歳）	140	150
15～17（歳）	150	150
18～29（歳）	150	150
30～49（歳）	150	150
50～64（歳）	150	150
65～74（歳）	150	150
75 以上（歳）	150	150
妊　婦		150
授乳婦		150

ビタミン B$_1$ の食事摂取基準　（mg/日）[1,2]

性　別	男　性			女　性		
年齢等	推定平均必要量	推奨量	目安量	推定平均必要量	推奨量	目安量
0～ 5（月）	—	—	0.1	—	—	0.1
6～11（月）	—	—	0.2	—	—	0.2
1～ 2（歳）	0.3	0.4	—	0.3	0.4	—
3～ 5（歳）	0.4	0.5	—	0.4	0.5	—
6～ 7（歳）	0.5	0.7	—	0.4	0.6	—
8～ 9（歳）	0.6	0.8	—	0.5	0.7	—
10～11（歳）	0.7	0.9	—	0.6	0.9	—
12～14（歳）	0.8	1.1	—	0.7	1.0	—
15～17（歳）	0.9	1.2	—	0.7	1.0	—
18～29（歳）	0.8	1.1	—	0.6	0.8	—
30～49（歳）	0.8	1.2	—	0.6	0.9	—
50～64（歳）	0.8	1.1	—	0.6	0.8	—
65～74（歳）	0.7	1.0	—	0.6	0.8	—
75 以上（歳）	0.7	1.0	—	0.5	0.7	—
妊　婦（付加量）				+0.1	+0.2	—
授乳婦（付加量）				+0.2	+0.2	—

1　チアミン塩化物塩酸塩（分子量＝ 337.3）相当量として示した．
2　身体活動レベル「ふつう」の推定エネルギー必要量を用いて算定した．

ビタミン B₂ の食事摂取基準 (mg/日)[1]

性 別	男 性			女 性		
年齢等	推定平均必要量	推奨量	目安量	推定平均必要量	推奨量	目安量
0〜 5(月)	—	—	0.3	—	—	0.3
6〜11(月)	—	—	0.4	—	—	0.4
1〜 2(歳)	0.5	0.6	—	0.5	0.5	—
3〜 5(歳)	0.7	0.8	—	0.6	0.8	—
6〜 7(歳)	0.8	0.9	—	0.7	0.9	—
8〜 9(歳)	0.9	1.1	—	0.9	1.0	—
10〜11(歳)	1.1	1.4	—	1.1	1.3	—
12〜14(歳)	1.3	1.6	—	1.2	1.4	—
15〜17(歳)	1.4	1.7	—	1.2	1.4	—
18〜29(歳)	1.3	1.6	—	1.0	1.2	—
30〜49(歳)	1.4	1.7	—	1.0	1.2	—
50〜64(歳)	1.3	1.6	—	1.0	1.2	—
65〜74(歳)	1.2	1.4	—	0.9	1.1	—
75 以上(歳)	1.1	1.4	—	0.9	1.1	—
妊 婦(付加量)				+0.2	+0.3	—
授乳婦(付加量)				+0.5	+0.6	—

1 身体活動レベル「ふつう」の推定エネルギー必要量を用いて算定した.
特記事項:推定平均必要量は,ビタミン B₂ の欠乏症である口唇炎,口角炎,舌炎などの皮膚炎を予防するに足る最小必要量からではなく,尿中にビタミン B₂ の排泄量が増大し始める摂取量(体内飽和量)から算定.

ナイアシンの食事摂取基準 (mgNE/日)[1,2]

性 別	男 性				女 性			
年齢等	推定平均必要量	推奨量	目安量	耐容上限量[3]	推定平均必要量	推奨量	目安量	耐容上限量[3]
0〜 5(月)[4]	—	—	2	—	—	—	2	—
6〜11(月)	—	—	3	—	—	—	3	—
1〜 2(歳)	5	6	—	60(15)	4	5	—	60(15)
3〜 5(歳)	6	8	—	80(20)	6	7	—	80(20)
6〜 7(歳)	7	9	—	100(30)	7	8	—	100(30)
8〜 9(歳)	9	11	—	150(35)	8	10	—	150(35)
10〜11(歳)	11	13	—	200(45)	10	12	—	200(45)
12〜14(歳)	12	15	—	250(60)	12	14	—	250(60)
15〜17(歳)	14	16	—	300(70)	11	13	—	250(65)
18〜29(歳)	13	15	—	300(80)	9	11	—	250(65)
30〜49(歳)	13	16	—	350(85)	10	12	—	250(65)
50〜64(歳)	13	15	—	350(85)	9	11	—	250(65)
65〜74(歳)	11	14	—	300(80)	9	11	—	250(65)
75 以上(歳)	11	13	—	300(75)	8	10	—	250(60)
妊 婦(付加量)					+0	+0	—	—
授乳婦(付加量)					+3	+3	—	—

1 ナイアシン当量(NE)=ナイアシン+ 1/60 トリプトファンで示した.
2 身体活動レベル「ふつう」の推定エネルギー必要量を用いて算定した.
3 ニコチンアミドの重量(mg/日),( )内はニコチン酸の重量(mg/日).
4 単位は mg/日.

ビタミン B₆ の食事摂取基準　　(mg/日)[1]

性　別	男　性				女　性			
年齢等	推定平均必要量	推奨量	目安量	耐容上限量[2]	推定平均必要量	推奨量	目安量	耐容上限量[2]
0〜 5（月）	—	—	0.2	—	—	—	0.2	—
6〜11（月）	—	—	0.3	—	—	—	0.3	—
1〜 2（歳）	0.4	0.5	—	10	0.4	0.5	—	10
3〜 5（歳）	0.5	0.6	—	15	0.5	0.6	—	15
6〜 7（歳）	0.6	0.7	—	20	0.6	0.7	—	20
8〜 9（歳）	0.8	0.9	—	25	0.8	0.9	—	25
10〜11（歳）	0.9	1.0	—	30	1.0	1.2	—	30
12〜14（歳）	1.2	1.4	—	40	1.1	1.3	—	40
15〜17（歳）	1.2	1.5	—	50	1.1	1.3	—	45
18〜29（歳）	1.2	1.5	—	55	1.0	1.2	—	45
30〜49（歳）	1.2	1.5	—	60	1.0	1.2	—	45
50〜64（歳）	1.2	1.5	—	60	1.0	1.2	—	45
65〜74（歳）	1.2	1.4	—	55	1.0	1.2	—	45
75 以上（歳）	1.2	1.4	—	50	1.0	1.2	—	40
妊　婦（付加量）					+0.2	+0.2	—	—
授乳婦（付加量）					+0.3	+0.3	—	—

1　たんぱく質の推奨量を用いて算定した（妊婦・授乳婦の付加量は除く）.
2　ピリドキシン（分子量＝ 169.2）の重量として示した.

ビタミン B₁₂ の食事摂取基準　　(μg/日)[1]

性　別	男　性	女　性
年齢等	目安量	目安量
0〜 5（月）	0.4	0.4
6〜11（月）	0.9	0.9
1〜 2（歳）	1.5	1.5
3〜 5（歳）	1.5	1.5
6〜 7（歳）	2.0	2.0
8〜 9（歳）	2.5	2.5
10〜11（歳）	3.0	3.0
12〜14（歳）	4.0	4.0
15〜17（歳）	4.0	4.0
18〜29（歳）	4.0	4.0
30〜49（歳）	4.0	4.0
50〜64（歳）	4.0	4.0
65〜74（歳）	4.0	4.0
75 以上（歳）	4.0	4.0
妊　婦（付加量）		4.0
授乳婦（付加量）		4.0

1　シアノコバラミン（分子量＝ 1,355.4）相当量として示した.

葉酸の食事摂取基準 （μg/日）[1]

性別	男性				女性			
年齢等	推定平均必要量	推奨量	目安量	耐容上限量[2]	推定平均必要量	推奨量	目安量	耐容上限量[2]
0～ 5（月）	—	—	40	—	—	—	40	—
6～11（月）	—	—	70	—	—	—	70	—
1～ 2（歳）	70	90	—	200	70	90	—	200
3～ 5（歳）	80	100	—	300	80	100	—	300
6～ 7（歳）	110	130	—	400	110	130	—	400
8～ 9（歳）	130	150	—	500	130	150	—	500
10～11（歳）	150	180	—	700	150	180	—	700
12～14（歳）	190	230	—	900	190	230	—	900
15～17（歳）	200	240	—	900	200	240	—	900
18～29（歳）	200	240	—	900	200	240	—	900
30～49（歳）	200	240	—	1,000	200	240	—	1,000
50～64（歳）	200	240	—	1,000	200	240	—	1,000
65～74（歳）	200	240	—	900	200	240	—	900
75 以上（歳）	200	240	—	900	200	240	—	900
妊婦（付加量）[3] 初期					+0	+0	—	—
中期・後期					+200	+240	—	—
授乳婦（付加量）					+80	+100	—	—

1 葉酸（プテロイルモノグルタミン酸，分子量＝ 441.4）相当量として示した.
2 通常の食品以外の食品に含まれる葉酸（狭義の葉酸）に適用する.
3 妊娠を計画している女性，妊娠の可能性がある女性及び妊娠初期の妊婦は，胎児の神経管閉鎖障害のリスク低減のために，通常の食品以外の食品に含まれる葉酸を 400 μg/日摂取することが望まれる.

パントテン酸の食事摂取基準 （mg/日）

性別	男性	女性
年齢等	目安量	目安量
0～ 5（月）	4	4
6～11（月）	3	3
1～ 2（歳）	3	3
3～ 5（歳）	4	4
6～ 7（歳）	5	5
8～ 9（歳）	6	6
10～11（歳）	6	6
12～14（歳）	7	6
15～17（歳）	7	6
18～29（歳）	6	5
30～49（歳）	6	5
50～64（歳）	6	5
65～74（歳）	6	5
75 以上（歳）	6	5
妊 婦		5
授乳婦		6

ビオチンの食事摂取基準 （μg/日）

性別	男性	女性
年齢等	目安量	目安量
0～ 5（月）	4	4
6～11（月）	10	10
1～ 2（歳）	20	20
3～ 5（歳）	20	20
6～ 7（歳）	30	30
8～ 9（歳）	30	30
10～11（歳）	40	40
12～14（歳）	50	50
15～17（歳）	50	50
18～29（歳）	50	50
30～49（歳）	50	50
50～64（歳）	50	50
65～74（歳）	50	50
75 以上（歳）	50	50
妊 婦		50
授乳婦		50

ビタミン C の食事摂取基準 (mg/日)[1]

性別	男性			女性		
年齢等	推定平均必要量	推奨量	目安量	推定平均必要量	推奨量	目安量
0～ 5(月)	—	—	40	—	—	40
6～11(月)	—	—	40	—	—	40
1～ 2(歳)	30	35	—	30	35	—
3～ 5(歳)	35	40	—	35	40	—
6～ 7(歳)	40	50	—	40	50	—
8～ 9(歳)	50	60	—	50	60	—
10～11(歳)	60	70	—	60	70	—
12～14(歳)	75	90	—	75	90	—
15～17(歳)	80	100	—	80	100	—
18～29(歳)	80	100	—	80	100	—
30～49(歳)	80	100	—	80	100	—
50～64(歳)	80	100	—	80	100	—
65～74(歳)	80	100	—	80	100	—
75以上(歳)	80	100	—	80	100	—
妊 婦(付加量)				+10	+10	—
授乳婦(付加量)				+40	+45	—

1 ∟-アスコルビン酸(分子量＝176.1)相当量として示した.
特記事項：推定平均必要量は，ビタミン C の欠乏症である壊血病を予防するに足る最小量からではなく，良好なビタミン C の栄養状態の確実な
　　　　維持の観点から算定.

ナトリウムの食事摂取基準 (mg/日，( ) は食塩相当量 [g/日])[1]

性別	男性			女性		
年齢等	推定平均必要量	目安量	目標量	推定平均必要量	目安量	目標量
0～ 5(月)	—	100 (0.3)	—	—	100 (0.3)	—
6～11(月)	—	600 (1.5)	—	—	600 (1.5)	—
1～ 2(歳)	—	—	(3.0 未満)	—	—	(3.0 未満)
3～ 5(歳)	—	—	(3.5 未満)	—	—	(3.5 未満)
6～ 7(歳)	—	—	(4.5 未満)	—	—	(4.5 未満)
8～ 9(歳)	—	—	(5.0 未満)	—	—	(5.0 未満)
10～11(歳)	—	—	(6.0 未満)	—	—	(6.0 未満)
12～14(歳)	—	—	(7.0 未満)	—	—	(6.5 未満)
15～17(歳)	—	—	(7.5 未満)	—	—	(6.5 未満)
18～29(歳)	600 (1.5)	—	(7.5 未満)	600 (1.5)	—	(6.5 未満)
30～49(歳)	600 (1.5)	—	(7.5 未満)	600 (1.5)	—	(6.5 未満)
50～64(歳)	600 (1.5)	—	(7.5 未満)	600 (1.5)	—	(6.5 未満)
65～74(歳)	600 (1.5)	—	(7.5 未満)	600 (1.5)	—	(6.5 未満)
75以上(歳)	600 (1.5)	—	(7.5 未満)	600 (1.5)	—	(6.5 未満)
妊 婦				600 (1.5)	—	(6.5 未満)
授乳婦				600 (1.5)	—	(6.5 未満)

1 高血圧及び慢性腎臓病(CKD)の重症化予防のための食塩相当量の量は，男女とも 6.0 g/日未満とした.

カリウムの食事摂取基準

(mg/日)

性　別	男　性		女　性	
年齢等	目安量	目標量	目安量	目標量
0〜 5（月）	400	—	400	—
6〜11（月）	700	—	700	—
1〜 2（歳）	900	—	800	—
3〜 5（歳）	1,100	1,600 以上	1,000	1,400 以上
6〜 7（歳）	1,300	1,800 以上	1,200	1,600 以上
8〜 9（歳）	1,600	2,000 以上	1,400	1,800 以上
10〜11（歳）	1,900	2,200 以上	1,800	2,000 以上
12〜14（歳）	2,400	2,600 以上	2,200	2,400 以上
15〜17（歳）	2,800	3,000 以上	2,000	2,600 以上
18〜29（歳）	2,500	3,000 以上	2,000	2,600 以上
30〜49（歳）	2,500	3,000 以上	2,000	2,600 以上
50〜64（歳）	2,500	3,000 以上	2,000	2,600 以上
65〜74（歳）	2,500	3,000 以上	2,000	2,600 以上
75 以上（歳）	2,500	3,000 以上	2,000	2,600 以上
妊　婦			2,000	2,600 以上
授乳婦			2,000	2,600 以上

カルシウムの食事摂取基準

(mg/日)

性　別	男　性				女　性			
年齢等	推定平均必要量	推奨量	目安量	耐容上限量	推定平均必要量	推奨量	目安量	耐容上限量
0〜 5（月）	—	—	200	—	—	—	200	—
6〜11（月）	—	—	250	—	—	—	250	—
1〜 2（歳）	350	450	—	—	350	400	—	—
3〜 5（歳）	500	600	—	—	450	550	—	—
6〜 7（歳）	500	600	—	—	450	550	—	—
8〜 9（歳）	550	650	—	—	600	750	—	—
10〜11（歳）	600	700	—	—	600	750	—	—
12〜14（歳）	850	1,000	—	—	700	800	—	—
15〜17（歳）	650	800	—	—	550	650	—	—
18〜29（歳）	650	800	—	2,500	550	650	—	2,500
30〜49（歳）	650	750	—	2,500	550	650	—	2,500
50〜64（歳）	600	750	—	2,500	550	650	—	2,500
65〜74（歳）	600	750	—	2,500	550	650	—	2,500
75 以上（歳）	600	750	—	2,500	500	600	—	2,500
妊　婦（付加量）					+0	+0	—	—
授乳婦（付加量）					+0	+0	—	—

マグネシウムの食事摂取基準

(mg/日)

性別	男性				女性			
年齢等	推定平均 必要量	推奨量	目安量	耐容 上限量[1]	推定平均 必要量	推奨量	目安量	耐容 上限量[1]
0 ～ 5（月）	—	—	20	—	—	—	20	—
6 ～ 11（月）	—	—	60	—	—	—	60	—
1 ～ 2（歳）	60	70	—	—	60	70	—	—
3 ～ 5（歳）	80	100	—	—	80	100	—	—
6 ～ 7（歳）	110	130	—	—	110	130	—	—
8 ～ 9（歳）	140	170	—	—	140	160	—	—
10 ～ 11（歳）	180	210	—	—	180	220	—	—
12 ～ 14（歳）	250	290	—	—	240	290	—	—
15 ～ 17（歳）	300	360	—	—	260	310	—	—
18 ～ 29（歳）	280	340	—	—	230	280	—	—
30 ～ 49（歳）	320	380	—	—	240	290	—	—
50 ～ 64（歳）	310	370	—	—	240	290	—	—
65 ～ 74（歳）	290	350	—	—	240	280	—	—
75 以上（歳）	270	330	—	—	220	270	—	—
妊　婦（付加量）					+30	+40	—	—
授乳婦（付加量）					+0	+0	—	—

1 通常の食品以外からの摂取量の耐容上限量は，成人の場合 350 mg／日，小児では 5 mg／kg 体重／日とした．それ以外の通常の食品からの摂取の場合，耐容上限量は設定しない．

リンの食事摂取基準

(mg/日)

性別	男性		女性	
年齢等	目安量	耐容上限量	目安量	耐容上限量
0 ～ 5（月）	120	—	120	—
6 ～ 11（月）	260	—	260	—
1 ～ 2（歳）	600	—	500	—
3 ～ 5（歳）	700	—	700	—
6 ～ 7（歳）	900	—	800	—
8 ～ 9（歳）	1,000	—	900	—
10 ～ 11（歳）	1,100	—	1,000	—
12 ～ 14（歳）	1,200	—	1,100	—
15 ～ 17（歳）	1,200	—	1,000	—
18 ～ 29（歳）	1,000	3,000	800	3,000
30 ～ 49（歳）	1,000	3,000	800	3,000
50 ～ 64（歳）	1,000	3,000	800	3,000
65 ～ 74（歳）	1,000	3,000	800	3,000
75 以上（歳）	1,000	3,000	800	3,000
妊　婦			800	—
授乳婦			800	—

鉄の食事摂取基準 (mg/日)

性別	男性				女性					
					月経なし		月経あり			
年齢等	推定平均必要量	推奨量	目安量	耐容上限量	推定平均必要量	推奨量	推定平均必要量	推奨量	目安量	耐容上限量
0～ 5（月）	—	—	0.5	—	—	—	—	—	0.5	—
6～11（月）	3.5	4.5	—	—	3.0	4.5	—	—	—	—
1～ 2（歳）	3.0	4.0	—	—	3.0	4.0	—	—	—	—
3～ 5（歳）	3.5	5.0	—	—	3.5	5.0	—	—	—	—
6～ 7（歳）	4.5	6.0	—	—	4.5	6.0	—	—	—	—
8～ 9（歳）	5.5	7.5	—	—	6.0	8.0	—	—	—	—
10～11（歳）	6.5	9.5	—	—	6.5	9.0	8.5	12.5	—	—
12～14（歳）	7.5	9.0	—	—	6.5	8.0	9.5	12.5	—	—
15～17（歳）	7.5	9.0	—	—	5.5	6.5	7.5	11.0	—	—
18～29（歳）	5.5	7.0	—	—	5.0	6.0	7.0	10.0	—	—
30～49（歳）	6.0	7.5	—	—	5.0	6.0	7.5	10.5	—	—
50～64（歳）	6.0	7.0	—	—	5.0	6.0	7.5	10.5	—	—
65～74（歳）	5.5	7.0	—	—	5.0	6.0	—	—	—	—
75 以上（歳）	5.5	6.5	—	—	4.5	5.5	—	—	—	—
妊 婦（付加量）初期					+2.0	+2.5	—	—	—	—
中期・後期					+7.0	+8.5	—	—	—	—
授乳婦（付加量）					+1.5	+2.0	—	—	—	—

亜鉛の食事摂取基準 (mg/日)

性別	男性				女性			
年齢等	推定平均必要量	推奨量	目安量	耐容上限量	推定平均必要量	推奨量	目安量	耐容上限量
0～ 5（月）	—	—	1.5	—	—	—	1.5	—
6～11（月）	—	—	2.0	—	—	—	2.0	—
1～ 2（歳）	2.5	3.5	—	—	2.0	3.0	—	—
3～ 5（歳）	3.0	4.0	—	—	2.5	3.5	—	—
6～ 7（歳）	3.5	5.0	—	—	3.0	4.5	—	—
8～ 9（歳）	4.0	5.5	—	—	4.0	5.5	—	—
10～11（歳）	5.5	8.0	—	—	5.5	7.5	—	—
12～14（歳）	7.0	8.5	—	—	6.5	8.5	—	—
15～17（歳）	8.5	10.0	—	—	6.0	8.0	—	—
18～29（歳）	7.5	9.0	—	40	6.0	7.5	—	35
30～49（歳）	8.0	9.5	—	45	6.5	8.0	—	35
50～64（歳）	8.0	9.5	—	45	6.5	8.0	—	35
65～74（歳）	7.5	9.0	—	45	6.5	7.5	—	35
75 以上（歳）	7.5	9.0	—	40	6.0	7.0	—	35
妊婦（付加量）初期					+0.0	+0.0	—	—
中期・後期					+2.0	+2.0	—	—
授乳婦（付加量）					+2.5	+3.0	—	—

銅の食事摂取基準

(mg/日)

性　別	男　性				女　性			
年齢等	推定平均必要量	推奨量	目安量	耐容上限量	推定平均必要量	推奨量	目安量	耐容上限量
0 〜 5（月）	—	—	0.3	—	—	—	0.3	—
6 〜 11（月）	—	—	0.4	—	—	—	0.4	—
1 〜 2（歳）	0.3	0.3	—	—	0.2	0.3	—	—
3 〜 5（歳）	0.3	0.4	—	—	0.3	0.3	—	—
6 〜 7（歳）	0.4	0.4	—	—	0.4	0.4	—	—
8 〜 9（歳）	0.4	0.5	—	—	0.4	0.5	—	—
10 〜 11（歳）	0.5	0.6	—	—	0.5	0.6	—	—
12 〜 14（歳）	0.7	0.8	—	—	0.6	0.8	—	—
15 〜 17（歳）	0.8	0.9	—	—	0.6	0.7	—	—
18 〜 29（歳）	0.7	0.8	—	7	0.6	0.7	—	7
30 〜 49（歳）	0.8	0.9	—	7	0.6	0.7	—	7
50 〜 64（歳）	0.7	0.9	—	7	0.6	0.7	—	7
65 〜 74（歳）	0.7	0.8	—	7	0.6	0.7	—	7
75 以上（歳）	0.7	0.8	—	7	0.6	0.7	—	7
妊　婦（付加量）					+0.1	+0.1	—	—
授乳婦（付加量）					+0.5	+0.6	—	—

マンガンの食事摂取基準

(mg/日)

性　別	男　性		女　性	
年齢等	目安量	耐容上限量	目安量	耐容上限量
0 〜 5（月）	0.01	—	0.01	—
6 〜 11（月）	0.5	—	0.5	—
1 〜 2（歳）	1.5	—	1.5	—
3 〜 5（歳）	2.0	—	2.0	—
6 〜 7（歳）	2.0	—	2.0	—
8 〜 9（歳）	2.5	—	2.5	—
10 〜 11（歳）	3.0	—	3.0	—
12 〜 14（歳）	3.5	—	3.0	—
15 〜 17（歳）	3.5	—	3.0	—
18 〜 29（歳）	3.5	11	3.0	11
30 〜 49（歳）	3.5	11	3.0	11
50 〜 64（歳）	3.5	11	3.0	11
65 〜 74（歳）	3.5	11	3.0	11
75 以上（歳）	3.5	11	3.0	11
妊　婦			3.0	—
授乳婦			3.0	—

ヨウ素の食事摂取基準 (μg/日)

性　別	男　性				女　性			
年齢等	推定平均必要量	推奨量	目安量	耐容上限量	推定平均必要量	推奨量	目安量	耐容上限量
0〜 5（月）	—	—	100	250	—	—	100	250
6〜11（月）	—	—	130	350	—	—	130	350
1〜 2（歳）	35	50	—	600	35	50	—	600
3〜 5（歳）	40	60	—	900	40	60	—	900
6〜 7（歳）	55	75	—	1,200	55	75	—	1,200
8〜 9（歳）	65	90	—	1,500	65	90	—	1,500
10〜11（歳）	75	110	—	2,000	75	110	—	2,000
12〜14（歳）	100	140	—	2,500	100	140	—	2,500
15〜17（歳）	100	140	—	3,000	100	140	—	3,000
18〜29（歳）	100	140	—	3,000	100	140	—	3,000
30〜49（歳）	100	140	—	3,000	100	140	—	3,000
50〜64（歳）	100	140	—	3,000	100	140	—	3,000
65〜74（歳）	100	140	—	3,000	100	140	—	3,000
75 以上（歳）	100	140	—	3,000	100	140	—	3,000
妊　婦（付加量）					+75	+110	—	—[1]
授乳婦（付加量）					+100	+140	—	—[1]

1 妊婦及び授乳婦の耐容上限量は，2,000 μg/日とした．

セレンの食事摂取基準 (μg/日)

性　別	男　性				女　性			
年齢等	推定平均必要量	推奨量	目安量	耐容上限量	推定平均必要量	推奨量	目安量	耐容上限量
0〜 5（月）	—	—	15	—	—	—	15	—
6〜11（月）	—	—	15	—	—	—	15	—
1〜 2（歳）	10	10	—	100	10	10	—	100
3〜 5（歳）	10	15	—	100	10	10	—	100
6〜 7（歳）	15	15	—	150	15	15	—	150
8〜 9（歳）	15	20	—	200	15	20	—	200
10〜11（歳）	20	25	—	250	20	25	—	250
12〜14（歳）	25	30	—	350	25	30	—	300
15〜17（歳）	30	35	—	400	20	25	—	350
18〜29（歳）	25	30	—	400	20	25	—	350
30〜49（歳）	25	35	—	450	20	25	—	350
50〜64（歳）	25	30	—	450	20	25	—	350
65〜74（歳）	25	30	—	450	20	25	—	350
75 以上（歳）	25	30	—	400	20	25	—	350
妊　婦（付加量）					+5	+5	—	—
授乳婦（付加量）					+15	+20	—	—

クロムの食事摂取基準

(μg/日)

性　別	男　性		女　性	
年齢等	目安量	耐容上限量	目安量	耐容上限量
0 〜 5（月）	0.8	—	0.8	—
6 〜 11（月）	1.0	—	1.0	—
1 〜 2（歳）	—	—	—	—
3 〜 5（歳）	—	—	—	—
6 〜 7（歳）	—	—	—	—
8 〜 9（歳）	—	—	—	—
10 〜 11（歳）	—	—	—	—
12 〜 14（歳）	—	—	—	—
15 〜 17（歳）	—	—	—	—
18 〜 29（歳）	10	500	10	500
30 〜 49（歳）	10	500	10	500
50 〜 64（歳）	10	500	10	500
65 〜 74（歳）	10	500	10	500
75 以上（歳）	10	500	10	500
妊　婦			10	—
授乳婦			10	—

モリブデンの食事摂取基準

(μg/日)

性　別	男　性				女　性			
年齢等	推定平均必要量	推奨量	目安量	耐容上限量	推定平均必要量	推奨量	目安量	耐容上限量
0 〜 5（月）	—	—	2.5	—	—	—	2.5	—
6 〜 11（月）	—	—	3.0	—	—	—	3.0	—
1 〜 2（歳）	10	10	—	—	10	10	—	—
3 〜 5（歳）	10	10	—	—	10	10	—	—
6 〜 7（歳）	10	15	—	—	10	15	—	—
8 〜 9（歳）	15	20	—	—	15	15	—	—
10 〜 11（歳）	15	20	—	—	15	20	—	—
12 〜 14（歳）	20	25	—	—	20	25	—	—
15 〜 17（歳）	25	30	—	—	20	25	—	—
18 〜 29（歳）	20	30	—	600	20	25	—	500
30 〜 49（歳）	25	30	—	600	20	25	—	500
50 〜 64（歳）	25	30	—	600	20	25	—	500
65 〜 74（歳）	20	30	—	600	20	25	—	500
75 以上（歳）	20	25	—	600	20	25	—	500
妊　婦（付加量）					+0	+0	—	—
授乳婦（付加量）					+2.5	+3.5	—	—

参考書

詳しく調べたい人への推薦参考書

- 栄養科学の歴史　安本教傳ほか著，講談社，2013
- 栄養学史　島薗順雄著，朝倉書店，1978
- 総合栄養学事典(新装版第4版)　吉川春寿ほか編，同文書院，2004
- 日本人の食事摂取基準(2025年版)　厚生労働省，2024
- 国民健康・栄養の現状　厚生労働省国民健康・栄養調査報告より　国立健康・栄養研究所監，第一出版，各年版
- 国民生活基礎調査　厚生労働省政策統括官編，厚生労働統計協会，各年版
- 日本食品標準成分表2020年版（八訂）　文部科学省科学技術・学術審議会資源調査分科会編，全国官報販売協同組合，2021
- 日本食品標準成分表2020年版(八訂)アミノ酸成分表編　文部科学省科学技術・学術審議会資源調査分科会編，全国官報販売協同組合，2021
- 分子栄養学　宮本賢一ほか編，講談社，2018

専門知識を必要とする人への推薦専門書

- 最新栄養学(第10版)　木村修一ほか翻訳監修，建帛社，2014
- 細胞の分子生物学(第6版)　中村桂子ほか監訳，ニュートンプレス，2017
- ヒトの分子遺伝学(第5版)　戸田達史ほか監，メディカル・サイエンス・インターナショナル，2021
- Modern Nutrition in Health and Disease, K. L. Tucker ほ か 編，Jones & Barlett Learning，2024
- Nutritional Biochemistry and Metabolism, M. C. Linder 編，Appleton & Lange，1991
- タンパク質・アミノ酸の新栄養学　岸恭一ほか編，講談社，2007
- タンパク質・アミノ酸の必要量　WHO/FAO/UNU合同専門協議会報告　日本アミノ酸学会翻訳小委員会ほか訳，医歯薬出版，2009
- ビタミンの新栄養学　柴田克己ほか編，講談社，2012

基礎栄養学 第 5 版 索引

2-モノアシルグリセロール（2-monoacylglycerol）　38, 74
Af（activity factor）　50
AI（adequate intake）　12
AI（articial intelligence）　3
ATP（adenosine 5′-triphosphate）　8, 44, 46, 59, 69
BCAA（branched chain amino acid）　88
BMI（body mass index）　4, 6, 12
BV（biological value）　96
DBM（double burden malnutrition）　3
DG（tentative dietary goal for preventing life-style related diseases）　12
DHA（docosahexaenoic acid）　72
DIT（diet induced thermogenesis）　6, 49
DNA（deoxyribonucleic acid）　90, 159
EAR（estimated average requirement）　12
EBN（evidence based nutrition）　2
EN（enteral nutrition）　41
FAD（flavin adenine dinucleotide）　116
GLUT 2（glucose transporter 2）　36
GLUT5（glucose transporter 5）　36
HDL（high density lipoprotein）　75
IgA（immunoglobulin A）　87
IPA（icosapentaenoic acid）　72
LCAT（lecitin -cholesterol acyltransferase）　75
LDL（low density lipoprotein）　75
mRNA（messenger RNA）　90, 159
n-3 系脂肪酸（n-3 fatty acid）　80
n-6 系脂肪酸（n-6 fatty acid）　80
Na$^+$/グルコース共輸送担体（Na$^+$/glucose cotransporter）　36
NAD（nicotinamide adenine dinucleotide）　116
NBN（narrative based nutrition）　2
NPR（net protein ration）　96
NPRQ（nonprotein respiratory quotient）　57
NPU（net protein utilization）　96
NPY / AgRP ニューロン（NPY / AgRP neuron）　18
PAL（physical activity level）　55
PEM（protein energy malnutrition）　3
PER（protein efficiency ratio）　96
POMC ニューロン（POMC neuron）　18
PPAR（peroxisome proliferator-activated receptor）　164
PPN（per ipheral parenteral nutrition）　41
PTH（parathyroid hormone）　127
RDA（recommended dietary allowance）　12
RMR（relative metabolic rate）　50
RNA 結合タンパク質（RNA-binding protein）　160

RNA（ribonucleic acid）　90, 159
RQ（respiratory quotient）　6, 54
RTP（rapid turnover protein）　89
SDA（specific dynamic action）　6
SGLT1（sodiumglucose contransporter 1）　36
SNP（single nucleotide polymorphism，スニップ）　163
TPN（total parenteral nutrition）　41
tRNA（transfer RNA）　91, 160
UCP（uncoupling protein）　59, 166
UL（tolerable upper intake level）　12
VLDL（very low-density lipoprotein）　75
α-ケト酸（α-keto acid）　92
α-リノレン酸（α-linolenic acid）　71
β 酸化（β-oxidation）　8, 78, 105
β-グルカン（β-glucan）　145

ア

亜鉛（zinc）　27, 131
アクチン（actin）　86
アシドーシス（acidosis）　142
アスコルビン酸（ascorbic acid）　120
アスパラギン（asparagine）　84, 87
アスパラギン酸（aspartic acid）　84
アセチル CoA（acetyl-coenzyme A）　7, 47, 77, 101
アセトアルデヒド（acetaldehyde）　153
アディポネクチン（adiponectin）　164
アトウォーター（Wilbur Olin Atwater）　6
アトウォーターの係数（Atwater's calorie factor）　6, 46, 69
アドレナリン β3 受容体（adrenergic β3 receptor）　166
アポリポタンパク質（apolipoprotein）　75, 165
アミノ基転移反応（transamination）　93, 106
アミノ酸（amino acid）　8, 24, 37, 82, 101, 107
アミノ酸価（amino acid score）　96
アミノ酸インバランス（amino acid imbalance）　98
アミノ酸定常説（aminostatic theory）　18
アミノ酸評点パターン（amino acid scoring pattern）　96
アミノ酸プール（amino acid pool）　92
アミノ酸補足効果（supplementary effect of amino acid）98
アミノ酸輸送系（amino acid transport system）　37
アミラーゼ（amylase）　30, 35, 64
アミロース（amylose）　63
アミロペクチン（amylopectin）　63
アラニン（alanine）　68, 83, 87, 106
アルカローシス（alkalosis）　142
アルギニン（arginine）　84, 87, 166

アルギン酸(alginic acid)	145
アルギン酸ナトリウム(alginic acid sodium salt)	145
アルコール(alcohol)	46, 152
アルコール脱水素酵素(alcohol dehydrogenase;ADH)	153
アルデヒド脱水素酵素(aldehyde dehydrogenase;ALDH)	153
アルブミン(albumin)	85, 89
アンジオテンシノーゲン(angiotensinogen)	164
安静時代謝量(resting metabolic rate)	49
アンモニア(ammonia)	93, 106
胃液(gastric juice)	30, 32, 34, 87
硫黄(sulfur)	125
胃相(gastric phase)	34
イソマルターゼ(isomaltase)	36, 65
イソロイシン(isoleucine)	83
一価不飽和脂肪酸(mono-unsaturated fatty acid)	71, 80
遺伝子(gene)	158
遺伝子多型(gene polymorphism)	162
遺伝要因(genetic factors)	158
イミノ酸(imino acid)	84
胃リパーゼ(gastric lipase)	30, 32
飲作用(pinocytosis)	31
飲酒(alcohol drinking)	152
インスリン(insulin)	20, 33, 57, 66, 86, 101
インターフェロン(interferon)	86
イントロン(intron)	90, 160
運動強度(exercise intensity)	50
エイクマン(Christiaan Eijkman	9
栄養(nutrition)	1
栄養改善法(Nutrition Improvement Act)	10
栄養学(nutrition)	1
栄養機能(nutritional function)	28
栄養失調(malnutrition)	10
栄養素(nutrient)	1
エキソサイトーシス(exocytosis)	31
エキソペプチダーゼ(exopeptidase)	37, 87
エキソン(exon)	90
エタノール(ethanol)	152
エネルギー(energy)	44
エネルギー換算係数(energy conversion factor)	46, 69, 150, 152
エネルギー産生栄養素(energy-providing nutrients macronutrients)	4, 22, 45, 101
エネルギー代謝(energy metabolic)	48
エネルギーの単位(unit of energy)	44
エピジェネティクス(epigenetics)	119, 166
エムデン(Gustav Embden)	7
エラスチン(elastin)	86
塩基性アミノ酸(basic amino acid)	87
塩酸(hydrochloride)	32, 87
塩素(chlorine)	125
エンテロキナーゼ(enterokinase)	30, 34
エンドサイトーシス(endocytosis)	31

エンドペプチダーゼ(endopeptidase)	32, 37, 87
嘔吐(vomiting)	139
応答配列(response element)	159
オキサロ酢酸(oxaloacetic acid)	105
オリゴ糖(oligosaccharide)	63, 145
オリゴペプチド(olygopeptide)	85, 87
オリゼニン(oryzenin)	85
オルニチン回路(ornithine cycle)	93
オレイン酸(oleic acid)	71

カ

ガーン(Johan Gottlieb Gahn)	8
壊血病(scurvy)	9, 120
外側野(lateral hypothalamus)	19
解糖系(glycolytic pathway)	7, 46, 69
貝原益軒	10
化学的評価法(chemical scoring method)	96
核タンパク質(nucleoprotein)	85
学童期(childhood)	14
可欠アミノ酸(non-essential amino acid)	8, 94, 102
カタラーゼ(catalase)	153
脚気(beriberi)	9, 116
褐色脂肪組織(brown adipose tissue)	58, 75
活動時代謝(activity metabolism)	50
カテコラミン(catecholamine)	48, 94
ガラクトース(galactose)	36, 63
体構成成分(body composition)	27
カリウム(potassium)	26, 127, 134, 141
カルシウム(calcium)	26, 127, 134, 141
カルニチンパルミトイルトランスフェラーゼ (carnitine palmitoyltransferase)	78
カロテノイド(carotenoid)	110
感覚機能(sensory function)	28
環境要因(environmental factor)	3, 158
管腔内消化(gastrointestinal digestion)	29, 35, 37
緩衝作用(buffer action)	142
肝臓(liver)	33, 35, 58, 66, 76, 154
寒天(agar-agar)	145
キース(Ancel Keys)	6
基礎代謝(basal metabolism)	48
基礎代謝量(basal metabolic rate;BMR/basal energy expenditure;BEE)	48
基礎代謝量基準値(basal metabolism standard)	48
キチン(chitin)	144
キトサン(chitosan)	144
キモトリプシノーゲン(chymotrypsinogen)	34
キモトリプシン(chymotrypsin)	33, 37, 87
吸収(absorption)	29
球状タンパク質(globular protein)	86
急速代謝回転タンパク質(rapid turnover protein;RTP)	89
鏡像異性体(enantiomer)	82
キルヒホフ(Gottlieb Sigismund Constantin Kirchhoff)	7

191

キロミクロン（chylomicron） 39, 74
金属タンパク質（metalloprotein） 85
グアーガム（guar gum） 145
空腹（hunger） 17
クエン酸回路（citric acid cycle；TCA サイクル）
7, 47, 69, 102
クヌープ（Franz Knoop） 8
グリア細胞（glial cell） 59
グリコーゲン（glycogen） 23, 58, 63, 66, 101
グリコシド結合（glycosidic bond） 35, 63
グリシン（glycine） 82, 83
グリセロール 3-リン酸アシルトランスフェラーゼ（glycerol
3-phosphate acyltransferase） 77
グルカゴン（glucagon） 20, 33, 86, 103
グルコアミラーゼ（glucoamylase） 30, 35, 65
グルコース（glucose） 7, 19, 23, 35, 46, 63, 101, 107
グルコース-アラニン回路（glucose-alanine cycle）
68, 88, 106
グルコース 6-リン酸（glucose 6-phosphate） 66
グルコース感受性ニューロン（glucose-sensitive neuron） 19
グルタミン（glutamine） 84, 88, 93
グルタミン酸（glutamic acid） 10, 84, 93, 84
グルテニン（glutenin） 85
くる病（rickets） 112, 126
クレアチニン（creatinine） 140
クレアチンリン酸（phosphocreatine） 46, 60
クレブス（Sir Hans Adolf Krebs） 7
クレメント（Nicolas Clément） 6
グレリン（ghrelin） 19, 165
グロブリン（globulin） 85, 86, 89
クロム（chromium） 26, 132
経験に基づいた栄養学（narrative based nutrition；NBN） 2
経腸栄養（enteral nutrition） 41
ゲーリュサック（Joseph Louis Gay-Lussac） 7
血糖値（blood glucose） 23, 65, 88, 101
ケト原性アミノ酸（ketogenic amino acid） 94, 106
ケトレー（Adolph Quételet） 6
ケラチン（keratin） 86
下痢（diarrhea） 139
ケルダール（Johan Kjeldahl） 8
限界デキストリン（limit dextrin） 31, 36, 64
健康増進法（Health Promotion Act） 10
倹約遺伝子（thrifty gene） 165
高血圧症（hypertension） 155, 164
抗酸化作用（antioxidative action） 110, 112, 120
甲状腺ホルモン（thyroid hormone） 132
高張性脱水症（hypertonic dehydration） 139
高密度リポタンパク質（high-density lipoprotein；HDL） 75
呼気ガス分析法（exhalation gas analysis） 53
呼吸商（respiratory quotient；RQ） 6, 54
呼吸性アシドーシス（respiratory acidosis） 143
呼吸性アルカローシス（respiratory alkalosis） 143
孤束核（nucleus of solitary tract） 19

五大栄養素（five major nutrients） 1
五炭糖（pentose） 63
骨格筋（skeletal muscle） 57
骨格筋量（skeletal muscle mass） 49
コドン（codon） 91, 160
コバルト（cobalt） 125
コラーゲン（collagen） 26, 86, 120
コリ回路（Cori cycle） 7, 67
コリ夫妻（Carl and Gerti Cori） 7
コリン（choline） 73
コレカルシフェロール（cholecalciferol） 111
コレシストキニン（cholecystokinin） 19, 33
コレステロール（cholesterol） 23, 38, 72, 80, 146, 161
コレステロールエステル（cholesterol ester） 38, 71, 72
コレステロールの逆転送（cholesterol reverse transport） 76
根拠に基づく栄養学（evidence based nutrition；EBN） 2
コンニャクマンナン（konjac mannan） 145

サ

サーカディアンリズム（circadian rhythm；概日リズム） 16
最大酸素摂取量（maximum oxygen intake） 61
細胞外液（extracellular fluid） 26, 127, 137
細胞内液（intracellular fluid） 137
佐伯矩 10
酢酸（acetic acid） 46, 153
サルコペニア（sarcopenia） 3, 15, 99
酸塩基平衡（acid-base equilibrium） 141
酸化的脱アミノ反応（oxidative deamination） 93
酸化的リン酸化（oxidative phosphorylation） 47, 60, 166
酸性アミノ酸（acidic amino acid） 87
シアノコバラミン（cyanocobalamin） 118
塩欠乏性脱水症（salt depletion dehydration） 139
色素タンパク質（chromoprotein） 85, 110
脂質（lipid） 1, 7, 22, 23, 71, 101
脂質異常症（hyperlipidemia） 165
脂質定常説（lipostatic theory） 18
脂質二重層（lipid bilayer） 24, 73
思春期（puberty） 15
シスチン（cystine） 95
システイン（cysteine） 83
ジペプチド（dipeptide） 37, 84, 87, 113
脂肪エネルギー比率（fat energy ratio） 69, 79, 165
脂肪細胞特異的トリグリセリドリパーゼ（adipocyte
triglyceride lipase） 78
脂肪酸（fatty acid） 32, 38, 71, 77, 103
脂肪組織（adipose tissue） 58
島薗順次郎 10
ジュール（James Prescott Joule） 6
受動輸送（passive transport） 30, 65, 128, 129
シュブルイエ（Michel Eugène Chevreul） 7
消化（digestion） 29
消化管ホルモン（gastrointestinal hormone） 34

消化吸収率(digestibility)	6, 39
消化酵素(digestive enzyme)	29
脂溶性ビタミン(fat-soluble vitamin)	26, 39, 109
小腸上皮細胞(small intestine absorptive epithelium cell)	29, 35, 65, 74, 129, 131
少糖類(oligosaccharide)	23, 63
正味タンパク質効率比(net protein efficiency ratio)	96
正味タンパク質利用率(net protein utilization)	96
静脈栄養(intravenous alimentation parenteral nutrition)	41
食作用(phagocytosis)	31
食事性コレステロール(dietary cholesterol)	80
食事摂取基準(dietary reference intakes ; DRIs)	11, 69, 79, 98, 121, 133, 147, 156
食事誘発性熱産生(diet induced thermogenesis ; DIT)	6, 49
食生活指針(dietary guideline)	11
食物(food)	1
食物繊維(dietary fiber)	1, 22, 64, 144
食欲(appetite)	17
神経細胞(neuron)	59, 64
身体活動レベル(physical activity level ; PAL)	55
浸透圧(osmotic pressure)	26, 127, 141
人乳価(human milk score)	97
心拍数(heart rate)	54
水(water)	22, 27, 137
膵液(pancreatic juice)	30, 33, 64, 154
推奨量(recommended dietary allowance ; RDA)	12, 99
膵タンパク質分解酵素(pancreatic protease)	33
推定平均必要量(estimated average requirement ; EAR)	12
水分出納(moisture balance)	139
水分代謝(water metabolism)	137
水溶性食物繊維(soluble dietary fiber)	144
水溶性ビタミン(water-soluble vitamin)	26, 39, 114
膵リパーゼ(pancreatic lipase)	30, 38
スクラーゼ(sucrase)	30, 35, 64
スクロース(sucrose ; ショ糖)	23, 35, 63, 149
鈴木梅太郎	9
ステロイドホルモン(steroid hormone)	71
ステロール応答配列(sterol regulatory element)	161
ストークス(Sir George Gabriel Stokes)	8
スプライシング(splicing)	160
生活活動記録法(activity recording method)	54
生活習慣病(life-style related disease)	15, 79, 162, 163
生体調節機能(bioregulatory function)	28
生体リズム(biorhythm)	16
生物価(biological value)	96
生物学的評価法(biological scoring method)	95
成分栄養剤(elemental nutrient)	42
性ホルモン(sex hormone)	24, 73
生理的燃焼価(physiological energy value)	6, 45
セクレチン(secretin)	33
摂食中枢(feeding center)	18

セリン(serine)	83
セルロース(cellulose)	65, 144
セレン(selenium)	26, 132
セロトニン(serotonin)	20
繊維状タンパク質(fibrous protein)	86
セント＝ジェルジ・アルベルト(Nagyrápolti Szent-Györgyi Albert)	9
蠕動運動(peristalsis)	32, 146
促進拡散(facilitated diffusion)	30, 65
ソルビトール(sorbitol)	151

タ

第一制限アミノ酸(first limiting amino acid)	96
体液(body fluid)	140
体脂肪(body fat)	49, 59, 105
代謝性アシドーシス(metabolic acidosis)	142
代謝性アルカローシス(metabolic alkalosis)	143
代謝水(metabolic water)	139
耐糖能異常(impaired glucose tolerance)	65
体表面積(body area)	48
耐容上限量(tolerable upper intake level ; UL)	12
唾液(saliva)	30, 31, 64
高木兼寛	9
多価不飽和脂肪酸(polyunsaturated fatty acid)	71
ダグラス・バッグ(Douglas bag)	53
脱共役タンパク質(uncoupling protein)	166
脱水症(dehydration)	139
脱炭酸反応(decarboxylation)	94
多糖類(polysaccharide)	23, 63
卵価(egg score)	96
ダム(Carl Peter Henrik Dam)	9
多量ミネラル(macroelement)	26, 125
短鎖脂肪酸	34, 147
胆汁(bile)	30, 33, 39
胆汁酸(bile acid)	33, 39, 74
単純拡散(simple diffusion)	30, 152
単純脂質(simple lipid)	71
単純タンパク質(simple protein)	85
炭水化物(carbohydrate)	1, 7, 23, 62
単糖類(monosaccharide)	23, 63
胆嚢(gallbladder)	33
タンパク質(protein)	1, 24, 32, 36, 82
タンパク質価(protein score)	96
タンパク質効率比(protein efficiency ratio)	96
タンパク質分解酵素(protease)	37, 87
窒素出納法(nitrogen balance method)	8, 96
中間代謝物(intermediate metabolite)	101
中鎖脂肪酸(medium-chain fatty acid)	74
中心静脈栄養(total parenteral nutrition)	42
中性アミノ酸(neutral amino acid)	87
中性脂肪(neutral fat)	7, 23
腸液(intestinal juice)	30

腸相(intestinal phase) 34
超低密度リポタンパク質(very low-density lipoprotein ; VLDL) 75
腸内細菌(enterobacterium) 20, 29, 34, 121, 147
治療食(therapeutic diet) 40
チロシン(tyrosine) 83, 84
低張性脱水症(hypotonic dehydration) 139
低密度リポタンパク質(low-density lipoprotein ; LDL) 75
デオキシリボース(deoxyribose) 63
デカルボキシラーゼ(decarboxylase) 94
鉄(iron) 26, 39, 120, 125, 129, 161
鉄応答配列(iron responsive elemsnt) 162
鉄調節タンパク質(iron regulatory protein) 162
電解質(electrolyte) 140
転写(transcription) 90, 159
転写調節(transcription) 90, 159
デンプン(starch) 7, 23, 35, 63, 148
銅(copper) 26, 131
糖アルコール(sugar alcohol) 148
糖原性アミノ酸(glycogenic amino acid) 94, 106
糖脂質(glycolipid) 38, 71
糖質(saccharide, carbohydrate) 1, 23, 35, 44, 62, 101
糖新生(gluconeogenesis) 67, 94, 103
糖タンパク質(glycoprotein) 39, 85
糖定常説(glucostatic theory) 18
動的定常状態(dynamic equilibrium) 90
糖尿病(diabetes mellitus) 154, 164
特異動的作用(specific dynamic action) 50
トコトリエノール(tocotrienol) 112
トコフェロール(tocopherol) 112
トランス脂肪酸(trans-fatty acid) 80
トランスフェリン(transferrin) 86, 90, 131, 161
トリアシルグリセロール(triacylglycerol ; トリグリセリド, 中性脂肪) 23, 38, 58, 72, 77, 101
トリグリセリド(triglyceride)→トリアシルグリセロール
トリプシノーゲン(trypsinogen) 30, 34
トリプシン(trypsin) 30, 34, 37, 87
トリプトファン(tryptophan) 8, 84, 117
トレオニン(threonine ; スレオニン) 83, 89
トレハロース(trehalose) 35, 149
トロンビン(thrombin) 86

ナ

ナイアシン(niacin) 26, 116
ナイアシン当量(niacin equivalent) 123
ナトリウム(sodium) 26, 127, 134, 140
難消化性オリゴ糖(indigestible oligosaccharide) 148
難消化性デキストリン(resistant dextrin indigestible dextrin) 145
難消化性デンプン(resistant starch) 148
難消化性糖質(indigestible saccharide) 148
ニコチンアミド(nicotinamide) 116

二重標識水法(doubly labeled water method) 54
乳酸(lactic acid) 7, 47, 67, 103
乳酸回路(lactic acid cycle) 68
乳児期(infancy) 14
尿素(urea) 93, 106
尿素回路(urea cycle) 8, 93, 106
熱中症(heat stress disorder) 139
脳(brain) 59, 155
脳相(cerebric phase) 34
能動輸送(active transport) 30, 65

ハ

バー夫妻(George and Mildred Burr) 8
白色脂肪組織(white adipose tissue) 58, 76
発がん(carcinogenesis) 146
腹内側核(ventromedial hypothalamus) 19
バリン(valine) 83
パルミチン酸(palmitic acid) 47, 55, 71, 77
パンクレオザイミン(pancreozymin)→コレシストキニン
半消化態栄養剤(semidigest diet nutrient) 42
パントテン酸(pantothenic acid) 26, 119
ビオチン(biotin ; ビタミン H) 26, 120
ヒスタミン(histamine) 94, 168
ヒスチジン(histidine) 84, 87, 142
ビタミン(vitamin) 1, 9, 22, 25, 39, 109
ビタミン A(vitamin A) 9, 26, 109, 160
ビタミン B_1(vitamin B_1) 9, 26, 105, 115
ビタミン B_{12}(vitamin B_{12}) 26, 39, 118
ビタミン B_2(vitamin B_2) 26, 116
ビタミン B_6(vitamin B_6) 26, 117
ビタミン C(vitamin C) 9, 26, 39, 120
ビタミン D 応答配列(vitamin D response element) 161
ビタミン D(vitamin D) 9, 26, 39, 111, 128, 161
ビタミン E(vitamin E) 26, 112
ビタミン K(vitamin K) 9, 26, 113
非タンパク質呼吸商(non-protein respiratory quotient) 57
必須アミノ酸(essential amino acid)→不可欠アミノ酸
必須脂肪酸(essential fatty acid) 71
ピノサイトーシス(pinocytosis) 31
非必須アミノ酸(non-essential amino acid)→可欠アミノ酸
非ふるえ熱産生(nonshivering thermogenesis) 59, 76
ヒューマンカロリーメーター(human calorimeter) 54
ピリドキサール 5- リン酸(pyridoxal 5′-phosphate) 106, 117
ピリドキシン(pyridoxine) 117
微量ミネラル(trace element) 26, 125
ピルビン酸(pyruvic acid) 46
ファーター乳頭(papilla vater) 33
ファゴサイトーシス(phagocytosis) 31
フィッシャー(Hermann Emil Fischer) 7
フィブリン(fibrin) 86

フィロキノン（phylloquinone）	113
フェニルアラニン（phenylalanine）	84
フォルスター（J. Forster）	8
不可欠アミノ酸（indispensable amino acid）	8, 94, 101
不可欠アミノ酸必要量（indispensable amino acid requirement）	95
不可避尿（obligatory urine volume）	139
不感蒸泄（insensible perspiration）	139
複合脂質（complex lipid）	71
副甲状腺ホルモン（parathyroid hormone）	127
複合タンパク質（complex protein）	85
ブサンゴー（Jean Baptiste Boussingault）	8
浮腫（edema）	140
物理的燃焼価（physical energy value）	6, 45
プテロイルモノグルタミン酸（pteroylmonoglutamic acid）	118
不飽和脂肪酸（unsaturated fatty acid）	71, 80
不溶性食物繊維（unsoluble dietary fiber）	144
プラウト（William Prout）	7
フランクランド（Edward Frankland）	6
フルクトース（fructose；果糖）	23, 35, 63
フルクトース輸送担体（fructose transporter）	36
プレアルブミン（prealbumin）→トランスサイレチン	
フレイル（frailty）	2, 15, 99
ブレス・バイ・ブレス（breath-by-breath）	53
プロカルボキシペプチダーゼ（procarboxypeptidase）	34
プロテアソーム（proteasome）	92
プロリン（proline）	84
フンク（Casimir Funk）	9
分枝アミノ酸（branched chain amino acid；BCAA）	83, 88, 106
分子栄養学（molecular nutrition）	158
平均寿命（mean life）	14
ペクチン（pectin）	145
ベネディクト（Benedict）	53
ヘプシジン（hepcidin）	161
ペプシノーゲン（pepsinogen）	32
ペプシン（pepsin）	30, 32, 87
ペプチド（peptide）	84, 87
ペプチド結合（peptide bond）	32, 87
ペプチド輸送担体（peptide transporter）	37
ヘミセルロース（hemicellulose）	145
ヘモグロビン（hemoglobin）	25, 86, 129, 142
ベルナール（Claude Bernard）	7
ペントースリン酸回路（pentose phosphate pathway）	63
飽和脂肪酸（saturated fatty acid）	71, 80
補酵素（coenzyme）	113, 114
ホスファチジルコリン（phosphatidylcholine）	73
ホプキンス（Frederick Hopkins）	8
ポリデキストロース（polydextrose）	145
ポリペプチド（polypeptide）	85, 159
ホルモン感受性リパーゼ（hormone-sensitive lipase）	78
ボンベ熱量計（bomb calorimeter）	6

翻訳（translation）	91, 160
翻訳調節（translation）	160

マ

マイヤホーフ（Otto Fritz Myerhof）	7
膜消化（membrane digestion）	29, 35, 37
マグネシウム（magnesium）	26, 128, 134, 141
マッカラム（Elmer McCollum）	9
末梢静脈栄養（parenteral venous nutrition）	42
マルクグラーフ（Andreas Sigismund Marggraf）	7
マルターゼ（maltase）	35, 64
マルトース（maltose；麦芽糖）	31, 35, 63
マルトトリオース（maltotriose）	31, 64
マンガン（manganese）	27, 132
マンノース（mannose）	63
満腹中枢（satiety center）	18
ミオグロビン（myoglobin）	25, 86, 129
ミオシン（myosin）	86
ミクロソーム・エタノール酸化系（microsome ethanol oxidative system；MEOS）	153
水欠乏性脱水症（water depletion dehydration）	139
水の機能（function of water）	139
水の分布（distribution of water）	137
ミセル（micelle）	33, 39, 74
ミトコンドリア（mitochondria）	47, 69, 78, 159
ミネラル（mineral）	1, 8, 22, 26, 39, 125
無機質（mineral）→ミネラル	
無酸素運動（anaerobic exercise）	60
ムルダー（Gerard usJohannes Mulder）	8
ムンク（Immanuel Munk）	7
迷走神経（vagas nerve）	19, 33
メタボリック シンドローム（m etabolic syndrome）	13
メチオニン（methionine）	83, 87
メッツ（metabolic equivalent）	50
目安量（adequate intake；AI）	12
目標量（tentative dietary goal for preventing life-style related disease；DG）	12
モリブデン（molybdenum）	26, 133
森林太郎	10

ヤ

夜盲症（night blindness）	110
ヤング（Thomas Young）	6
有酸素運動（aerobic exercise）	60
誘導脂質（derived lipid）	71
誘導タンパク質（derived protein）	85
葉酸（folic acid；プテロイルグルタミン酸）	26, 118
幼児（toddlerhood」）	14
ヨウ素（iodine）	27, 132

ラ

ラクターゼ(lactase)	30, 35, 65
ラクトース(lactose ; 乳糖)	35, 63, 149
ラプラス(Pierre-Simon Laplace)	4
ラボアジエ(Antoine Laurent Lavoisier)	4
リービッヒ(Justus von Liebig)	8
リグニン(lignin)	145
リグノー(Henri Victor Regnault)	6
リシン(lysine ; リジン)	84, 87, 98, 166
リソソーム(lysosome)	91
リップマン(Fritz Lipmann)	7
リネン(Feodor Lynen)	8
リノール酸(linoleic acid)	71
リボース(ribose)	63
リボソーム(ribosome)	90, 159
リポタンパク質(lipoprotein)	74
リボフラビン(riboflavin)	116

リン(phosphorus)	26, 129
リン脂質(phospholipid)	23, 38, 73
リンド(James Lind)	9
ルブネル(Rubner)	6
レーウェンフック(Antonievan Leeuwenhoek)	7
レジスタンス運動(resistance exercise)	61
レジスタントスターチ(resistant starch ; RS)	148
レシチン(lecithin)	73
レチノイン酸応答配列(retinoic acid response element)	160
レチノール(retinol)	109
レチノール結合タンパク質(retinol-binding protein ; RBP)	90
レプチン(leptin)	19, 59, 165
ロイシン(leucine)	83
ローズ(William Rose)	8
ローマン(Karl Lohmann)	8
六炭糖(hexose)	63

編者紹介

桑波田 雅士（くわはた まさし）
1993年　徳島大学医学部栄養学科卒業
1998年　徳島大学大学院栄養学研究科博士後期課程修了
現　在　京都府立大学大学院生命環境科学研究科 教授

原田 永勝（はらだ ながかつ）
1995年　徳島大学医学部栄養学科卒業
2000年　徳島大学大学院栄養学研究科博士前期課程修了
現　在　島根県立大学看護栄養学部健康栄養学科 教授

増田 真志（ますだ まさし）
2006年　徳島大学医学部栄養学科卒業
2011年　徳島大学大学院栄養生命科学教育部博士課程修了
現　在　徳島大学大学院医歯薬学研究部臨床食管理学分野　講師

NDC 590　　206 p　　26 cm

栄養科学シリーズ NEXT

基礎栄養学　第5版

2025年2月26日　第1刷発行

編　者　桑波田雅士・原田永勝・増田真志
発行者　篠木和久
発行所　株式会社　講談社
　　　　〒112-8001　東京都文京区音羽 2-12-21
　　　　　　販　売　(03)5395-5817
　　　　　　業　務　(03)5395-3615
編　集　株式会社　講談社サイエンティフィク
　　　　代表　堀越俊一
　　　　〒162-0825　東京都新宿区神楽坂 2-14　ノービィビル
　　　　　　編　集　(03)3235-3701

本文データ制作・カバー印刷　株式会社双文社印刷
本文・表紙印刷・製本　株式会社ＫＰＳプロダクツ

落丁本・乱丁本は，購入書店名を明記のうえ，講談社業務宛にお送りくださ
い．送料小社負担にてお取替えします．なお，この本の内容についてのお問い
合わせは講談社サイエンティフィク宛にお願いいたします．
定価はカバーに表示してあります．

© M. Kuwahata, N. Harada and M. Masuda, 2025

本書のコピー，スキャン，デジタル化等の無断複製は著作権法上での例外を除
き禁じられています．本書を代行業者等の第三者に依頼してスキャンやデジタ
ル化することはたとえ個人や家庭内の利用でも著作権法違反です．

Printed in Japan

ISBN978-4-06-538026-0

栄養科学シリーズ NEXT

基礎化学 第2版	運動生理学 第2版	栄養教育論実習 第3版
ISBN 978-4-06-535640-1 新刊	ISBN 978-4-06-155369-9	ISBN 978-4-06-538029-1 近刊
基礎有機化学 第2版	食品学	栄養カウンセリング論 第2版
ISBN 978-4-06-535642-5 新刊	ISBN 978-4-06-155339-2	ISBN 978-4-06-155358-3
基礎生物学	食品学総論 第4版	医療概論
ISBN 978-4-06-155345-3	ISBN 978-4-06-522467-0	ISBN 978-4-06-155396-5
基礎統計学 第2版	食品学各論 第4版	臨床栄養学概論 第2版
ISBN 978-4-06-533602-1	ISBN 978-4-06-522466-3	ISBN 978-4-06-518097-6
健康管理概論 第4版	食品衛生学 第4版	新・臨床栄養学 第2版
ISBN 978-4-06-533432-4	ISBN 978-4-06-155389-7	ISBN 978-4-06-530112-8
公衆衛生学 第3版	食品加工・保蔵学	栄養薬学・薬理学入門 第2版
ISBN 978-4-06-155365-1	ISBN 978-4-06-155395-8	ISBN 978-4-06-516634-5
食文化論/食育・食生活論	基礎調理学	臨床栄養学実習 第3版
ISBN 978-4-06-534127-8 新刊	ISBN 978-4-06-155394-1	ISBN 978-4-06-530192-0
臨床医学入門 第2版	調理学実習 第2版	公衆栄養学概論 第3版
ISBN 978-4-06-155362-0	ISBN 978-4-06-514095-6	ISBN 978-4-06-538027-7 近刊
解剖生理学 第3版	新・栄養学総論 第3版	公衆栄養学 第7版
ISBN 978-4-06-516635-2	ISBN 978-4-06-538030-7 近刊	ISBN 978-4-06-530191-3
栄養解剖生理学	基礎栄養学 第5版	公衆栄養学実習
ISBN 978-4-06-516599-7	ISBN 978-4-06-538026-0 新刊	ISBN 978-4-06-155355-2
解剖生理学実習	分子栄養学	地域公衆栄養学実習
ISBN 978-4-06-155377-4	ISBN 978-4-06-155397-2	ISBN 978-4-06-526580-2
病理学	応用栄養学 第7版	給食経営管理論 第4版
ISBN 978-4-06-155313-2	ISBN 978-4-06-538031-4 新刊	ISBN 978-4-06-514066-6
栄養生化学	応用栄養学実習 第2版	献立作成の基本と実践 第2版
ISBN 978-4-06-155370-5	ISBN 978-4-06-520823-6	ISBN 978-4-06-530110-4
生化学 第2版	運動・スポーツ栄養学 第4版	
ISBN 978-4-06-535641-8 新刊	ISBN 978-4-06-522121-1	
栄養生理学・生化学実験	栄養教育論 第4版	
ISBN 978-4-06-155349-1	ISBN 978-4-06-155398-9	

東京都文京区音羽 2-12-21
https://www.kspub.co.jp/

 KODANSHA

編集 ☎03(3235)3701
販売 ☎03(5395)5817